JN219022

ケア場面で考える ICU/CCUのくすり

なるほど！

処方意図，使い分け，与薬方法がよくわかる

茂呂　悦子　　長谷川隆一　　前田　幹広

南江堂

執筆者一覧

● 編　集

茂呂　悦子　自治医科大学附属病院看護部

長谷川隆一　獨協医科大学埼玉医療センター集中治療科

前田　幹広　聖マリアンナ医科大学病院薬剤部

● 執　筆（執筆順）

小山　寛介　自治医科大学附属病院集中治療部

岩内　大佑　洛羽会音羽病院薬剤部

大川　恭昌　岡山大学病院薬剤部

真鍋　洋平　岡山大学病院薬剤部

若杉　和美　長崎大学病院薬剤部

安藝　敬生　小倉記念病院薬剤部

川邊　一寛　横浜市立大学附属市民総合医療センター薬剤部

池本　信洋　川崎医科大学附属病院看護部

上原　和也　川崎医科大学附属病院看護部

古賀　雄二　大分県立看護科学大学成人看護学研究室

前田　幹広　聖マリアンナ医科大学病院薬剤部

甲斐　　光　済生会熊本病院薬剤部

立石　裕樹　福岡徳洲会病院薬剤部

鈴木　　健　愛知医科大学病院薬剤部

加藤　隆寛　高知大学医学部附属病院薬剤部

南　　建輔　自治医科大学附属病院感染症科

宮田　慎也　済生会横浜市東部病院薬剤部

今浦　将治　済生会横浜市東部病院薬剤部

阿部　和正　昭和大学横浜市北部病院薬剤部

玉造　竜郎　昭和大学病院薬剤部

今中　翔一　帝京大学医学部附属病院薬剤部

森　　一直　愛知医科大学病院 NP 部
石田　明子　横浜労災病院薬剤部
原　　直己　東京薬科大学薬学部薬学実務実習教育センター
伊藤　次郎　神戸市立医療センター麻酔科集中治療科
瀬尾龍太郎　神戸市立医療センター中央市民病院救命救急センター
奥川　　寛　京都桂病院薬剤科
無漏田香穂　井野口病院薬剤部
吉廣　尚大　広島大学病院薬剤部
三須　侑子　自治医科大学附属病院看護部高度治療部
渡海　菜央　日本大学医学部附属板橋病院看護部
今関　　稔　自治医科大学附属病院薬剤部
伊藤　雄紀　公立陶生病院薬剤部
横山　俊樹　公立陶生病院呼吸器・アレルギー疾患内科
林　　仁美　獨協医科大学埼玉医療センター薬剤部
川端　千壽　聖マリアンナ医科大学横浜市西部病院看護部
中薗　健一　聖マリアンナ医科大学横浜市西部病院薬剤部
田村　　亮　神戸市立医療センター中央市民病院薬剤部
齋藤　浩二　仙台整形外科病院麻酔科
西田　祥啓　金沢医科大学病院薬剤部
大久保綾香　聖マリアンナ医科大学横浜市西部病院薬剤部

はじめに

クリティカルケア領域では，患者の状態が変化しやすいため，悪化の兆候を早期に発見・対応することで重篤化を防止し，回復を支援することが重要です．そのためには，緻密な観察と疾患や病態，治療を踏まえた適切なアセスメントと対応が求められます．

薬物療法はクリティカルケア領域で日常的に行われていますが，効果を最大限に，かつ，負の影響を最小限にする必要があります．例えば，鎮痛目的でモルヒネを投与することは，患者の苦痛を緩和し苦痛によって生じる交感神経の興奮など有害な生体反応を防止する効果が期待できます．しかし，呼吸抑制や便秘などを引き起こし，人工呼吸器からの離脱や栄養管理を困難にするなど回復を阻害する一因となる場合もあります．したがって，看護は，対処すべき様々な事象において，患者の状態を適切にアセスメントし，非薬理学的介入を実施・評価しながら薬物療法の必要性を判断することが必要です．

私は集中治療室に異動した際，集中治療領域で用いられる様々な薬剤について作用と副作用，作用の発現時間などをメモ帳にまとめ，ポケットに入れて持ち歩いていました．しかし，知りたい情報を集約した本は見当たらず，添付文書は複雑で情報量が多いため読むのに抵抗がありました．そのため，複数の本や資料から自分が欲しい情報を抜き取りメモ帳にまとめていました．

今回，集中治療や救急，急性期病棟などクリティカルケア領域に勤務する看護師の方々を対象にした薬に関する本を編集する機会をいただき，看護師の目線で知りたい情報が集約された一冊にしたいと考えました．

この本の特徴は，1つの場面を本論と各論の2部構成とした点です．本論では，臨床で遭遇しそうな9つの場面について，目の前の事象をどのようにアセスメントして非薬理学的介入と薬物療法を行うのか，薬物療法で用いられる主な薬剤の種類と特徴，処方意図，使い分けのポイントなどを簡潔にわかりやすく解説しています．また，各論では総論で上げた9つの場面に関連する個々の薬剤情報(作用，効果，使用方法，副作用，禁忌，希釈法など)を便覧形式で解説しています．さらに，看護師の方々へのヒアリングで得られた薬剤に関する疑問をQ＆A方式で解説しています．

クリティカルケア領域に配属された新人看護師の方や異動して新たな学びの機会となっている方にとっては，日々の実践経験と結びつけながら薬剤について学ぶことができる構成になっています．そして，後輩指導に関わっている中堅看護師の方々には，知識の確認や今更聞けない「こんな時どうするのが最善なのかな」という疑問の解決に役立てていただけると考えます．

この本は，いろいろな読み方・調べ方ができます．ある人には，総論で実際に遭遇して判断や対応に困った場面の項を先に読み，その場面で用いられる薬剤の各論の項を読んでいただけると学習しやすいかもしれません．またある人にとっては，個々の薬剤の知識を各論で先に読んだうえで，他の類似薬とどう異なるのだろうかと，総論・Q & A にて処方意図や使い分けを確認するのがよいのではないでしょうか．薬剤についての学習はちょっと苦手という方にとって，少しでも使いやすい，役に立つと感じていただける一冊になれば幸いです．

2024 年 8 月

編集者を代表して
茂呂　悦子

目次

2 痛み・不穏・せん妄に対応する ──鎮痛薬，鎮静薬，抗精神病薬，抗不安薬

3 敗血症患者に適切に介入する ──抗菌薬，抗真菌薬，抗ウイルス薬

4 イン・アウトバランスを適正化させる──輸液，輸血，利尿薬

5 血栓を予防する──抗凝固薬，抗血小板薬，血栓溶解薬

謹告 著者ならびに出版社は，本書に記載されている内容について最新かつ正確であるよう最善の努力をしております．しかし，薬の情報および治療法などは医学の進歩や新しい知見により変わる可能性があります．薬の使用や治療に際しては，読者ご自身で十分に注意を払われることを要望致します．
株式会社 南江堂

1

循環を安定させる
──強心薬，昇圧薬，降圧薬，抗不整脈薬

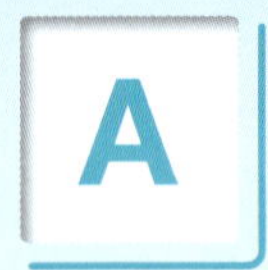

血圧低下に対応する

1 治療・ケアの全体像

図1のフローチャートに沿って対応します．

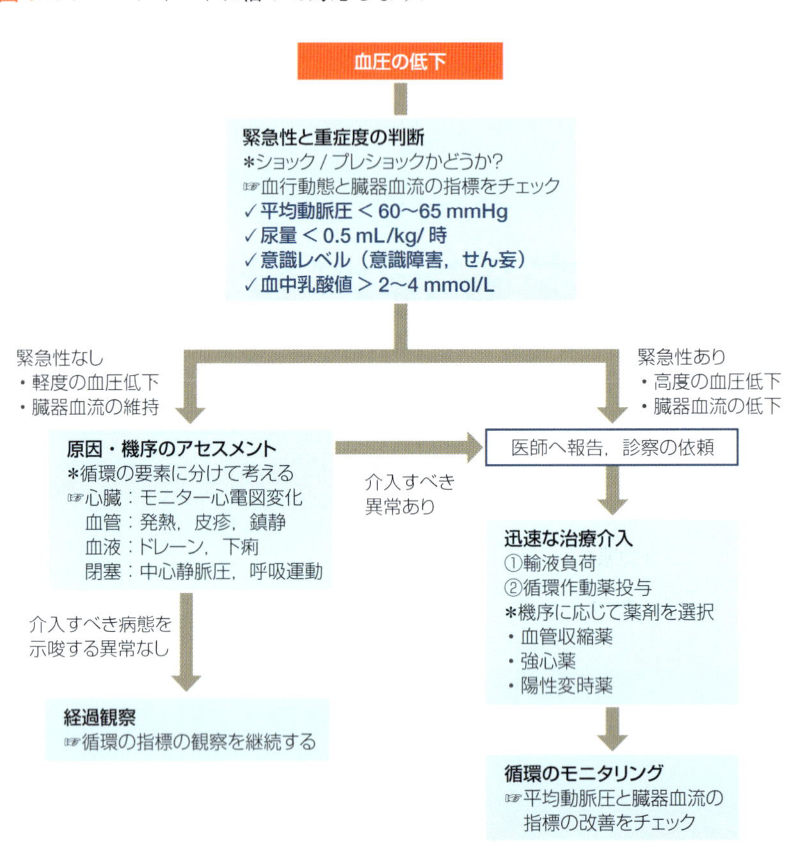

図1　血圧低下への対応

2 薬物療法を始める前に看護師がすべきこと

「循環」と「呼吸」は重症患者を管理するうえでもっとも大切な要素です．循環は，呼吸によって得られた生命の維持に必須である酸素を末梢の組織に送り届ける役割を担っています．

血管収縮薬（昇圧薬），強心薬などの循環作動薬は，この「循環」を維持・改善するための薬剤です．単に血圧の値だけをみて循環作動薬を増減させてはいけません．常に「循環」を評価して薬剤の選択や投与量の調整を行うことが，循環作動薬を使用するうえで大きなポイントです．

循環は，血圧だけではなく，他の血行動態の指標や組織灌流の指標と合わせて評価します．ショック（循環不全）に至っている場合は，即座に介入して循環の回復をはかる必要があります．

a 緊急対応は必要か：ショック，プレショックをアセスメントする

血圧低下に対して即座に対応する必要があるか，または経過観察してよいかは，患者がショック，またはプレショックの状態かどうかで決まります．

ショックとは，循環障害によって臓器血流が維持できなくなった状態です．プレショックはショックに至る前段階で，循環障害に対して生体の代償機構が働いて何とか臓器血流が維持されている状態です．

血圧の低下をみたら循環を評価して，ショックまたはプレショックの状態か判断します．循環を評価するポイントは，臓器に十分な血液と酸素が届いているかを意識することです．血行動態の指標である血圧とともに，臓器灌流と臓器への酸素供給の指標を併せて評価します．

●ショックを評価（アセスメント）する

循環障害によって臓器血流が低下し，臓器が低酸素症（または組織低酸素症）に至った状態がショックです．

ショックは，「全身の血行動態」と「各臓器血流の低下」の２つでアセスメントします．

> ショック＝血行動態の障害＋臓器血流の低下

血行動態の代表的な指標として，血圧（平均動脈圧）をチェックします．臓器血流の評価では，脳・腎を代表としてそれぞれの臓器機能を評価します．

循環不全によって脳の血流が低下した場合は，意識レベルの低下やせん妄の症状が現れます．腎の血流が低下すると尿量が減少し，さらに進行すると腎機能が悪化して血清クレアチニン値が上昇します．

またショックでは，臓器血流の低下に伴う酸素供給不足によって末梢臓器において嫌気性代謝が行われるため，血中乳酸値の上昇と代謝性アシドーシスがみられます．

●プレショックを評価（アセスメント）する

プレショックとは，ショックに至る一歩手前の状態です．生体の代償機構が働いて，重要臓器に血流を集めることで，何とか臓器血流が保たれています．

プレショック＝血行動態の障害＋代償機構の所見

循環が障害されると，生体は交感神経系を活性化させ，末梢の血流を減らして，重要臓器の血流を維持します．この代償機構の働きによって顔面は蒼白となり，四肢は冷たく，冷汗をかくようになります．さらに，酸素化の促進と代謝性アシドーシスの代償のために呼吸数が増加します．

教科書的なショックの徴候として5つの所見(5P)が有名ですが，このうち顔面蒼白，冷汗，呼吸促迫の3つは生体の代償機構が働いているサインです．

ショックの5徴は，脱水や出血など循環血液量が減少して発症する循環不全に典型的な所見です．敗血症やアナフィラキシーなど，血管が拡張するタイプの循環不全では四肢末梢が温かくなるため注意が必要です．

ショックの5徴（5P）
- 虚脱（prostration）
- 脈拍微弱（pulselessness）
- 顔面蒼白（pallor）
- 冷汗（perspiration）
- 呼吸促迫（pulmonary insufficiency）

血圧の値が平均動脈圧で60 mmHg以下の場合は，ショックが強く疑われるため，緊急に介入する必要があります．

血圧がある程度保たれていても，意識レベルの低下，尿量の減少など臓器血流低下を示す所見があれば，ショックを疑って医師に報告し，診察を依頼します．

一方，鎮静薬の投与などによる血圧低下では，臓器血流が保たれていることが多く，臓器血流低下の所見がなければ経過観察して問題ありません．

メモ 循環の3要素からみるショックの分類

血圧低下の機序である循環の3要素とそのつながりの障害は，そのままショックの分類になります．循環する血液量が減少する機序で起こる循環不全が循環血液量減少性ショックです．心臓のポンプ機能の低下を機序とする循環不全が心原性ショック，閉塞の機序で起きる場合が閉塞性ショックになります．血管の異常が原因となる場合は，血管透過性の亢進によって血漿成分が血管外に分布したり，血管拡張によって血管内でも血液の分布が変化したりするため，血液分布異常性ショックと呼ばれます(表)．

表 ショックの分類

病型	疾患
循環血液量減少性ショック	• 出血性ショック • 脱水(イレウス，下痢，熱傷)
心原性ショック	• 心筋性(心筋梗塞，心筋炎，心筋症) • 機械性(大動脈弁狭窄，乳頭筋断裂) • 不整脈性
閉塞性ショック	• 肺血栓塞栓症 • 心タンポナーデ • 緊張性気胸
血液分布異常性ショック (血管拡張性ショック)	• 敗血症性ショック • アナフィラキシーショック • 神経原性ショック

b 血圧低下を評価(アセスメント)する

血圧低下の重症度を評価すると同時に，血圧低下の原因や機序を探ることも重要です．

循環は，心臓，血管，血液の3つの要素から構成されます．血圧の低下は，この3つの要素が障害されるか，またはそのつながりが阻害される機序によって起こります．

● 心臓の機能を評価(アセスメント)する

心臓は血液を循環させるためのポンプ機能を担っており，心機能が障害されると血圧の低下がみられます．心筋虚血やたこつぼ型心筋症などの心筋障害，不整脈などが臨床上多い原因です．

モニター心電図でST，T波の変化や不整脈の出現がないか観察します．

● 血管の機能を評価(アセスメント)する

血管は血液を運ぶチューブの役割を担っています．血管の障害によって血管拡張や透過性の亢進が起こると，血液を末梢組織まで十分に運ぶことができなくなって血圧が低下します．

感染，炎症など重症患者によく合併する病態が原因になります．また，鎮静薬の投与や薬剤によるアナフィラキシーも原因となるので，薬剤投与との関連が疑われる場合は医師や薬剤師への報告が大切です．

● 循環血流量を評価(アセスメント)する

心臓(ポンプ)や血管(チューブ)に問題がなくても，そのなかを循環する血液量が減少することで血圧が低下します．胃管やドレーンからの出血，下血，大量の下痢を認めた場合は循環血液量の減少を考えて医師に報告します．

● 閉塞の有無・程度を評価(アセスメント)する

心臓や肺における血流(肺循環)や心臓までの血流(静脈灌流)が阻害されることでも循環が滞り，血圧が低下します．

重症患者に合併しやすく，見逃してはならない疾患が肺血栓塞栓症です．突然発症，胸痛，頻呼吸，中心静脈圧(CVP)の上昇などの症状・所見がみられます．心タンポナーデ，緊張性気胸はともに心臓を圧排して血流を阻害します．肺血栓塞栓症，心タンポナーデ，緊張性気胸の3つは閉塞性の循環障害をきたす疾患の代表です．人工呼吸器との同調性が悪く，胸腔内圧の変動が大きい場合も血流に影響して血圧低下をきたすので，頻呼吸や努力呼吸など呼吸運動の観察も大切です．

3 循環作動薬(血管収縮薬，強心薬)をどう使うか ――処方意図と使い分け

どの循環作動薬を選択し，どのように投与量を調節するか判断するためには，循環障害の機序を考える必要があります．心臓・血管・血液のどの要素が循環障害の病態を形成しているか評価し，血圧だけではなく，循環を改善することを目的として強心薬や血管収縮薬を投与することが大切です(図2)．

a 血圧低下に対して循環作動薬の投与を考えるのはどのようなときか

✓輸液蘇生を行っても循環が改善しない場合
✓重症病態では輸液負荷と同時に循環作動薬を開始して迅速に循環蘇生をはかることも多い

血圧低下に対してまず行うべき介入は，輸液負荷です．輸液によって心臓を十分に充満させても循環が改善しない場合に，循環作動薬を投与するのが基本的な戦略になります．

しかし，重症患者では迅速な循環蘇生が求められるので，心機能が低下している場

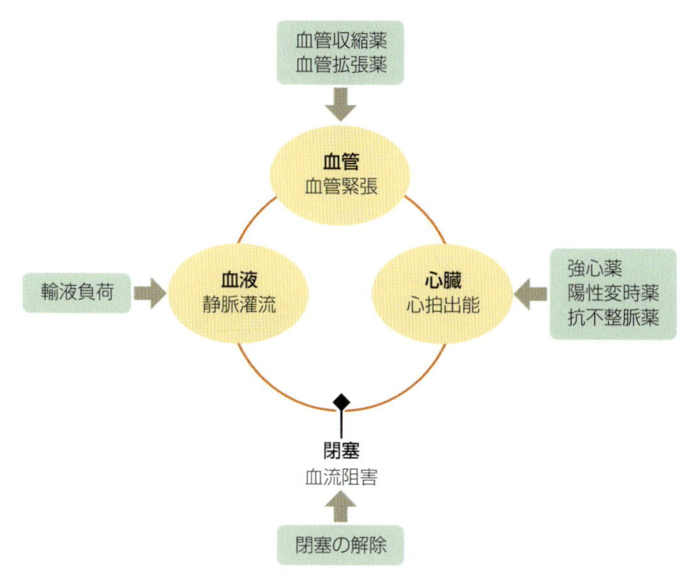

図 2　循環の 3 要素への介入と薬剤

合や血管拡張の病態が明らか場合は，輸液負荷と同時に循環作動薬の投与を考慮します（図 2）.

b 循環作動薬をどう使い分けるか

- ✓血管拡張の病態には血管収縮薬，心機能低下には強心薬，心拍数低下には陽性変時薬を投与する
- ✓疾患によって第一選択薬が定まっているものがある

循環作動薬は，作用機序によって使い分ける場合と，疾患によって適応を考えて選択する場合があります.

● 作用機序による使い分け

循環作動薬は，血管収縮薬，強心薬，陽性変時薬の 3 つに分類されます．血管収縮薬，強心薬，陽性変時薬はそれぞれ昇圧作用，心収縮増加，心拍数増加作用を有します（図 3）.

循環障害の機序によって，①血管拡張の病態に対しては血管収縮薬，②心機能低下に対しては強心薬，③心拍数低下に対しては陽性変時薬を投与します（図 2）.

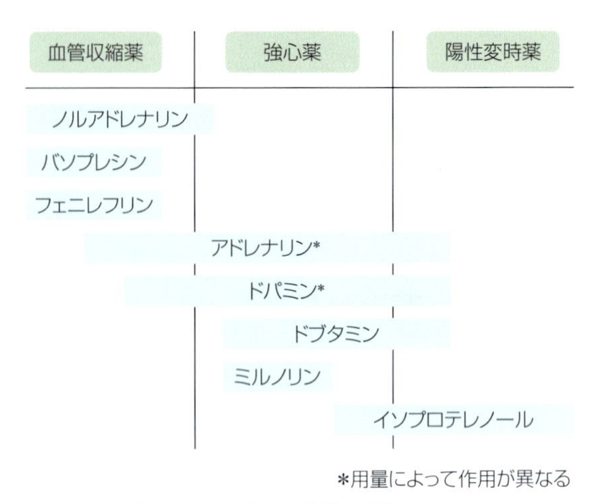

図 3　作用機序による循環作動薬の分類

(1) ノルアドレナリン，バソプレシン：血管収縮薬

血管収縮薬の代表がノルアドレナリン(➡ p.30)です．ノルアドレナリンは強力な α 作動薬であり，血管収縮によって昇圧作用を示しますが，心拍数への影響は少ないのが特徴です．もっとも安全に投与できるカテコラミンとしてよく用いられます．ノルアドレナリンが軽度の β 作用を有するのに対し，完全に純粋な α 作用だけをもつ血管収縮薬がフェニレフリン(➡ p.34)です． α 受容体だけに働き，心収縮を支えることなく後負荷を上げることになるため，生理的ではありません．そのためフェニレフリンは，持続投与ではなく，一時的な昇圧を得るため間欠的に投与されることが多いです．

バソプレシン(➡ p.32)は，下垂体後葉から分泌される下垂体ホルモンです．血管平滑筋のバソプレシン受容体に結合して，血管収縮作用を示します．

(2) アドレナリン，ドパミン：強心薬＋血管収縮薬

アドレナリン(➡ p.24)とドパミン(➡ p.28)は，強心薬と血管収縮薬の両方の特徴をもつカテコラミンです．

用量によって循環に対する作用が異なり，どちらも低用量では β 作用が優位に，高用量では α 作用が優位になります．近年，ドパミンは副作用として頻脈や催不整脈作用が予後を悪化させる可能性が指摘されており，使用される機会が減っています．

(3) ドブタミン，ミルリノン：強心薬

ドブタミン(➡ p.36)，ミルリノン(➡ p.38)は強心薬として使用します．ドブタミンは， β_1 作用による心収縮力の増加に比較して β_2 作用による血管拡張作用が軽度なのに対し，ミルリノンは強心血管拡張薬と呼ばれるほど比較的強い血管平滑筋弛緩作用を示します．

(4) イソプロテレノール：陽性変時薬

イソプロテレノールは合成カテコラミンで，β作用のみを有する薬剤です．強心作用もありますが，心拍数の増加に強く作用します．ドパミンやドブタミンで心拍数の増加が不十分な場合や，小児の心不全で主に用いられます．血管や気管支の拡張作用もあり，血圧が低下することもあります．

● 疾患による使い分け

循環作動薬は，敗血症やアナフィラキシーなど疾患によって第一選択薬が定まっているものがあります．敗血症性ショックの第一選択薬はノルアドレナリンです．敗血症に関連する心筋障害が強い場合には，アドレナリンも候補にあがります．アナフィラキシーでは循環に対する作用だけではなく，気管支拡張作用や免疫細胞からのケミカルメディエーター放出を抑制する作用を期待して，アドレナリンが第一選択となります(表 2)．

表 2　疾患による使い分け

適応疾患	循環作動薬
敗血症性ショック	第一選択薬：ノルアドレナリン 第二選択薬：バソプレシン，アドレナリン
アナフィラキシー	第一選択薬：アドレナリン
心原性ショック	第一選択薬：ドブタミン 第二選択薬：ミルリノン

4　観察・ケアのポイント

循環作動薬を開始した後は，循環の改善が得られているかどうか評価を継続します．ここでも循環の評価として，血圧だけではなく臓器灌流の指標や組織酸素化の指標をチェックすることが大切です．血圧の上昇とともに，尿量の増加や血中乳酸値の低下が確認できれば，循環が改善していると判断できます．

循環が不安定な場合，特に血管内脱水のある患者では，不用意な体位変換によって血行動態が悪化するリスクがあります．循環が安定しない間は除圧など最低限のケアに留め，迅速な循環動態の回復を優先します．

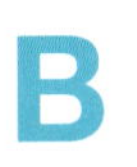

血圧上昇に対応する

1 治療・ケアの全体像

図4のフローチャートに沿って対応します．

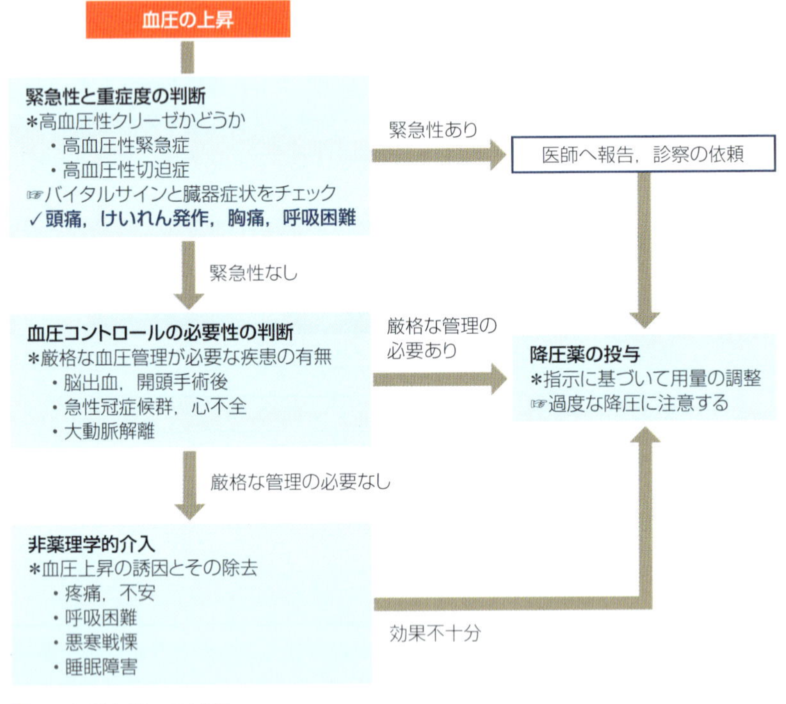

図4　血圧上昇への対応

2 薬物療法を始める前に看護師がすべきこと

ICU/CCUにおける急性期の血圧管理は，外来や一般病棟で行われる慢性の高血圧の治療とは違います．慢性に高血圧が続くと動脈硬化が進行し，長期的に脳卒中，心筋梗塞，高血圧性腎症のリスクが高くなります．これを予防するためにしっかりと正常域まで血圧を下げることが，慢性の高血圧の治療目標です．

一方，急性期の血圧上昇に対する管理の目標は，臓器障害の抑制です．極度の高血圧による臓器障害がなければ，急性の血圧上昇に対して短期的に降圧を行うことにあまり意味がありません．むしろ急激に血圧を下げることは，心イベントなど合併症のリスクを高くします．

高血圧性クリーゼや，脳出血・大動脈解離など厳格な血圧コントロールが求められる病態がなければ慌てる必要はありません．疼痛，不安，呼吸苦，睡眠障害，悪寒・戦慄など血圧を上昇させる誘因の有無を確認し，除外することが大切です．

a　緊急対応は必要か

血圧が極度に高い場合，特に「拡張期血圧が 120 mmHg 以上」になる場合は，臓器障害を起こすリスクがあるため，すぐに降圧する必要があります．

急性の血圧上昇によって臓器障害が生じるリスクがある状態を，高血圧性クリーゼといいます．高血圧クリーゼは臓器障害出現の有無によって，高血圧緊急症と高血圧切迫症の 2 つに分類されます．

●高血圧性緊急症の評価（アセスメント）と対応

高血圧性緊急症は，極度に高い血圧によって臓器障害が出現し，進行する疾患です．心，腎，中枢神経系の臓器が障害を受けやすくなります．呼吸困難，胸痛，頭痛，せん妄，意識障害，けいれん発作，神経学的巣症状などを認める場合に高血圧性緊急症を考えます．

高血圧性緊急症では，即座の降圧と厳格なコントロールが求められます．

高血圧に伴う各臓器障害
- 高血圧脳症，脳出血
- 急性心不全，急性冠症候群，大動脈解離
- 急性肺水腫
- 急性腎障害
- 子癇

●高血圧性切迫症（hypertensiveurgency）の評価（アセスメント）と対応

高度の高血圧があるものの，臓器障害までは至っていない状態です．

高い血圧をみると，すぐに対処しなければならないと思いがちですが，高血圧だけで急性の合併症が生じる可能性は高くありません．急激な降圧は脳・心筋虚血を起こすリスクがあるので，むしろ即時の降圧は有害です．高血圧性切迫症の場合は，数時間～数日かけて緩徐な降圧を行います．

b 厳格な血圧のコントロールが求められる疾患

高血圧が原因で臓器障害が発症していない場合でも，脳出血，開頭手術後，心不全，急性冠症候群，大動脈解離，動脈瘤，動脈性出血などの疾患では，血圧の上昇が病態を悪化させる可能性があるため，厳格な血圧コントロールが必要です．

一方，脳梗塞や頭蓋内圧亢進症では，高血圧を許容し脳の灌流を保つことが重要になるため，血圧だけをみて降圧をはかることは勧められません．

c 血圧上昇への非薬理学的ケア

高血圧性クリーゼや厳格な血圧コントロールが必要な疾患がなければ，血圧の上昇があっても慌てる必要はありません．

ICU/CCU 患者の多くは生体反応として交感神経系の緊張状態にあります．疼痛，不安，チューブ類の不快感などはさらに血圧を上昇させる誘因となるため，降圧薬投与前に疼痛コントロールや不安の除去に努めることが大切です．

術後患者も高血圧を示すことが多く，通常，術後 2～12 時間ほど持続して自然軽快します．術後の疼痛，悪心・嘔吐(PONV*)，低酸素血症，高二酸化炭素血症などは血圧上昇のリスクとなるため，誘発因子があれば積極的に介入します．

悪寒・戦慄で血圧が上昇している場合は，体温上昇後に急速に血圧が低下することが多いので注意して観察します．

* PONV (postoperative nausea and vomiting)：術後悪心・嘔吐

全身麻酔の手術後に生じる悪心・嘔吐であり，術後患者の 20～30% に合併します．PONV は，術後疼痛と同等以上に患者の苦痛となり，予後にも影響するため，積極的な予防と治療が必要です．女性や非喫煙者などで PONV のリスクが高くなります．

3 降圧薬をどう使うか――処方意図と使い分け

a 血圧の上昇に対して降圧薬の投与を考えるのはどのようなときか

✓高血圧性クリーゼが疑われる場合
✓厳格な血圧コントロールが必要な疾患がある場合
✓非薬理学的ケアでも高い血圧が持続する場合

高血圧性クリーゼが疑われる場合や厳格な血圧コントロールが必要な疾患がある場合は，降圧薬を開始して，モニタリングしながら速やかに降圧をはかります．

直ちに降圧すべき病態がなければ，急いで降圧をはかることは禁物です．血圧を上昇させる誘因を除去しても高血圧が持続する場合に，降圧薬による緩徐な降圧を考慮します．

b 降圧薬をどう使い分けるか

✓急性の血圧上昇には経静脈的に投与できる降圧薬を選択する
✓降圧のみを目的にする場合はよくニカルジピンやニトログリセリンが選択される
✓慢性の高血圧管理には内服薬を使う

急性の血圧上昇に対しては，過度に血圧を下げ過ぎないように調節性のよい経静脈的に投与できる降圧薬を選択します（表3）．

表3　降圧薬（静脈注射薬）の使い分け

分　類	一般名（製品名）	副作用	適　応
Ca拮抗薬	ニカルジピン（ペルジピン）	頻脈，局所静脈炎	高血圧一般
	ジルチアゼム（ヘルベッサー）	徐脈性不整脈	頻脈を伴う高血圧（降圧作用は弱い）
硝酸薬	ニトログリセリン（ミオコール）	頭痛，低酸素血症 メトヘモグロビン血症	高血圧一般 心筋虚血，心不全
	ニトロプルシド（ニトプロ）	高用量でシアン中毒（頭痛・興奮・けいれん）	高血圧一般（頭蓋内圧亢進は注意）
β遮断薬	プロプラノロール（インデラル）	徐脈性不整脈 気管支れん縮	頻脈を伴う高血圧 大動脈解離
α遮断薬	フェントラミン（レギチーン）	頻脈，皮膚紅潮	褐色細胞腫に伴う高血圧
平滑筋弛緩	ヒドララジン（アプレゾリン）	頭痛，悪心・嘔吐 狭心症発作	妊娠合併高血圧・子癇

降圧だけを目的とする場合は，基本的にどの降圧薬を用いても問題ありません．一般的にカルシウム（Ca）拮抗薬のニカルジピン（➡ p.40）や硝酸薬のニトログリセリン（➡ p.42）がよく選択されます．同じCa拮抗薬でもジルチアゼムは徐拍化作用が強く，降圧作用は軽度なため，頻脈性不整脈や頻脈を伴う高血圧が適応です．硝酸イソソルビド（➡ p.44）は，硝酸薬としてニトログリセリンと同様に血管平滑筋を弛緩させて効果を発現しますが，血圧降下作用は軽度のため，主に狭心症に対して冠拡張作用を期待して投与されることが多く，降圧薬としては用いられません．

褐色細胞腫や子癇などの疾患を併存している場合は，α遮断薬やヒドララジンなど病態に適した降圧薬の投与を考えます．

血圧のコントロールが得られた後も引き続き慢性の高血圧管理が必要な場合は，内服薬への移行を考えます．レニン・アンジオテンシン(RA)系阻害薬は，心筋リモデリング抑制，心筋梗塞後の予後を改善する効果や腎保護作用が期待できるため，冠動脈疾患などの器質的心疾患や慢性腎臓病(CKD)を併存する場合は，積極的に**エナラプリル**(ACE阻害薬，➡p.48)，**ロサルタン**(アンジオテンシンⅡ受容体拮抗薬，➡p.50)などのRA系阻害薬を選択します．RA系阻害薬の導入にあたっては，心不全の悪化・低血圧・腎機能低下に注意しながら少量から緩徐に投与量を増やす必要があります．特に腎機能低下がある場合，まれに投与開始時に急速に腎機能が悪化することがあるため注意が必要です．心不全の悪化や腎機能障害のリスクが高い場合は，**アムロジピン**(➡p.46)などのジヒドロピリジン系のCa拮抗薬が比較的安全に使用できます．

ビソプロロール(➡p.52)や**カルベジロール**(➡p.54)などのβ遮断薬は，左室駆出率の低下した心不全(HFrEF)や心筋梗塞後の患者の予後を改善する効果がありますが，降圧作用は弱いため，積極的適応がない高血圧に対して使用されることはありません．

4 観察・ケアのポイント

循環障害に対して投与する血管収縮薬や強心薬は，循環を評価し，臓器灌流に応じて投与量を決定する必要がありますが，降圧薬は基本的に血圧の値をみて投与量を調節すれば問題ありません．急激に血圧が下がらないように，血圧をモニタリングしながら緩徐に降圧をはかります．

しかし過度に血圧を下げた場合は，臓器灌流が低下して臓器虚血に陥る危険性があるため，特に普段の血圧が高い患者の場合は注意して観察する必要があります．

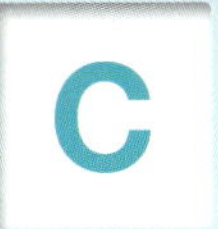

C 不整脈に対応する

1 治療・ケアの全体像

図5のフローチャートに沿って対応します．

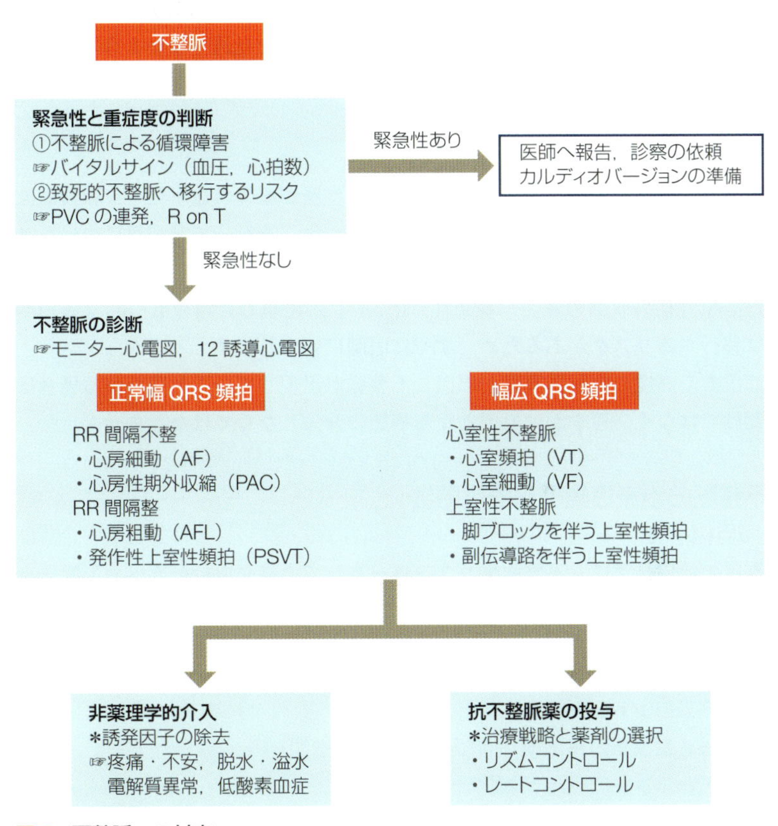

図5　不整脈への対応

R on T：心電図上，先行するT波に心室期外収縮（PVC）のR波が重なる現象である．心室性不整脈に移行する危険性があるため注意する．

2 薬物療法を始める前に看護師がすべきこと

抗不整脈薬を正しく使用するためには，不整脈を正しく診断する必要があります．不整脈の種類を同定し，治療戦略を定めたうえで，その種類と戦略に適した抗不整脈薬を選択します．抗不整脈薬には催不整脈作用をもつ薬剤もあるため，正しい診断と薬剤の特性に基いて使用することが求められます．

不整脈の出現は，感染の合併や心イベントなど患者の状態の変化を表す可能性があります．また不整脈自体が患者の予後不良の因子となるため，ICU/CCU の看護師は絶えずモニター心電図をチェックして，不整脈の出現を見逃さないよう継続して観察することが大切です．

a 緊急対応は必要か

上室性，心室性不整脈に関わらず，頻脈性不整脈が原因の血圧低下や臓器血流低下の所見を認めた場合は，即座にカルディオバージョンを行って洞調律に復帰させる必要があります．

また心室性期外収縮の連発，多源性，R on T が出現した場合も，心室頻拍や心室細動に移行するリスクがあるため，すぐに医師に報告します．

心筋虚血や高度の電解質異常が原因で不整脈が出現していると疑われる場合は，不整脈だけではなく，速やかに原因となる病態に介入しなくてはなりません．

b 不整脈の治療目標と治療戦略は

●治療目標

不整脈の治療目標は，不整脈をコントロールして心臓や血行動態への影響を少なくすることと，不整脈の合併症を予防することです．

不整脈の治療目標

①不整脈のコントロール
- レートコントロール（心拍数の低下または増加）
- リズムコントロール（洞調律への復帰）

②不整脈に伴う合併症の予防
- 合併症（血栓形成，致死性不整脈への移行）の予防

● 治療戦略

不整脈をコントロールするための治療戦略には，①洞調律に復帰させてそれを維持すること(リズムコントロール)と，②頻脈または徐脈を改善させ，心拍数を一定範囲に維持すること(レートコントロール)の2つに大きく分けられます．

不整脈の種類によって治療目標や治療戦略が異なるので，不整脈を正しく診断することが重要です．

メモ

徐脈への対応

一般に成人で50回/分未満の心拍数を徐脈と定義しますが，症状のない徐脈は基本的に経過観察となります．一方，失神や脱力，息切れなどの症状を伴う場合や，洞不全，完全AVブロックといった心静止のリスクを有する場合は治療の対象です．

徐脈の原因が明らかで症状が一過性であれば，原因に対する治療を行いながら慎重にモニタリングを行って改善を待ちますが，高度の徐脈や心静止のリスクが高い場合は一時ペーシングを経て恒久型ペースメーカの植込みを行います．

徐脈はICUでもしばしば認められる不整脈であり，その重症度や治療対象の見極めが重要です．

c 不整脈の診断は

モニター心電図で頻脈をみたら，洞性頻脈を除外して不整脈かどうか鑑別します．一見，洞性頻脈にみえても，心房細動や心房粗動，接合部頻拍のこともあるので注意が必要です．

不整脈の診断は，QRS 波の幅と規則性に注目することがポイントです．頻脈性不整脈は，幅の狭い QRS 波（正常幅 QRS 頻拍）と幅の広い QRS 波（幅広 QRS 頻拍）の 2 つに分けて鑑別します．

正常幅 QRS 頻拍：QRS 幅 ＜ 0.12 秒
幅広 QRS 頻拍：　QRS 幅 ≧ 0.12 秒

● 正常幅 QRS 頻拍の鑑別

幅の狭い QRS 波（正常幅 QRS 波）の頻拍は，上室性（心房性または接合部性）の不整脈です．正常幅 QRS 頻拍では，さらに QRS 波の規則性によって鑑別を進めます（表 4）．QRS 波の規則性は RR 間隔でみます．RR 間隔が不整な頻拍の代表が心房細動です．QRS 波が絶対的不整（規則性のない不整）の頻拍は，ほとんどの場合，心房細動が考えられます．心房細動の場合，どれだけ心拍数が速くても計測すれば必ず絶対的不整となっているので，ディバイダー機能を用いて RR 間隔を測ることが大切です．

表 4　正常幅 QRS 頻拍の鑑別

不整な QRS パターン
絶対的不整
• 心房細動（AF）
• 多源性心房頻拍（MAT）
規則的な不整
• 心房性期外収縮（PAC）
整の QRS パターン
• 心房粗動（AFL）
• 発作性上室性頻拍（PSVT）：房室結節回帰性頻拍（AVNRT），房室リエントリー性頻拍（AVRT）
• 異所性心房頻拍（EAT）
• 促進性接合部調律（AJR），接合部頻拍（JT）

QRS 波の規則性を確認したら，次に P 波を探し，P 波と QRS 波の関係をチェックして，不整脈の鑑別を進めます．

● 幅広 QRS 頻拍の鑑別

幅の広い QRS 波の頻拍は，心室性不整脈と脚ブロック・副伝導路を伴った上室性不整脈の 2 つの可能性があります(表 5).

表 5 幅広 QRS 頻拍

心室性頻拍
• 心室頻拍(VT) • 心室細動(VF) • 促進性心室固有調律(AIVR) • 心室期外収縮(PVC)
上室性頻拍
• 脚ブロックを伴う上室性頻拍 • 副伝導路を伴う上室性頻拍

幅広 QRS 頻拍の鑑別はむずかしいので，基本的に心室性不整脈と考えて対応します．器質的心疾患，特に虚血性心疾患の既往がある場合は，心室性不整脈の可能性が高くなります．また不整脈を発症する前の心電図も鑑別に有用であるため，病前心電図がある場合は医師の診察前に準備しておきます．

モニター心電図上，不整脈が疑われたら 12 誘導心電図をとって医師に確認します．

c 不整脈の誘発因子を除去する

重症患者は絶えず疼痛や不安に曝されており，交感神経系の緊張によって不整脈が出現しやすい状態にあります．また全身性の炎症や局所(縦隔内)の炎症，体液バランスの異常，電解質異常など不整脈の誘因となる病態を複数合併していることも少なくありません(表 6).

抗不整脈薬による不整脈のコントロールとともに，不整脈の誘発因子を除去することも重要です．

血液検査で，電解質異常，特に低カリウム血症と低マグネシウム血症がある場合は積極的に補正します．血管内容量の異常(脱水・溢水)も是正すべき因子です．

表6 不整脈の誘発因子

- 疼痛，不安，違和感
- 電解質異常（低カリウム血症，低マグネシウム血症）
- 血管内容量（脱水，溢水）
- 低酸素血症，高二酸化炭素血症
- 感染，炎症
- 薬剤（強心薬，テオフィリン，抗不整脈薬）
- 心筋虚血
- 貧　血
- 甲状腺機能亢進
- 高体温（発熱），低体温
- 人工呼吸器との非同調

3 抗不整脈薬をどう使うか――処方意図と使い分け

a 不整脈に対して抗不整脈薬の投与を考えるときはどのようなときか

✓リスクの少ない期外収縮以外，ほぼすべての不整脈は抗不整脈薬による治療対象となる

期外収縮など血行動態への影響や破綻のリスクが少ない不整脈以外は，基本的に治療対象となります．不整脈によって循環が破綻している場合はカルディオバージョンの適応となるので，抗不整脈薬は，カルディオバージョンまでは必要のない状態，またはカルディオバージョンしても循環が改善しない場合に考慮します．

b 抗不整脈薬をどう使い分けるか

✓どこに作用するか（心房，心室，房室結節），どのように作用するか（レートコントロール，リズムコントロール）に分けて考える

抗不整脈薬は，①不整脈の種類，②治療戦略，③心機能または血行動態の３つを考えて選択します．

心房細動などの心房性の不整脈では，心拍数を低下させるレートコントロール，または洞調律への復帰を目指すリズムコントロールのどちらの戦略をとるか検討します．不整脈を停止させて洞調律を維持すると，血行動態の改善が期待できます．しかし重症病態や器質的心疾患がある場合，洞調律へ復帰させることやそれを維持することが困難なため，レートコントロールが選択されることが一般的です．

房室接合部性や心室性不整脈は，原則として不整脈の停止を目指すリズムコントロールが選択されます．

抗不整脈薬の選択では，心機能や血行動態を考慮することも重要です．心機能が低下している場合や，血行動態が不安定な場合は，左室機能低下作用がある抗不整脈薬を避ける必要があります．

●抗不整脈薬の分類と選択

抗不整脈薬は，ナトリウムチャネルやβアドレナリン受容体など標的とする部位によって4つに分類されます(ヴォーン・ウイリアムズ分類，表7)．

表7 抗不整脈薬の分類(ヴォーン・ウイリアムズ分類)

薬 剤	V-W 分類	遮断部位	作用部位	作用機序
リドカイン	Ⅰ群	Na チャネル	心室	リズム
ランジオロール	Ⅱ群	β受容体	洞・房室結節 心房，心室	レート，リズム
アミオダロン	Ⅲ群	K チャネル	心房，心室	リズム，レート
ベラパミル ジルチアゼム	Ⅳ群	Ca チャネル	洞・房室結節	レート

抗不整脈薬は，①どこに作用するか(心房か，心室か，房室結節)，②どのように作用するか(レートコントロールか，リズムコントロール)，に分けて考えると理解しやすくなります(図6)．

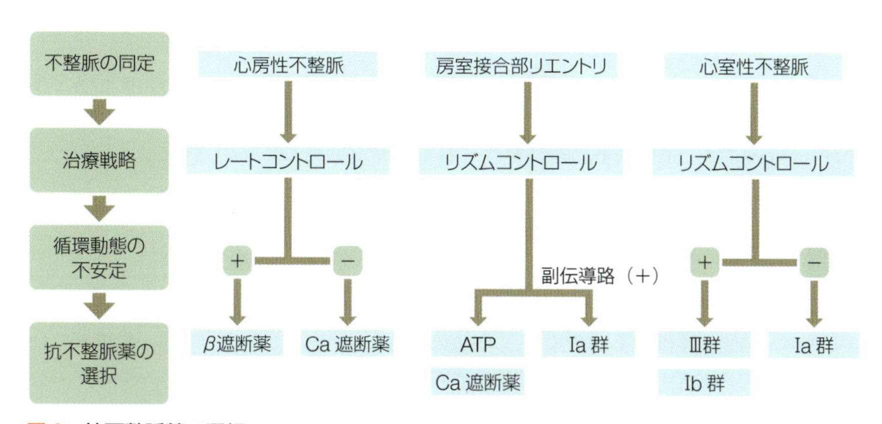

図6 抗不整脈薬の選択

一般にⅠ群・Ⅲ群に分類される抗不整脈薬は，心房と心室の両方に働き，心房性不整脈(心房細動など)のリズムコントロールや，心室性不整脈(心室頻拍など)を停止させる作用をもちます．

一方，Ⅱ群・Ⅳ群の抗不整脈薬は，洞結節・房室結節に働いて心拍数を低下させる作用をもちます．そのため心房性不整脈のレートコントロールや，房室接合部性の不整脈(発作性上室性頻拍など)のリエントリの停止を目指す場合は，Ⅱ群・Ⅳ群の抗不整脈薬が選択されます．

Ⅰ群のなかでも，**リドカイン**(➡ p.60)は心室に作用するため心室性不整脈のみに有効です．リドカインの心室頻拍に対する停止効果は高くないため，特に器質的心疾患に合併する心室頻拍ではⅢ群や他のⅠ群の抗不整脈薬が使用できない場合の代替薬として用いられます．リドカインは有効性が高くない反面，催不整脈作用が弱く比較的安全に投与できます．急性冠症候群や冠動脈形成術後の心室期外収縮の多発・連発に対して，心室頻拍の合併予防として使用される機会が多いです．

Ⅲ群に分類される**アミオダロン**(➡ p.56)は，Ⅰ～Ⅳ群のすべての抗不整脈作用をもち，上室性不整脈から心室性不整脈まで有効な薬剤です．心臓への副作用が少なく，特に血行動態が不安定な患者や，心機能が低下している患者に対する第一選択です．心臓には比較的安全に用いることができる反面，心臓以外へのアミオダロンの臓器副作用は強く，間質性肺炎や甲状腺機能異常をきたすリスクがあります．

Ⅱ群のβ遮断薬は，洞結節・房室結節の伝導を抑制し，心房細動などの上室性不整脈のレートコントロールに有効です．さらに心室筋の興奮性を低下させて，心室性不整脈を停止・抑制する効果があります．超短時間作用型のβ遮断薬である**ランジオロール**(➡ p.62)は，β_1選択性が高く調節性に優れるため，少量から慎重に投与することで，循環が不安定な患者や低心機能の患者にも使用することが可能です．

ジヒドロピリジン系のCa拮抗薬が降圧薬として用いられるのに対し，Ⅳ群抗不整脈薬に分類される非ジヒドロピリジン系Ca拮抗薬(**ベラパミル**，➡ p.64，**ジルチアゼム**，➡ p.66)は，主に房室結節に働き，刺激伝導を抑制して徐拍効果を示します．

4 観察・ケアのポイント

抗不整脈薬投与後は，薬剤の効果と副作用を観察します．洞調律への復帰(リズムコントロール)を目指しているのか，心拍数の低下(レートコントロール)を図っているのか，どちらの治療戦略で抗不整脈薬が投与されているのかを把握し，モニター心電図をチェックして心拍数や調律を観察します．

抗不整脈薬による副作用として，心機能の抑制や心拍数の低下は，特に重症患者では循環が維持できなくなる危険性があります．

また，多くの抗不整脈薬には催不整脈作用があるため，新たな不整脈の出現はないか，患者の状態とモニター心電図に目を配ることが大切です．

体位変換や気管吸引に伴う後負荷の増大，胸腔内圧の変化は，不整脈を誘発する危険性があるため，患者の表情や呼吸，咳嗽反射などを観察し，モニター心電図の変化に注意しながらケアを行います．

（小山寛之）

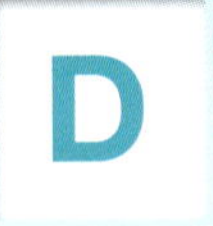

D 循環を改善させる主な薬剤

強心薬・昇圧薬

アドレナリン

注：1 mg/mL

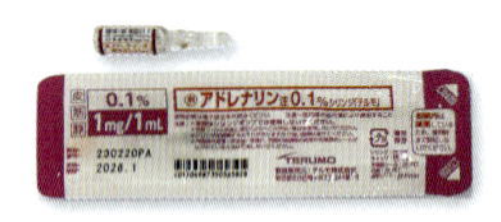

商品名：アドレナリン注射液

どんな薬か─製剤の特徴

- 末梢のα_1受容体刺激作用による血管収縮作用がある．
- 心臓のβ_1受容体刺激作用による心拍出増大作用がある．
- β_2受容体刺激作用による気管支拡張作用がある．
- 皮下注，筋注，静注，持続静注，骨髄投与などの方法がある．
- 交感神経細胞内に取り込まれるか，組織内で代謝され，大部分が代謝物として尿中に排泄される．

製剤の効き方

- 効果発現時間：心血管系作用　直ちに，気管支拡張作用　6〜15分(皮下注)
- 効果持続時間：心血管系作用　1〜2分，気管支拡張作用　1〜4時間(筋注，皮下注)
- 半減期：1分

投与後の観察・モニタリング

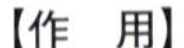

【作　用】

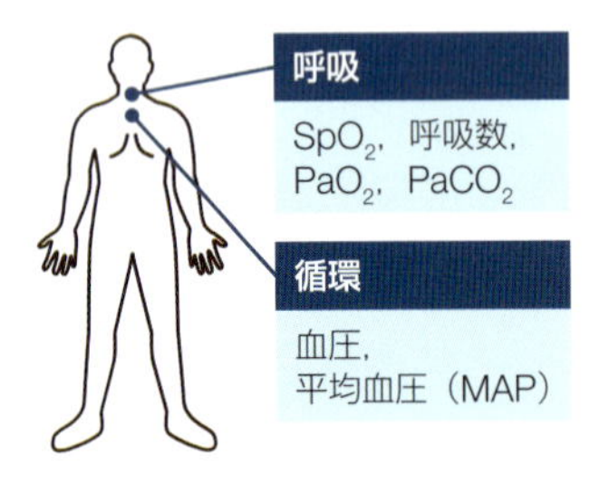

【副作用】

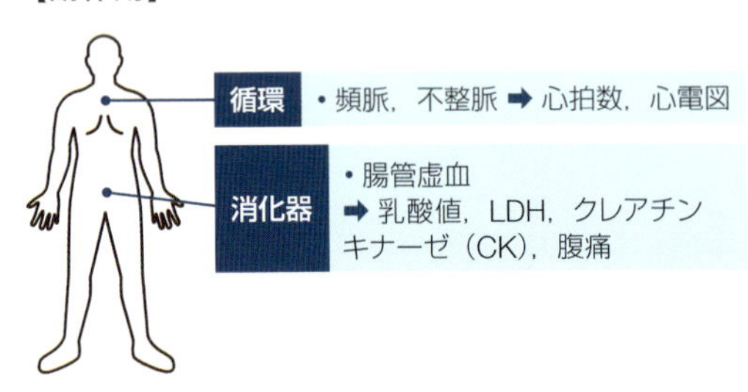

特徴的な副作用

- 頻脈，不整脈，腸管虚血：カテコラミン使用時や，ショックにより各臓器への血流量が低下しているときには，脳や心臓などの生命直結性の高い臓器への血液分布が優先され，消化管への血流は低下しやすくなる．

■薬の使い方(用法・用量)

【添付文書】

- 気管支喘息および百日咳に基づく気管支けいれんの緩解，各種疾患もしくは状態に伴う急性低血圧またはショック時の補助治療，心停止の補助治療
  - ・皮下注，筋注：1回0.2～1 mg(0.2～1 mL)を投与する．
  - ・静注：蘇生などの緊急時には，1回0.25 mg(0.25 mL)を超えない量を生理食塩水などで希釈し，できるだけゆっくりと投与する．なお，必要があれば，5～15分ごとに繰り返す．
- 心停止
  - ・静注：0.25 mg(0.25 mL)を超えない量を投与する．

【ガイドライン・論文】

- アナフィラキシーガイドライン 2022
- アナフィラキシー
  - ・筋注：0.01 mg/kgを投与する．最大投与量は成人0.5 mg，小児0.3 mg．症状が治療抵抗性を示す場合は，5～15分ごとに繰り返し投与する．
- 2020 AHA Guidelines for CPR and ECC
- 心停止
  - ・心停止時のアルゴリズムに沿って，心肺蘇生中に1 mgを3～5分ごとに静注もしくは骨髄投与．

■禁　忌

- 抗精神病薬との併用：α_1受容体遮断作用を有する抗精神病薬と併用すると，β_2受容体を介した作用が優位となり，血管拡張が起こり血圧下降作用が生じることがある(緊急時は使用可能)．
- イソプレナリンなどのカテコールアミン製剤，アドレナリン作動薬との併用：β_1刺激作用が増強され，不整脈が起こるリスクが上がる(緊急時は使用可能)．

■主な配合変化

- アデノシン三リン酸二ナトリウム水和物注射液(変色)
- 炭酸水素ナトリウム(沈殿，着色)

■希　釈

- 静注：原液で投与する．
  1A(アドレナリン注射液1 mg/mL)＋10 mL(生理食塩水)➡濃度：0.1 mg/mL
- 持続静注：3A(アドレナリン注射液1 mg/mL)＋47 mL(生理食塩水)➡濃度：0.06 mg/mL
- 添付文書に持続静注の希釈方法は明記されておらず，実際には施設によって異なる．

■薬剤師からのアドバイス

- 強酸性であり，血管内膜が損傷し静脈炎のリスクがあるとともに，血管外漏出を起こした場合，血管収縮作用により漏出部位周辺の血管が収縮し虚血性壊死が生じる可能性があるため中心静脈からの投与が勧められます．
- 末梢静脈から投与する場合は，静脈炎

や虚血性壊死のリスクを減らすため，細い血管からの投与や，長期投与を避け，刺入部の観察を小まめに行います．

- 使用目的に応じて，投与経路が異なります．
- 筋注の際は，神経走行部位を避けて投与し，繰り返し注射する場合には，左右交互に注射します．
- シリンジ製剤とアンプル製剤があるため，原液投与の場合はシリンジ製剤を，希釈する場合はアンプル製剤を用います．
- アナフィラキシーに使用する場合は，不整脈や急激な血圧上昇を避けるため静注しないように注意します(難治性の血圧低下，ショックの場合を除く)．
- β_2 刺激作用により，グリコーゲン分解，解糖，脂肪分解が増加し，乳酸値が上昇することがあります．

参考文献

- Garcia-Alvarez M et al：Sepsis-associated hyperlactatemia. Critical Care **18**：503, 2014

Q γの算出方法は？

A γ＝μg/kg/分 であり，薬剤の投与量について，体重に応じた1分あたりの量を算出するために使用します．しかし，シリンジポンプなどはmL/時で投与量を設定するため，ここではmL/時➡γ(μg/kg/分)の換算方法を紹介します．

STEP ① 1mL当たりの薬剤量を算出して(mg/mL)mgをμgへ変換する(μg/mL)

薬剤の全体量(mg)÷薬液全量(mL)×1,000＝(A)

STEP ② 投与流量(mL/時)をかけて1分間あたりの投与量へ変換する(μg/分)

(A)×投与流量(mL/時)÷60＝(B)

STEP ③ 体重当たりの投与量を算出する(μg/kg/分)

(B)÷体重(kg)＝γ(μg/kg/分)

■例)体重 50kgの患者

ノルアドレナリン5A(1mg/1mL)＋45mLを3mL/時で投与されている．

STEP ① 1mL当たりの薬剤量を算出してmgをμgへ変換

5(mg)÷50(mL)×1,000＝(A)

STEP ② 投与流量(mL/時)をかけて1分間あたりの投与量へ変換する

(A)×3(mL/時)÷60＝(B)

STEP ③ 体重当たりの投与量を算出する

(B)÷50(kg)＝0.1γ(μg/kg/分)

(岩内大佑)

参考文献

- 大野博司：ICU/CCUの薬の考え方，使い方 ver.2，中外医学社，2015
- 今井 徹，前田 幹広，クリティカルケア薬 Essence & Practice，じほう，2021

Q バソプレシン(AVP)を使うのはどんなときですか？

A AVPには血管収縮・腸管蠕動運動促進作用(V_1受容体)，抗利尿作用(V_2受容体)があり，臨床現場で使う場面としては，**①敗血症性ショック，②脳死時の臓器保護，③下垂体性尿崩症，④食道静脈瘤出血の緊急処置の4つ**になります．ここでは，ICUで使用する頻度が高い，①敗血症性ショック，②脳死時の臓器保護について詳しく書いていきます．

①敗血症性ショック

敗血症性ショック時の血管収縮薬として，ノルアドレナリン投与下でも十分な昇圧効果が得られない場合に使用します．

投与量が0.04単位/分を超えると腸管虚血などの有害事象が増加するため，0.03単位/分を上限とし，血圧の上昇を認めなくても原則，増量しない．

血圧低下が低心機能によるものであれば，AVPは血管収縮作用しかないため，ドブタミンなどの強心薬の使用を考慮します．

②脳死時の臓器保護

脳死患者では，下垂体後葉構造，視床下部上部の核および室傍核の損傷により，AVPが欠乏します．AVPの欠乏は不適切な利尿を引き起こし，循環血液量の減少，高浸透圧，高ナトリウム血症など尿崩症と一致する所見を示すとともに，血圧低下や循環血液量低下へ対応するためのAVPの圧反射による分泌が障害されるため低血圧を認めることがあります．

そのため，尿崩症を疑う所見や適切な輸液療法にもかかわらず低血圧を認める場合にAVPの投与を考慮します．

（岩内大佑）

ドパミン

シリンジ：0.1%，0.3%，0.6%
バッグ：0.1%，0.3%

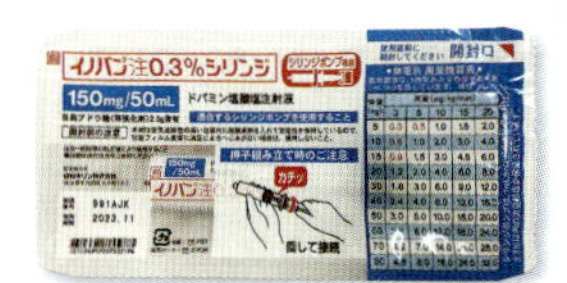

商品名：ドパミン注射液

■ どんな薬か—製剤の特徴

- 用量依存性に作用が分かれる．
  - ・少量（1〜3 γ）：ドパミン受容体刺激作用による腎血流量増加
  - ・中等量（3〜10 γ）：β_1 受容体刺激作用による心拍出量増加
  - ・高用量（10〜20 γ）：α_1 受容体作用による心血管収縮作用
- 肝，腎，血漿などで代謝され，主に代謝物として尿中に排出される．

■ 製剤の効き方

- 効果発現時間：5 分以内
- 効果持続時間：10 分以内
- 半減期：9 分

■ 投与後の観察・モニタリング

【作　用】

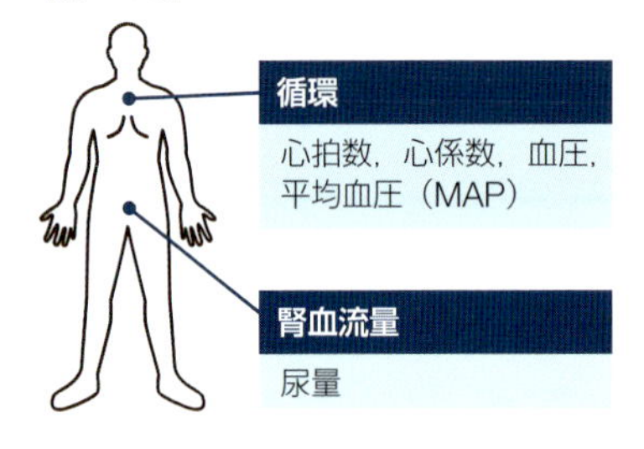

【副作用】

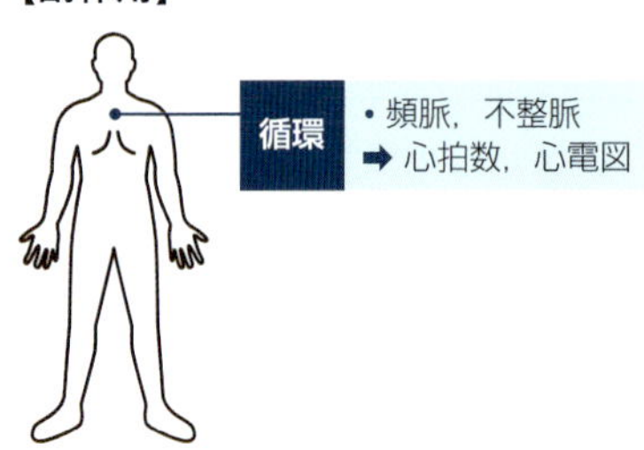

■ 特徴的な副作用

- 頻脈や不整脈（洞性頻脈，心房細動）：ドパミンは β_1 受容体刺激作用により心筋に作用するとともに，心筋の交感神経終末からノルアドレナリンを放出させる作用をもち，放出されたノルアドレナリンは洞房結節の β_1 受容体を刺激して心拍数を増加させる．

■ 薬の使い方（用法・用量）

【添付文書】

- 急性循環不全（心原性ショック，出血性ショック）
  - ・点滴静注：1〜5 μg/kg/分（1〜20 γ）を持続投与する．

【ガイドライン・論文】

- 急性・慢性心不全診療ガイドライン（2017 年改訂版）

- 急性心不全
  - ・点滴静注：0.5〜5 μg/kg/分(0.5〜5 γ)で持続投与を開始し，20 μg/kg/分(20γ)まで増量する．

■禁　忌

- 褐色細胞腫のある患者：カテコールアミンを過剰に産生する腫瘍であるため，症状が悪化するおそれがある．

■主な配合変化

- pH 8.0 以上になると着色することがあるので，アルカリ性薬剤と配合しない．
  例）フェニトイン(直後に白濁を認める)
  　　フロセミド持続投与(6 時間後に結晶化を認める)

■希　釈

- シリンジ製剤，バック製剤がある．
  - ・0.1%シリンジ(50 mg/50 mL) ➡ 1 mg/mL
  - ・0.3%シリンジ(150 mg/50 mL) ➡ 3 mg/mL
  - ・0.6%シリンジ(300 mg/50 mL) ➡ 6 mg/mL
  - ・0.1%バッグ(200 mg/200 mL) ➡ 1 mg/mL
  - ・0.3%バッグ(600 mg/200 mL) ➡ 3 mg/mL

■薬剤師からのアドバイス

- 強酸性であり，血管内膜が損傷し静脈炎のリスクがあるとともに，血管外漏出を起こした場合，血管収縮作用により漏出部位周辺の血管が収縮し虚血性壊死が生じる可能性があるため中心静脈からの投与が勧められます．
- 末梢静脈から投与する場合は，静脈炎や虚血性壊死のリスクを減らすために細い血管からの投与や，長期投与を避け，刺入部の観察を小まめに行います．
- たとえば，心不全患者において，組織低灌流による臓器障害を引き起こすような著明な血圧低下の場合(状況にもよるが，収縮期血圧 80〜90 mmHg 以下)，腎臓の血液量増加による尿量増加や血管収縮作用と強心作用による血圧低下の改善を目的に使用を考慮します．
- 境界型糖尿病および糖尿病の患者の血糖コントロールを乱すおそれがあるため注意が必要です．
- 敗血症の昇圧剤として推奨されていません(ショック患者を対象に昇圧薬としてドパミンとノルアドレナリンとを比較した試験において，死亡率に差はなく，ドパミンのほうが不整脈が多かった)．

ノルアドレナリン

注：1 mg/1 mL

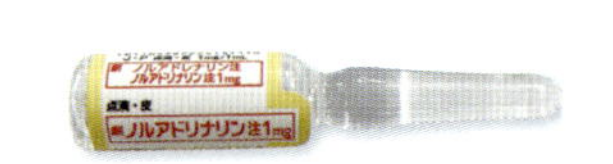

商品名：ノルアドレナリン注射液

■ どんな薬か—製剤の特徴

- 敗血症性ショックにおける循環作動薬としての第一選択薬である．
- 末梢 α_1 受容体への選択性が高く，強力な血管収縮作用を示す．
- わずかながら β_1 受容体にも作用するため，心拍出量増大作用を示す．
- 肝，腎，血漿などで代謝され，主に代謝物として尿中に排出される．

■ 製剤の効き方

- 効果発現時間：1 分以内
- 効果持続時間：1～2 分
- 半減期：1 分

■ 投与後の観察・モニタリング

【作　用】

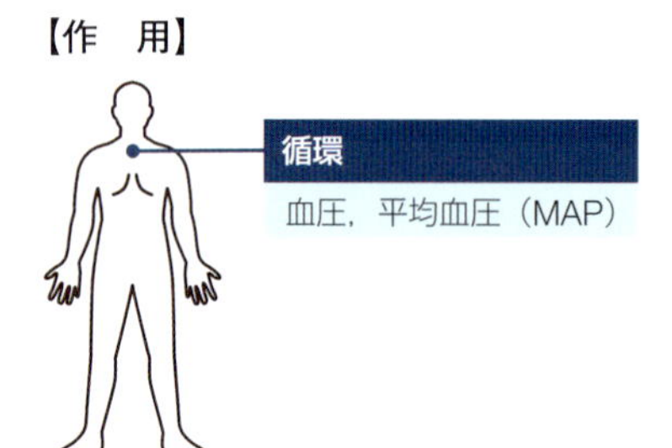

【副作用】

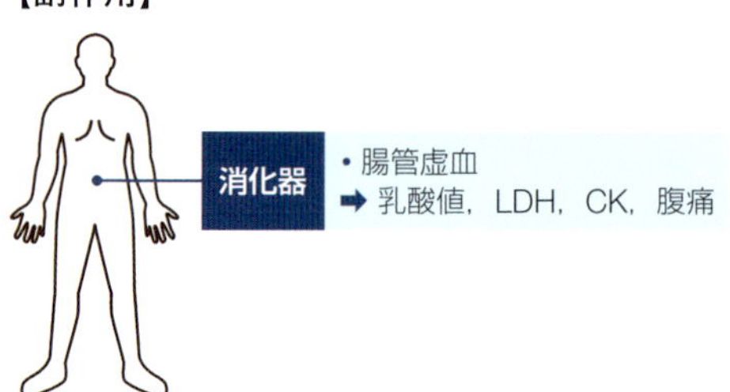

■ 特徴的な副作用

- 腸管虚血：カテコラミン使用時や，ショックにより各臓器への血流量が低下しているときには，脳や心臓などの生命直結性の高い臓器への血液分布が優先され消化管への血流は低下しやすくなる．

■ 薬の使い方（用法・用量）

【添付文書】

- 急性低血圧またはショック
  - ・静注：0.5～1.0 mL/分を目安に持続投与し，適宜増減する．
  - ・皮下注：1 回 0.1～1 mg を投与する．

【ガイドライン・論文】

- 急性・慢性心不全診療ガイドライン（2017 年改訂版）
- **心原性ショック**
  - ・点滴静注：0.03～0.3 μg/kg/分（0.03～0.3γ）で持続投与する．
- 日本版敗血症診療ガイドライン 2020，敗血症診療国際ガイドライン 2021
- **敗血症性ショック**
  - ・点滴静注：0.05 μg/kg/分（0.05 γ）で

持続投与を開始．0.2〜0.5 μg/kg/分(0.2〜0.5 γ)で，バソプレシンの併用を考慮する．

■ 主な配合変化

- ヒドロコルチゾンコハク酸エステル(結晶化)

■ 希　釈

- 5A(ノルアドレナリン注射液 1 mg/mL)＋45 mL(生理食塩水)➡濃度：0.1 mg/mL
- 添付文書では 1 mL を 250 mL に希釈するとの記載があるが，実際には施設によって異なる．

■ 薬剤師からのアドバイス

- 成人敗血症患者における血管収縮薬の第一選択薬です．
- 強酸性であり，血管内膜が損傷し静脈炎のリスクがあるとともに，血管外漏出を起こした場合，血管収縮作用により漏出部位周辺の血管が収縮し虚血性壊死が生じる可能性があるため中心静脈からの投与が勧められます．
- 末梢静脈から投与する場合は，静脈炎や虚血性壊死のリスクを減らすために細い血管から投与や，長期投与を避け，刺入部の観察を小まめに行います．

バソプレシン

注：20 単位 /mL

商品名：ピトレシン注射液

■どんな薬か―製剤の特徴

- カテコラミン類がアドレナリン受容体である α_1 受容体に作用するのに対して，バソプレシンは，V_1 受容体に作用し，血管収縮作用を示す．
- V_2 受容体に作用し，抗利尿作用を示す．

■製剤の効き方

- 効果発現時間：血管収縮作用　15 分以内，抗利尿作用　1～2 時間
- 効果持続時間：血管収縮作用　約 20 分，抗利尿作用　2～8 時間
- 半減期：10～20 分

■投与後の観察・モニタリング

【作　用】

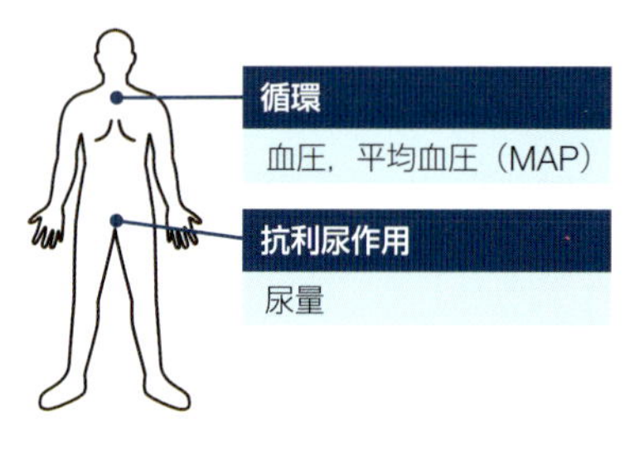

【副作用】

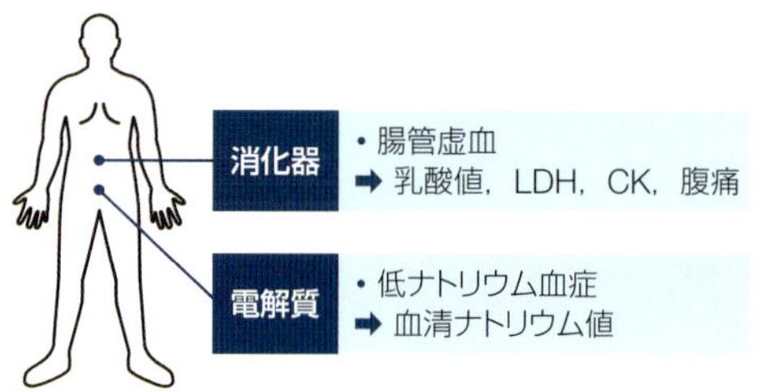

■特徴的な副作用

- 腸管虚血：投与量が 0.04 単位 / 分を超えると腸管虚血が増加すると報告されている．
- 低ナトリウム血症：抗利尿作用による水分貯留を起こすことで発症する可能性がある．

■薬の使い方（用法・用量）

【添付文書（抗利尿作用）】

- 下垂体性尿崩症
  - ・皮下注または筋注：1 回 2～10 単位を 1 日 2～3 回投与する．
- 食道静脈瘤出血の緊急処置：血管収縮作用により，腹部内臓の細動脈を収縮させ，門脈血流を減少させるので，一時的に門脈が下降するため，門脈圧亢進による食道出血時に止血作用を発揮する
  - ・点滴静注：0.1～0.4 単位/分で投与する．

【ガイドライン・論文】

- 日本版敗血症診療ガイドライン 2020

- **敗血症性ショック(血管収縮作用)**
  - ・ノルアドレナリン投与下で十分な昇圧効果が得られない場合に使用する.
  - ・点滴静注：最大0.03単位/分まで,持続投与する.
- Crit Care Med **43**：1291-325, 2015
- **脳死時の臓器保護**
  - ・臓器提供者に対して,血管収縮作用および抗利尿作用により臓器血流維持を目的に使用する.
  - ・点滴静注：0.01～0.04単位/分で持続投与する.

■禁　忌

- 冠動脈硬化症(心筋梗塞症,狭心症など)：バソプレシンのV_1受容体を介した冠動脈収縮作用により冠血流量が減少する.
- 急速な細胞外水分の増加が危険となるような病態(心不全,喘息,妊娠高血圧症候群,片頭痛,てんかんなど)：V_2受容体を介した抗利尿作用により細胞外の水の急速な増加が起こる.

■希　釈

- 敗血症性ショック：
  - ・1A(バソプレシン20単位/mL)＋19 mL(生理食塩水)
    ➡濃度：1単位/mL
  - ・敗血性ショックへの使用は添付文書に記載がないため施設によって異なる.

■薬剤師からアドバイス

- 急速な細胞外水分の増加が危険となるような病態(心不全,喘息,妊娠高血圧症候群,片頭痛,てんかんなど)のある患者に使用する場合は,抗利尿作用による水分貯留が原因で,これらの疾患が悪化するおそれがあります.
- 筋注の際は,神経走行部位を避けて投与し,繰り返し注射する場合には,左右交互に注射します.

フェニレフリン

注：1 mg/1 mL，5 mg/1 mL

商品名：ネオシネジンコーワ注

■ どんな薬か―製剤の特徴

- 選択的にα_1受容体に作用し，血管収縮作用を示す．
- β受容体刺激作用がほとんどないため，頻脈が起きにくい．
- 皮下注，筋注，静注，持続静注などの方法がある．
- 肝臓で代謝され，尿中に排出される．

■ 製剤の効き方

- 効果発現時間：1～3 分（静注）
  5 分（皮下注）
- 効果持続時間：10～20 分（静注）
  50 分～60 分（皮下注）

■ 投与後の観察・モニタリング

【作　用】

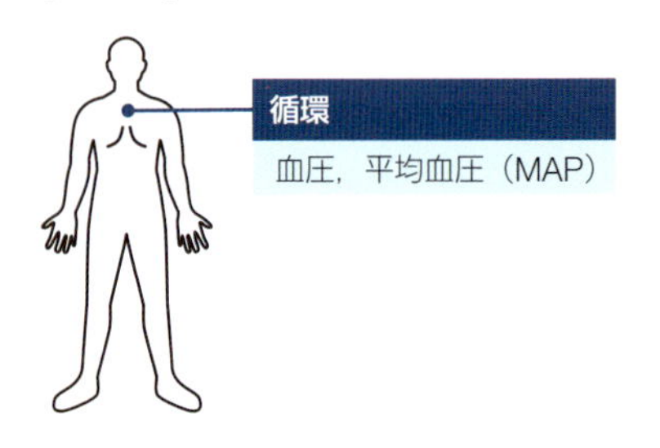

【副作用】

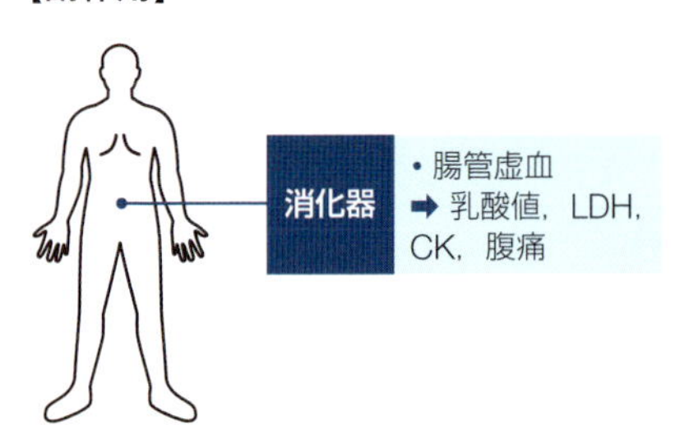

■ 特徴的な副作用

- 腸管虚血：カテコラミン使用時や，ショックにより各臓器への血流量が低下している時には，脳や心臓などの生命直結性の高い臓器への血液分布が優先され消化管への血流は低下しやすくなる．
- 頭痛，手足のしびれ・ふるえ感：血管収縮作用による．
- 徐脈：β受容体刺激作用がほとんどなく，血管収縮による血圧上昇に伴う循環反射の影響を受けやすい．

■ 薬の使い方（用法・用量）

【添付文書】

- 急性低血圧またはショック，発作性上室頻拍
  - 皮下注または筋注：1 回 2～5 mg を投与する．反復投与は 10～15 分おき．年齢，症状により，1～10 mg の範囲で適宜増減する．
  - 静注：1 回 0.2 mg を投与，反復投与は 10～15 分おき．年齢，症状により，0.1～0.5 mg の範囲で適宜増減する．

・点滴静注：100 mL のリンゲル液または5% ブドウ糖液などに対し 0.5～1.0 mg の割合で混入し，血圧を測定しながら滴数を加減して投与する．

【ガイドライン・論文】

- 麻酔薬および麻酔関連薬使用ガイドライン第3版
- **急性低血圧またはショック**
  - ・点滴静注：10～20 μg/分で持続投与する．

■希　釈

- 静注：1A（フェニレフリン 1 mg/mL）+ 9 mL（生理食塩水）
  ➡濃度：0.1 mg/mL
- 持続静注：5A（フェニレフリン 1 mg/mL）+ 45 mL（生理食塩水）
  ➡濃度：0.1 mg/mL
- 添付文書には「持続静注の場合，100 mL に希釈して投与」と記載されているが，実際には施設によって異なる．

■薬剤師からのポイント

- β刺激作用がほとんどないため，頻脈を伴う血圧低下症例や，ノルアドレナリン使用による頻脈を認め循環不全が改善しない場合に使用を考慮します．
- フェニレフリン投与中に徐脈が起こった場合，アトロピンを投与することにより回復する場合があります．
- 筋注の際は，神経走行部位を避けて投与します．同一部位に繰り返し筋肉内注射を行うと，筋肉の拘縮，静脈内の血栓形成や炎症が起こりうるため，それらを防ぐため左右交互に注射します．

ドブタミン

シリンジ：0.1%，0.3%，0.6%
バッグ：0.1%，0.6%

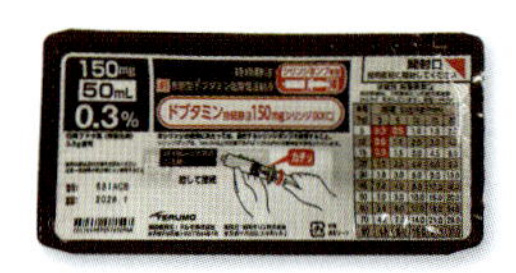
商品名：ドブタミン持続静注

どんな薬か―製剤の特徴

- β_1 受容体刺激作用により，強心作用を示す．
- わずかながら，β_2 受容体刺激作用もあるため，軽度の血管拡張作用も示す．
- 主に肝臓で代謝され，代謝物として尿中に排出される．

製剤の効き方

- 効果発現時間：1～2 分
- 効果持続時間：5 分
- 半減期：2 分

投与後の観察・モニタリング

【作　用】

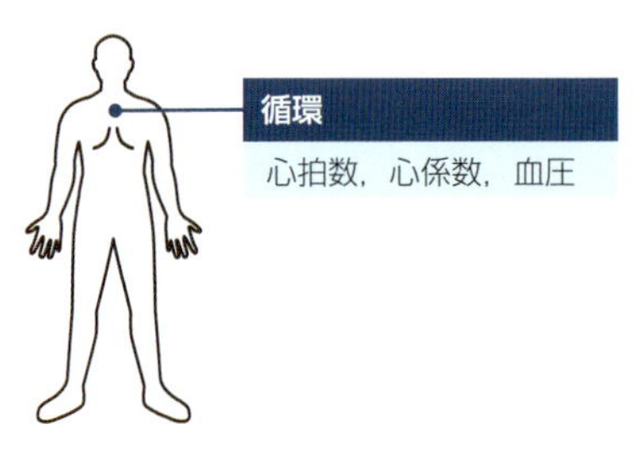

【副作用】

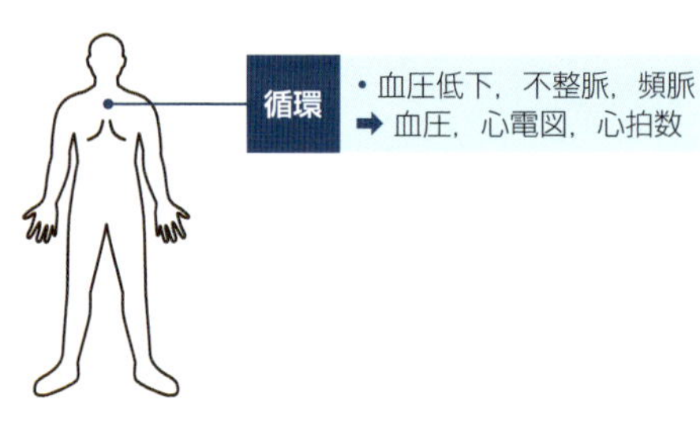

特徴的な副作用

- 頻脈や不整脈：β_1 受容体刺激作用による陽性変力作用・変時作用がある．
- 血圧低下：β_2 受容体刺激作用による血管拡張作用がある．

薬の使い方（用法・用量）

【添付文書】

- 急性循環不全における心収縮力増強
  - ・点滴静注：1～5 μg/kg/分（1～5γ）で持続投与する．

【ガイドライン・論文】

- 急性・慢性心不全診療ガイドライン（2017 年改訂版）
- 急性心不全
  - ・点滴静注：1～5 μg/kg/分（1～5γ）で開始し，1～5 μg/kg/分（0.5～20γ）で持続投与する．

禁　忌

- 肥大型閉塞性心筋症

主な配合変化

- ヘパリンナトリウム注（混濁）

■ 希釈

0.1%シリンジ(50 mg/50 mL)➡ 1 mg/mL
0.3%シリンジ(150 mg/50 mL)➡ 3 mg/mL
0.6%シリンジ(300 mg/50 mL)➡ 6 mg/mL
0.1% バッグ(200 mg/200 mL)➡ 1 mg/mL
0.3% バッグ(600 mg/200 mL)➡ 3 mg/mL

■ 薬剤師からのアドバイス

- 強酸性であり，血管内膜が損傷し静脈炎のリスクがあるため中心静脈からの投与が勧められます．
- 末梢静脈から投与する場合は静脈炎や虚血性壊死のリスクを減らすために，細い血管から投与や，長期投与を避け，刺入部の観察を小まめに行います．
- 長期持続投与した場合，耐性を生じことがあります．投与開始2時間と比較し，72時間後では心拍数，心拍出量が低下することが報告されています．
- 境界型糖尿病および糖尿病患者の血糖コントロールを乱すおそれがあるため注意が必要です．

Q ドパミンとドブタミンはどのように使い分けていますか？

A ドパミンは，強心作用と血管収縮作用が必要なときに使用します．

ドブタミンは，強心作用のみを目的するときに使用します(表)．

たとえば，心不全患者において，ドパミンは組織低灌流による臓器障害を引き起こすような著明な血圧低下の場合(状況にもよりますが収縮期血圧 80〜90 mmHg 以下)，腎臓の血液量増加による尿量増加や血管収縮作用と強心作用による血圧低下の改善を目的に使用を考慮します．

ドブタミンはβ_1受容体に作用して強心作用(心拍数，心収縮力の増加)を示す一方で，軽度ですがβ_2受容体刺激作用による血管拡張作用があります．ドパミンに比べて陽性変力作用(強心作用)が強いので，血圧がある程度保たれている場合(収縮期血圧 90 mmHg 以上)に強心作用を目的に使用を考慮します．

なお，お互いの副作用を軽減し，強心作用を得るために併用されるケースもあります．

(岩内大佑)

表 循環作動薬の作用の違い

薬剤	血管抵抗	心拍数	心収縮力
アドレナリン	↑	↑↑↑	↑↑↑
ドパミン(少量)*	0	↑	↑
(中等量)	↑	↑↑	↑↑
(高用量)	↑↑↑	↑↑	↑↑
ノルエピネフリン	↑↑↑	↑	0
バソプレシン	↑↑↑	0	0
フェニレフリン	↑↑↑	0	0
ドブタミン	↓	↑↑	↑↑↑
ミルリノン	↓↓	↑	↑↑↑

*ドパミン受容体刺激作用による血流量増加作用がある．

ミルリノン

注：10 mg/10 mL

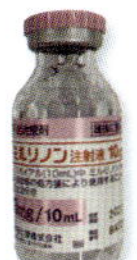

商品名：ミルリノン注射液

どんな薬か―製剤の特徴

- アドレナリン受容体を介さず，強心作用と血管拡張作用を示す．
- 心収縮力増強作用と肺血管拡張作用をもつため，肺高血圧に付随する右心不全では肺動脈圧の低下と心拍出量増加の両方が期待できる．
- ドブタミンと比較して，頻脈・不整脈を起こしにくい．
- 93.3～98.2%が未変化体として，尿中に排出される．

製剤の効き方

- 効果発現時間：10分
- 効果持続時間：30～60分
- 半減期：50分（心不全患者で腎機能低下がある場合は1～3時間）

投与後の観察・モニタリング

【作　用】

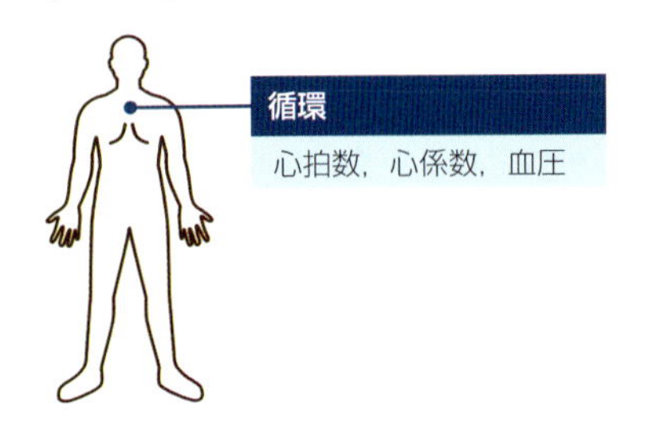

【副作用】

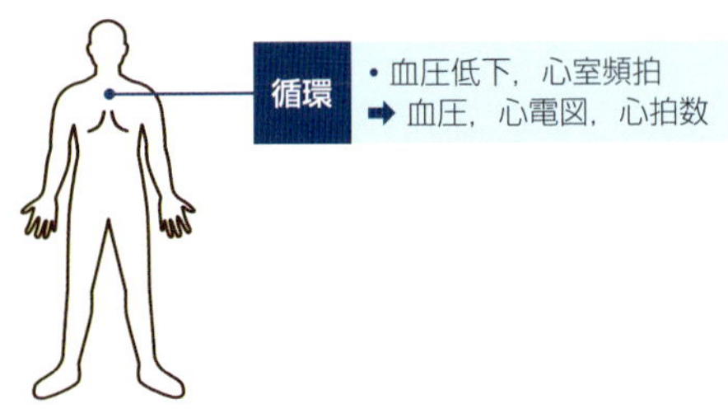

特徴的な副作用

- 血圧低下，頭痛（血管拡張作用による）
- 心室頻拍（異所性自動能抗進作用による）
- 血小板減少（機序不明）

薬の使い方（用法・用量）

- 1日の総投与量の目安は1.13 mg/kgまで．

【添付文書】

- 急性心不全
  - 点滴静注：50 μg/kgを10分間かけて投与し，引き続き0.5 μg/kg/分で持続投与し，0.25～0.75 μg/kg/分の範囲で調節する．

【ガイドライン・論文】

- Critical Care **14**：R169, 2010
- **肺動脈性肺高血圧症**
  - 点滴静注：50 μg/kgを10分間かけ

て投与し，引き続き 0.375～0.75 μg/kg/分で持続する．

■禁　忌

- 肥大型閉塞性心筋症：心筋の肥大化により流出路が閉塞しており，ミルリノンの陽性変力作用により流出路の閉塞を悪化させる可能性がある．

■主な配合変化

- フロセミド（直後に白濁）
- カンレノ酸カリウム（直後に白濁）
- 炭酸水素ナトリウム

■希　釈

- 原液で投与する．
- 1V（ミルリノン 10 mg/10 mL）＋ 40 mL（生理食塩水）➡濃度：0.2 mg/mL

＊添付文書に明確な希釈方法の記載はないため，実際は施設ごとに異なる．

■薬剤師からのアドバイス

- β遮断薬内服中の患者では，アドレナリン受容体を介さないミルリノンのほうがドブタミンに比べて心拍出量を上昇させます．
- 腎排泄型の薬剤であるため，腎機能障害のある患者では副作用に注意します．

（岩内大佑）

降圧薬

ニカルジピン

注：2 mg/2 mL，10 mg/10 mL，25 mg/25 mL

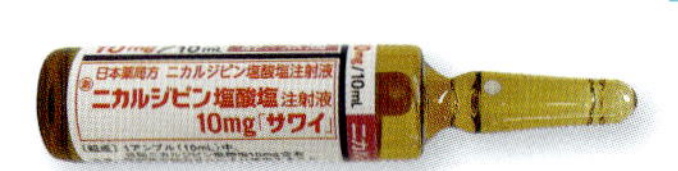

商品名：ニカルジピン塩酸塩注射液

どんな薬か—製剤の特徴

- 静脈投与が唯一可能なジヒドロピリジン系カルシウム拮抗薬である．
- 血管平滑筋に働き，末梢動脈を速やかに拡張させ血圧を下げる．
- 末梢動脈を拡張して後負荷を軽減する．さらに，冠動脈を拡張させて，心筋酸素消費量を下げる．
- 非ジヒドロピリジン系のカルシウム拮抗薬(ベラパミル，ジルチアゼムなど)と異なり，心筋への作用は弱く血管のみに作用するため，心収縮力や心拍数に対する抑制作用はほとんどない．
- 主に肝臓で代謝され，便および尿中に排泄される．

製剤の効き方

- 効果発現時間：10 分
- 効果持続時間：2～6 時間
- 半減期：1～2 時間

投与後の観察・モニタリング

【作　用】

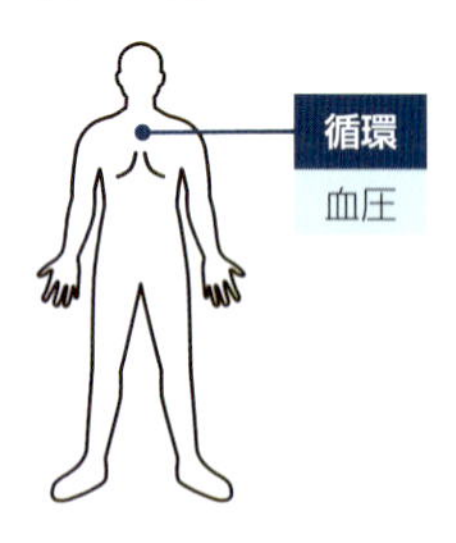

【副作用】

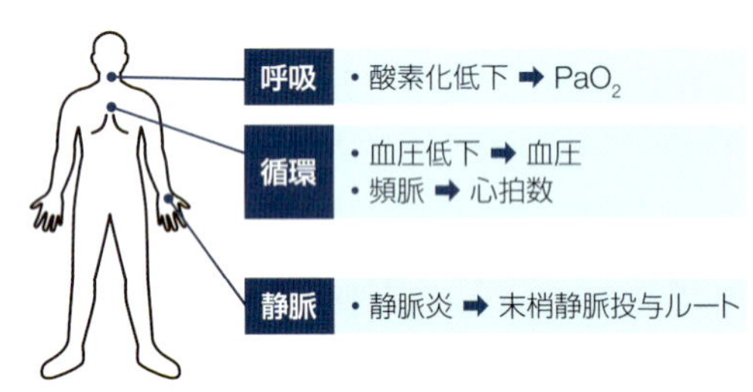

特徴的な副作用

- 静脈炎：末梢の細い血管からの投与時に起こしやすい．
- 頻脈：急激な血圧低下が起こると，血圧を上昇させようとして反射的に心拍数が増大する．

薬の使い方(用法・用量)

【添付文書】

- 高血圧性緊急症に対する降圧

・点滴静注：0.5 μg/kg/分(0.5γ)より投与を開始して適宜増減し，目的値まで血圧を下げる．0.5～6 μg/kg/分(0.5～6γ)で調節する．

■禁　忌

- 急性心不全において，高度な大動脈弁狭窄・僧帽弁狭窄，肥大型閉塞性心筋症，低血圧，心原性ショックのある患者．

■主な配合変化

【側管投与不可】

- フロセミド(白濁)
- ヘパリンナトリウム(白濁)

■希　釈

- 5倍希釈の例：2A(ニカルジピン注射液 10 mg)＋80 mL(生理食塩水)
  ➡濃度 0.2 mg/mL
- 2倍希釈の例：2A(ニカルジピン注射液 10 mg)＋20 mL(生理食塩水)
  ➡濃度 0.5 mg/mL
- 末梢静脈から投与する場合は原則希釈する．
- 添付文書では5～10倍希釈が推奨されているが，実際は施設によって異なる．

■薬剤師からのアドバイス

- 経口の降圧薬と比べ効果の発現が速やかで“キレがよい”ため，緊急の高血圧や血行動態が不安定で慎重な血圧コントロールを要する場面において特に有用です．
- 重大な副作用として，麻痺性イレウス，低酸素血症，肺水腫，呼吸困難，狭心痛，血小板減少，肝機能障害，黄疸が報告されています．
- 血管内ボリュームが少ない場合には特に低血圧を起こしやすいため，十分な心拍出量があることを確認して使用しましょう．
- 本剤は pH 3.0～4.5 の酸性であるため静脈炎に注意しましょう．
- 特に末梢静脈ルートからの24時間を超える持続静注は，推奨通りに希釈しても静脈炎のリスクが上昇するため注意しましょう．
  ➡Q&A「ニカルジピンを投与すると酸素化が悪くなるのはなぜですか？」，p.45 を参照．

ニトログリセリン

注：1 mg/2 mL，5 mg/10 mL，
25 mg/50 mL，50 mg/100 mL

商品名：ニトログリセリン静注

■ どんな薬か—製剤の特徴

- 血管内皮細胞で一酸化窒素(NO)を放出し血管平滑筋を弛緩させる．
- 静脈の血管を拡張させて心臓への静脈還流量を相対的に減らし，心筋酸素消費量を軽減する．
- 冠動脈を拡張させ心筋酸素供給を増加させる．
- 降圧目的の適応は手術時のみに限られ，手術以外では慢性心不全，不安定狭心症に使用される．
- 主に肝臓で代謝され，尿および呼気中に排泄されると推定されている．

■ 製剤の効き方

- 効果発現時間：2～5 分
- 効果持続時間：5～10 分
- 半減期：約 5 分

■ 投与後の観察・モニタリング

【作　用】

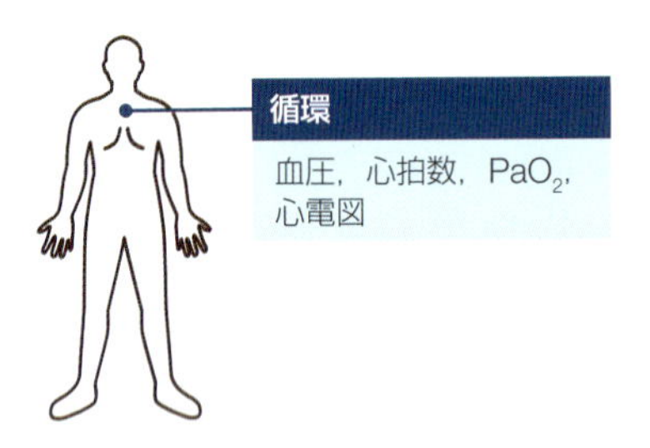

【副作用】

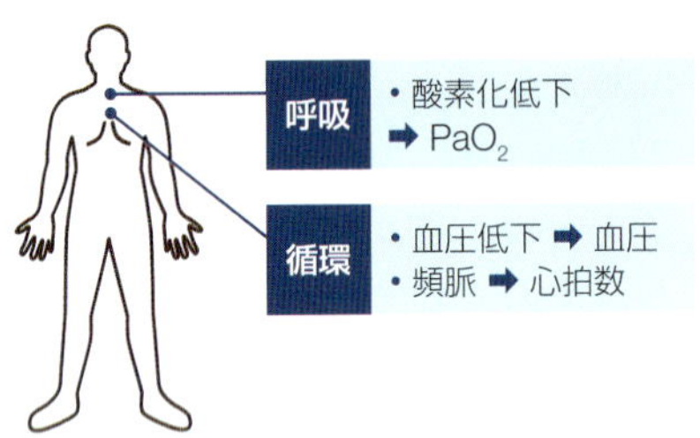

■ 特徴的な副作用

- 反射性の頻脈：急激な血圧低下により起こすことがある．
- 頭痛：脳血管の拡張作用により発症することがある(通常は投与開始後 1～2 週間で消失)．

■ 薬の使い方

【添付文書】

- 急性心不全
  - ・持続静注：0.05～0.1 μg/kg/分(0.05～0.1γ)より開始し，目標の血行動態まで 5～15 分ごとに 0.1～0.2 μg/kg/分(0.1～0.2 γ)ずつ増量．
- 不安定狭心症
  - ・点滴静注，静注：0.1～0.2 μg/kg/分

(0.1〜0.2 γ)より開始し，目標の血行動態まで5分ごとに0.1〜0.2 μg/kg/分(0.1〜0.2 γ)ずつ増量し，1〜2 μg/kg/分(1〜2 γ)で維持する．効果がない場合は，20〜40 μg/kgの投与を1時間ごとに併用する．

■禁 忌

- 閉塞隅角緑内障：眼内血管が拡張し，その容積増大によって眼圧を上昇させるおそれがある．
- 高度な貧血：血圧低下により貧血症状を悪化させるおそれがある．

■相互作用

- 併用禁忌：ホスホジエステラーゼ5(PDE-5)阻害作用を有する薬剤(シルデナフィル，バルデナフィル，タダラフィル)

■希 釈

- 原液で投与する．

■薬剤師からのアドバイス

- 24〜48時間程度で耐性が生じるため，漫然と使用しないようにしましょう．
- 頭痛は静脈拡張による脳血流増加に起因するため，頭蓋内圧亢進症例では使用しないようにしましょう．
- 急性呼吸促迫症候群(acute respiratory distress syndrome：ARDS)や急性呼吸不全では，ニトログリセリンの肺血管拡張作用により低酸素性肺血管れん縮が阻害され，呼吸状態の悪化を助長する可能性があるので注意しましょう(Q & A「ニカルジピンを投与すると酸素化が悪くなるのはなぜですか？」p.45を参照)．
- 静脈拡張作用により前負荷を下げるため，血管内ボリュームが少ない場合には低血圧を起こしやすいので注意しましょう．
- シルデナフィル(レバチオ)，タダラフィル(アドシルカ)などPDE-5阻害薬との併用により，降圧作用が増強され，過度に血圧を低下させるおそれがあるため併用は禁忌です．そのため投与する場合は，PDE-5阻害薬を中止して24〜48時間経過しているか確認しましょう．
- 静注製剤のほかに，舌下錠，テープ，スプレー製剤もあります．
- 塩化ビニル製(PVC)の輸液容器および輸液セットに吸着されるので，PVCフリー(ガラス製，ポリエチレン製またはポリプロピレン製)の輸液器材を使用しましょう．

硝酸イソソルビド

注：5 mg/10 mL，25 mg/50 mL，
50 mg/100 mL，100 mg/200 mL

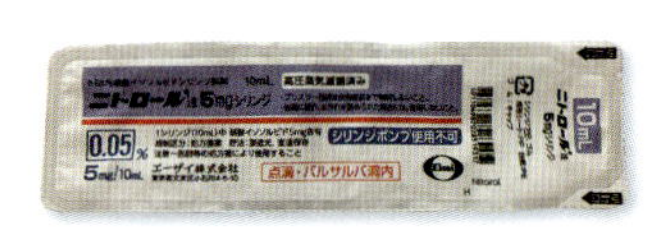

商品名：ニトロール注

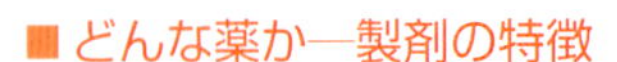

どんな薬か—製剤の特徴

- 基本的な作用機序は硝酸薬であるニトログリセリンと同様である．
- ニトログリセリンと比較して，耐性が生じるまでの時間が長い．
- ニトログリセリンとは異なり，降圧目的での適応はない．急性心不全において前負荷と後負荷の軽減により肺うっ血や呼吸困難感を軽減させたり，不安定狭心症において冠動脈の拡張により虚血部心筋への酸素供給を増加させるために使用される．
- 主に肝臓で代謝され，尿中に排泄される．

製剤の効き方

- 効果発現時間：約 5 分
- 効果持続時間：5～60 分
- 半減期：60～120 分

投与後の観察・モニタリング

【作　用】

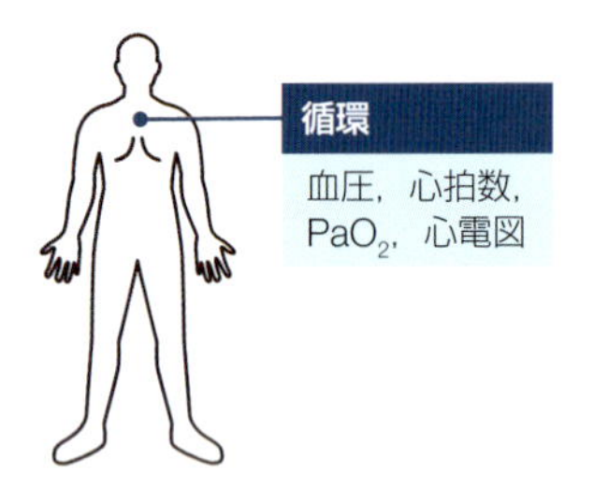

【副作用】

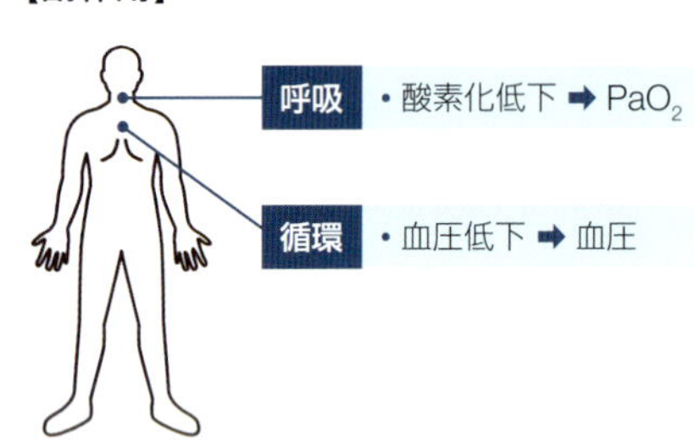

特徴的な副作用

- 頭痛：脳血管の拡張作用により発症することがある（通常は投与開始後 1～2 週間で消失する）．

薬の使い方（用法・用量）

【添付文書】

- **急性心不全**
  - ・点滴静注：1.5～8 mg/時で投与する．
- **不安定狭心症**
  - ・点滴静注：2～5 mg/時で投与する．

禁　忌

- 閉塞隅角緑内障：眼内血管が拡張しその容積増大によって眼圧を上昇させる

おそれがある.

- 頭部外傷，脳出血：脳血管が拡張し頭蓋内圧を上昇させるおそれがある.
- 右室梗塞：心拍出量が低下し心原性ショックを引き起こすおそれがある.

■相互作用

- 併用禁忌：PDE-5 阻害薬

■希　釈

- 原液で投与する.

■薬剤師からのアドバイス

- ニトログリセリンと同様に ARDS や急性呼吸不全では，呼吸状態の悪化を助長する可能性があるので注意しましょう.
- 副作用として，投与経路にかかわらず頭痛，潮紅，起立性低血圧，失神などが起こる場合があるので注意しましょう.
- PDE-5 阻害薬と併用禁忌のため，投与する場合は PDE-5 阻害薬を中止して 24〜48 時間経過しているか確認しましょう.
- 静注製剤のほかに，錠剤，徐放カプセル，テープ，スプレー製剤もあります.
- 塩化ビニル製(PVC)の輸液容器および輸液セットに吸着されるので，PVC フリー(ガラス製，ポリエチレン製またはポリプロピレン製)の輸液器材を使用しましょう.

Q ニカルジピンを投与すると酸素化が悪くなるのはなぜですか？

A 一因として**低酸素性肺血管れん縮(hypoxic pulmonary vasoconstriction：HPV)の抑制**があげられます．HPV とは，何らかの原因で肺の一部の肺胞気酸素分圧(P_AO_2)が低下した時に，その肺胞付近を流れる血管が収縮する生理現象です．ガス交換効率の悪い肺胞への血流を減らし，正常な肺胞への血流を増やすことで，肺全体としてより効率的なガス交換を促し低酸素血症の増悪を防ぐ作用があります．ニカルジピンのような血管拡張薬を投与すると HPV により収縮していた血管も拡張し，血流の分配がうまくできなくなる結果，酸素化が悪化する可能性があります.

HPV は正常な肺でも起こっていますがその影響はわずかです．一方で肺疾患などの換気障害を伴う病態では，HPV の効果により酸素化が維持されている可能性があります．このような患者にニカルジピンを投与する際は酸素化の悪化に特に注意が必要です.

(大川恭昌，真鍋洋平)

参考文献

- Dunham-Snary KJ et al：Hypoxic pulmonary vasoconstriction：from molecular mechanisms to medicine. Chest **151**：181-192, 2017
- Lumb AB et al：Hypoxic pulmonary vasoconstriction：physiology and anesthetic implications. Anesthesiology **122**：932-946, 2015

アムロジピン

錠・OD錠：2.5 mg，5 mg，10 mg

商品名：アムロジピンOD錠

■どんな薬か―製剤の特徴

- ニカルジピンと同じジヒドロピリジン系のカルシウム拮抗薬である.
- 冠血管や末梢血管の平滑筋を弛緩させて降圧作用を示す.
- ニカルジピンと同様に心収縮力や心拍数に対する抑制作用はほとんどない.
- ニカルジピンとは異なり，薬効発現は緩徐で半減期および作用持続時間が長く，内服で使用する.
- 粉砕，簡易懸濁が可能である.
- 主に肝臓で代謝され，尿および便中に排泄される.

■製剤の効き方

- 効果発現時間：緩徐(4～6時間程度)
- 効果持続時間：持続的(24時間程度)
- 半減期：36～37時間

■投与後の観察・モニタリング

【作　用】

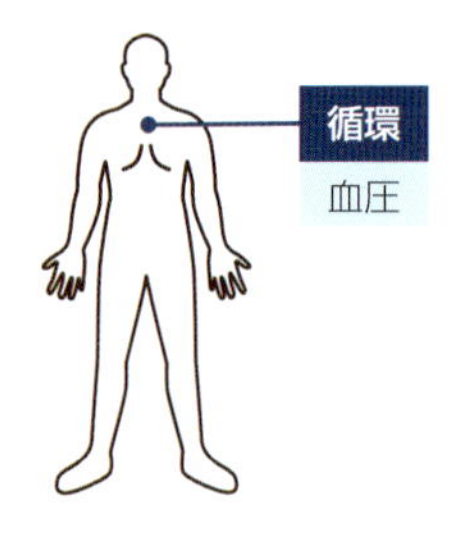

【副作用】

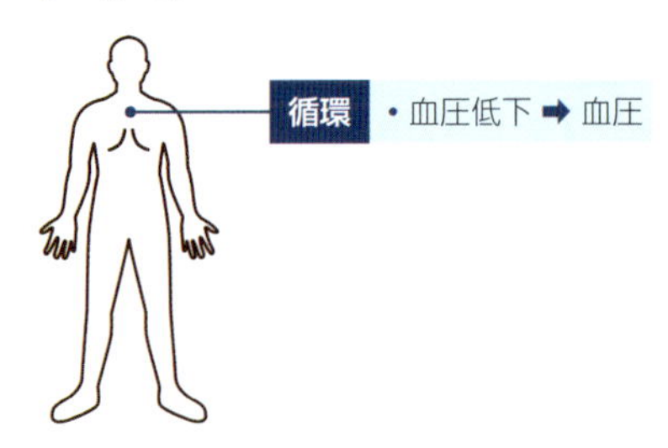

■特徴的な副作用

- 低血圧：過度な降圧作用による.
- 頭痛：脳血管の拡張による.
- 浮腫：毛細血管の血管拡張作用が細動脈＞細静脈と差があるため，毛細血管圧が上昇し血漿が組織間質側に移行する.

■薬の使い方(用法・用量)

【添付文書】

- **高血圧症**
  - ・経口投与：2.5～5 mgを1日1回.
    最大1日1回10 mgまで増量可.
- **狭心症**
  - ・経口投与：5 mgを1日1回.

【ガイドライン・論文】

- 高血圧治療ガイドライン(2019)では第一選択薬に含まれる.

■禁　忌

- ジヒドロピリジン系化合物に対し過敏症の既往歴のある患者

■主な相互作用

【作用増強】

- マクロライド系抗菌薬，アゾール抗真菌薬，タクロリムス，グレープフルーツジュース

【作用減弱】

- リファンピシン，フェノバルビタール，カルバマゼピン

■薬剤師からのアドバイス

- 強力な降圧作用にもかかわらず，主要臓器への血流や末梢循環を保持するといった臓器血流保持効果に優れるので，臓器障害合併症例においても適応となります．
- 副次的な効果として，左室肥大の抑制や動脈硬化の進展を抑制することも報告されています．
- 副作用として，まれに歯肉が過度に増殖する歯肉肥厚(歯肉増殖症)が発現することがあるため注意しましょう．
- 降圧薬として使用するカルシウム拮抗薬では唯一，小児に対する適応(6歳以上)があります．

Q　定時処方の降圧薬を中止するのはどんなときですか？

A　大別して，3つの状況があります．

1つ目は，**血圧が下がり過ぎているとき**です．通常であれば収縮期血圧100 mmHg/拡張期血圧60 mmHgを下回る場合は低血圧として降圧薬の中止を検討します．また，血圧値自体は低過ぎなくても，血圧低下により各臓器において組織灌流の低下が惹起されていないか注意が必要です．たとえば降圧により尿量が減少し乏尿となるような場合は，腎臓への組織灌流が滞っている可能性を踏まえて降圧薬の継続可否を確認する必要があります．

2つ目は**副作用の疑いがあるとき**です．薬剤ごとに副作用の違いはありますが，ICUにおいて重要と思われる副作用をいくつかあげるとACE阻害薬およびARBによる高カリウム血症，急性腎障害や，β遮断薬による徐脈などがあります．

3つ目は**手術前**です．待機的手術の場合，手術当日の降圧薬の内服可否は病態や手術の侵襲度などにより異なるため医師の指示を確認する必要があります．また，ACE阻害薬やARBは周術期の体液量減少に伴い血圧低下や腎機能障害の発症が懸念されるため，添付文書では術前24時間は投与しないことが推奨されています．

(大川恭昌，真鍋洋平)

エナラプリル

錠：2.5 mg，5 mg，10 mg

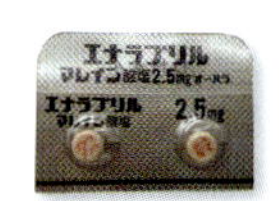

商品名：エナラプリルマレイン酸塩錠

■どんな薬か─製剤の特徴

- レニン・アンジオテンシン・アルドステロン系（renin-angiotensin-aldosterone system：RAAS）を抑制するアンジオテンシン変換酵素（angiotensin converting enzyme：ACE）阻害薬に分類される．
- 生体内の昇圧物質であるアンジオテンシンⅡの生成を阻害することで血圧を下げる．
- ACE阻害薬の降圧効果はアンジオテンシンⅡ受容体拮抗薬（angiotensin Ⅱ receptor blocker：ARB）と同等かやや弱い．
- 粉砕，簡易懸濁が可能である．
- 主に肝臓で代謝され，尿および便中に排泄される．

■製剤の効き方

- 効果発現時間：30分
- 効果持続時間：24時間
- 半減期：14時間

■投与後の観察・モニタリング

【作　用】

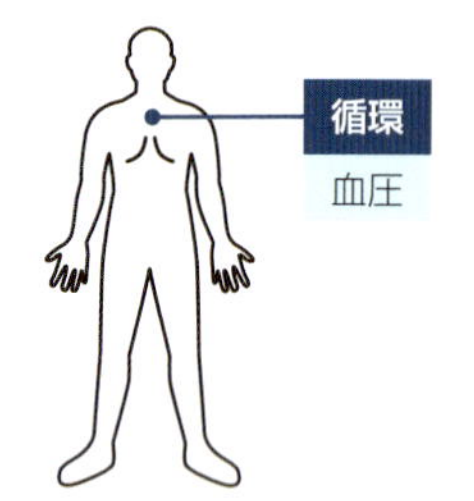

【副作用】

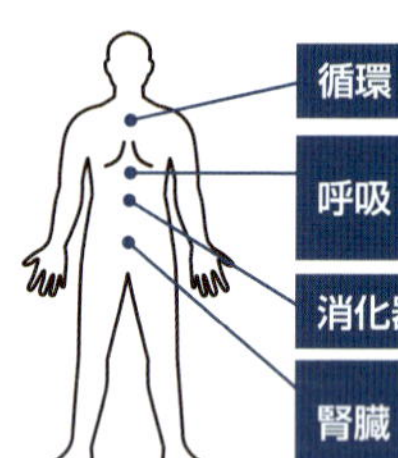

■特徴的な副作用

- まれに薬剤性の急性腎障害を起こすことがある．
- 生体内で血管透過性亢進作用を有するブラジキニンの分解も抑制するため，ブラジキニンの作用を増強し，まれに血管浮腫を発症することがある．
- 同じくブラジキニン代謝阻害による副作用で空咳を惹起することがある．

■薬の使い方（用法・用量）

【添付文書】

- **高血圧症，慢性心不全**
  - ・経口投与：5～10 mgを1日1回．

【ガイドライン・論文】

- 高血圧治療ガイドライン（2019）では第一選択薬に含まれる．

■禁　忌

- アクリロニトリルメタリルスルホン酸ナトリウム膜(AN69)を用いた血液透析施行中の患者：AN69によりキニンの代謝が亢進しブラジキニンが増加し，さらにエナラプリルによりブラジキニンの代謝が妨げられブラジキニンが蓄積することでアナフィラキシーを発現するおそれがある．
- 妊婦または妊娠している可能性のある女性：羊水過少症，胎児・新生児の死亡，催奇形性などのおそれがある．
- 両側性腎動脈狭窄例，または単腎で一側性腎動脈狭窄例：腎血流量の減少や糸球体ろ過圧の低下により急速に腎機能を低下させるおそれがある．

■主な相互作用

【作用増強】

- ARB：両剤のRAAS系阻害作用により作用が増強される．
- ヒドロクロロチアジド：ナトリウム利尿により血中レニン活性が上昇しエナラプリルの降圧効果が増強することがある．
- カリジノゲナーゼ：カリジノゲナーゼのキニン産生作用とエナラプリルのブラジキニン分解抑制作用により，ブラジキニンによる血管拡張作用で降圧が増強される可能性がある．

【作用減弱】

- 非ステロイド抗炎症薬(NSAIDs)：血管拡張作用を有するプロスタグランジンE_2，I_2の生成を抑制するため，エナラプリルのプロスタグランジン生成促進作用による降圧作用を減弱させる可能性がある．
- リファンピシン：降圧作用減弱のおそれがある(機序不明)．

■薬剤師からのアドバイス

- アルドステロン産生阻害により体液貯留を抑制することで前負荷を軽減し，降圧作用により後負荷を軽減します．これらにより心機能を改善し，心筋リモデリングの進行を阻止することで抗心不全効果を示します．
- 嚥下能力の低下した高齢者や咳反射の低下した脳血管障害を有する患者では，副作用の空咳を逆に利用して誤嚥性肺炎の予防効果を期待することがあります．
- もともと腎機能が悪い患者に使用する場合は，投与初期に急性腎障害を起こすおそれがあるため，低用量からの開始が勧められます．
- スピロノラクトンやスルファメトキサゾール・トリメトプリムとの併用により，血清カリウム値が上昇することがあります．
- 特定の血液透析膜との相互作用によりブラジキニンを生成してショックやアナフィラキシー様症状を呈するため，血液透析時には膜の種類に注意が必要です．
- 小児に適応がある数少ない経口降圧薬の1つで，生後1ヵ月以上から使用が可能です．

ロサルタンカリウム

錠：25 mg，50 mg，100 mg

商品名：ロサルタンK錠

■どんな薬か―製剤の特徴

- ARBに分類され，ACE阻害薬と同様にRAASを抑制することで降圧作用を示す．
- ARBはアンジオテンシンⅡの受容体への結合を特異的に阻害し，RAASを抑制する．
- ARBはACE阻害薬と異なりブラジキニン代謝には影響を及ぼさない．
- 粉砕，簡易懸濁が可能である．
- 主に肝臓で代謝され，便および尿中に排泄される．

■製剤の効き方

- 効果発現時間：6時間
- 効果持続時間：24時間
- 半減期：1～2時間

■投与後の観察・モニタリング

【作　用】

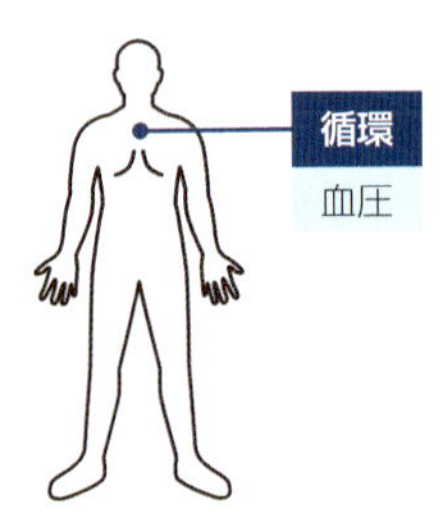

循環
血圧

【副作用】

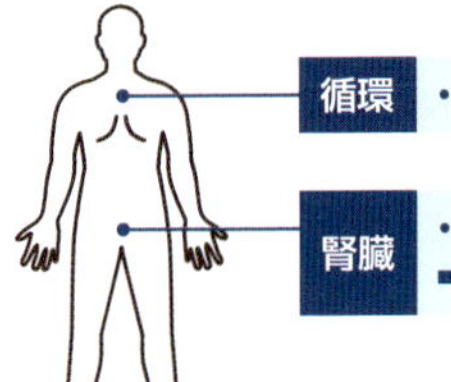

循環 ・血圧低下 ➡ 血圧

腎臓 ・腎機能低下
➡ 尿量，カリウム値，クレアチニン値

■特徴的な副作用

- 腎血流量の減少や糸球体ろ過圧の低下により，まれに薬剤性の急性腎障害を起こすことがある．

■薬の使い方（用法・用量）

【添付文書】

- 高血圧症
  - ・経口投与：25～50 mgを1日1回．

【ガイドライン・論文】

- 高血圧治療ガイドライン（2019）では第一選択薬に含まれる．

■禁　忌

- 妊婦または妊娠している可能性のある女性：羊水過少症，胎児・新生児の死亡，催奇形性などのおそれがある．
- 両側性腎動脈狭窄例または単腎で一側性腎動脈狭窄例：腎血流量の減少や糸

球体ろ過圧の低下により急速に腎機能を低下させるおそれがある.

■ 主な相互作用

【作用増強】

- ACE 阻害薬, アリスキレン

【作用減弱】

- NSAIDs, リファンピシン

■ 薬剤師からのアドバイス

- ARB は副作用も少なく頻用されており, カルシウム拮抗薬の内服で十分な降圧が得られない場合などにも追加しやすい降圧薬です.
- 糸球体内圧を低下させタンパク漏出を軽減することで腎保護効果もあり, 高血圧およびタンパク尿を伴う 2 型糖尿病における糖尿病性腎症にも適応があります.
- ARB のなかでもロサルタンに特有の副次的効果として, 尿酸低下作用があることが知られています.
- ACE 阻害薬と異なりブラジキニン代謝には作用しないため, 空咳の副作用はありません.
- もともと腎機能が低い患者に使用する場合は, 投与初期に急性腎障害を起こすおそれがあるため低用量からの開始が望ましいと考えられます.
- スピロノラクトンやスルファメトキサゾール・トリメトプリムとの併用により, 血清カリウム値が上昇することがあります.

ビソプロロール

錠：0.625 mg，2.5 mg，5 mg

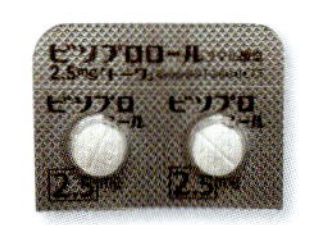

商品名：ビソプロロールフマル酸塩錠

どんな薬か—製剤の特徴

- カテコラミン受容体の α，β 受容体のうち β 受容体を遮断する β 遮断薬である．
- β 受容体には β_1，β_2 があり血圧の調節に関与している．ビソプロロールは特に β_1 に選択性の高い選択的 β_1 遮断薬に分類される．
- 心臓の β_1 遮断作用により心拍数・心収縮力を低下させ，降圧作用や心筋酸素消費量を軽減する．
- 作用は長時間持続するため1日1回の投与でよい．
- 貼付剤(ビソノテープ)があり経口投与できない患者にも投与可能である．
- 粉砕，簡易懸濁が可能である．
- 半分は肝臓で代謝を受け尿中に排泄され，もう半分は未変化体のままの腎臓で排泄される．
- 腎排泄型として腎機能障害，透析患者では減量が必要である．

製剤の効き方

- 効果発現時間：データなし
- 効果持続時間：24時間
- 半減期：8~9時間

投与後の観察・モニタリング

【作　用】

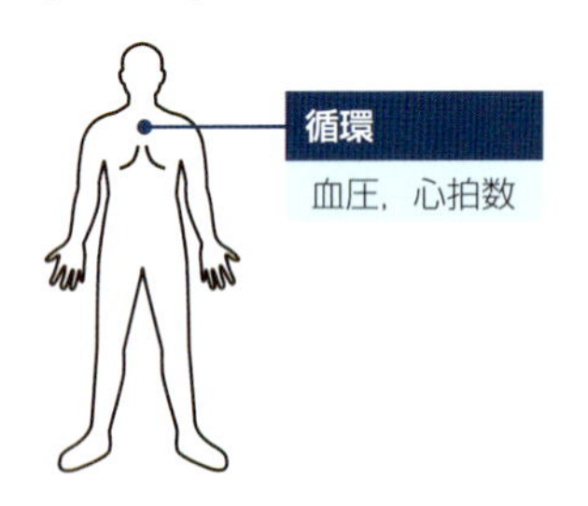

【副作用】

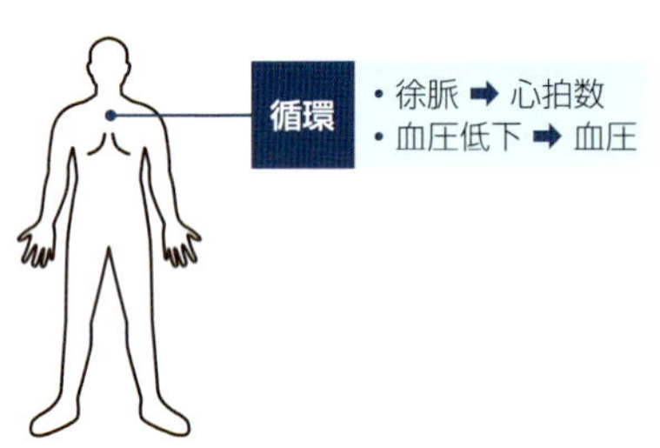

特徴的な副作用

- 完全房室ブロック，高度徐脈，洞不全症候群：まれに起こすことがある．

薬の使い方(用法・用量)

【添付文書】

- **本態性高血圧症，狭心症，心室性期外収縮**
  - 経口投与：5 mgを1日1回投与する．

- **虚血性心疾患または拡張型心筋症に基づく慢性心不全**
  - ・経口投与：0.625 mg を 1 日 1 回から開始し，維持量として 1.25～5 mg まで増量する.
- **頻脈性心房細動**
  - ・経口投与：2.5 mg を 1 日 1 回投与する.

禁　忌

- 高度の徐脈，Ⅱ度以上の房室ブロック：心刺激伝導系を抑制し症状を悪化させるおそれがある.
- 褐色細胞腫：β_2 受容体遮断作用により急激に血圧が上昇するおそれがある.
- 重度の末梢循環障害のある患者：末梢血管の拡張を抑制し症状を悪化させるおそれがある.

主な相互作用

【作用増強】

- ベラパミル，ジルチアゼム，ジギタリス製剤

【作用減弱】

- NSAIDs

薬剤師からのアドバイス

- 高血圧の有無とは関係なく左室駆出率の低下した心不全治療の基本薬として使用されています.
- β 遮断薬は心収縮力低下や徐脈などの懸念があるため，純粋な降圧作用のみを期待する場面ではカルシウム拮抗薬や ARB/ACE 阻害薬が優先されることが多いですが，頻脈傾向の患者などでは適する場合もあります.
- 気管支喘息には慎重投与です．微弱ながら β_2 遮断作用を有するため，気管支平滑筋の収縮による喘息発作の増悪をまねく可能性があります.
- β 遮断薬は単独またはチアジド系利尿薬との併用によって糖代謝に悪影響を及ぼすことがあるため，高齢者や糖尿病，耐糖能異常などの病態を合併する場合には注意しましょう.
- β 遮断薬服用中の患者では，アナフィラキシー反応がより重篤になることがあります．また，通常用量のアドレナリンによる治療では効果が得られない場合があります.
- 製剤を切り替える場合は，ビソノテープ4 mg の貼付とビソプロロール錠 2.5 mg の内服が等価であることを参考にして換算しましょう

カルベジロール

錠：1.25 mg，2.5 mg，10 mg，20 mg

商品名：カルベジロール錠

■どんな薬か―製剤の特徴

- 交感神経のαおよびβ受容体の両方に拮抗し$\alpha\beta$遮断薬ともいわれる．
- 遮断作用の強さは$\beta > \alpha$であり，さらに$\beta_1 > \beta_2$である．
- 薬効の主体はβ遮断作用で，降圧作用も主としてこれに基づく．
- β_1遮断作用による心拍数・心収縮力の低下に加え，α_1遮断作用による血管拡張効果を併せもつ．
- 粉砕，簡易懸濁が可能である．
- 主に肝臓で代謝され，便中に排泄される．

■製剤の効き方

- 効果発現時間：1 時間
- 効果持続時間：3～10 時間
- 半減期：2～4 時間

■投与後の観察・モニタリング

【作　用】

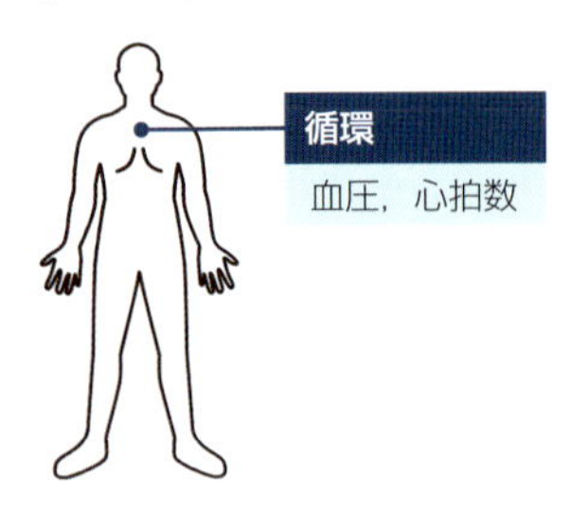

【副作用】

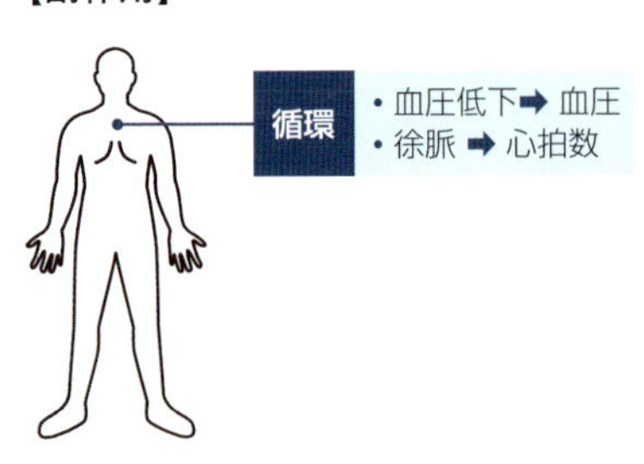

■特徴的な副作用

- 高度な徐脈，ショック，完全房室ブロック：まれに心筋収縮力の抑制や房室伝導時間の延長

■薬の使い方（用法・用量）

【添付文書】

- **本態性高血圧症**
  - ・経口投与：1 回 10～20 mg を 1 日 1 回投与する．
- **腎実質性高血圧症**
  - ・経口投与：1 回 10～20 mg を 1 日 1 回投与する．
- **狭心症**
  - ・経口投与：1 回 20 mg を 1 日 1 回投与する．
- **虚血性心疾患または拡張型心筋症に基づく慢性心不全**
  - ・経口投与：1.25 mg を 1 日 2 回から開始し，維持量として 1 回 2.5～

10 mg まで増量する．

- **頻脈性心房細動**
  - ・経口投与：5 mg を 1 日 1 回投与する．

■禁　忌

- 気管支喘息，気管支けいれんのおそれのある患者：β_2受容体遮断作用により気管支平滑筋を収縮させ喘息症状を誘発，悪化させるおそれがある．
- 高度の徐脈，Ⅱ度以上の房室ブロック：房室伝導時間が延長し症状が悪化するおそれがある．
- 褐色細胞腫：β_2受容体遮断作用により急激に血圧が上昇するおそれがある．

■主な相互作用

【作用増強】

- ベラパミル，ジルチアゼム，ジギタリス製剤

【作用減弱】

- リファンピシン，NSAIDs

■薬剤師からのアドバイス

- 高血圧の有無とは関係なく心収縮機能が低下した心不全に使用されます．
- β遮断薬として期待される薬効はビソプロロールと同様ですが，カルベジロールはα遮断作用を併せもちます．
- ビソプロロールと異なりβ_1選択性が低くβ_2遮断作用も有するため，気管支喘息には禁忌であり注意が必要です．
- β遮断薬は単独またはチアジド系利尿薬との併用によって糖代謝に悪影響を及ぼすことがあるため，高齢者や糖尿病，耐糖能異常などの病態を合併する場合には注意しましょう．

（大川恭昌，真鍋洋平）

参考文献

- 日本高血圧学会高血圧治療ガイドライン作成員会：高血圧治療ガイドライン2019．ライフサイエンス出版，2019
- 笠原聡子：集中治療領域におけるニカルジピン塩酸塩持続点滴による静脈炎発症の危険因子：単一施設の後ろ向き観察研究．日集中医誌 **28**：8-13，2021
- Cintron GB et al：Effect of intravenous isosorbide dinitrate versus nitroglycerin on elevated pulmonary arterial wedge pressure during acute myocardial infarction. Am J Cardiol **61**：21-25, 1988

抗不整脈薬

アミオダロン

錠：100 mg
速崩錠：50 mg，100 mg
注：150 mg/3 mL

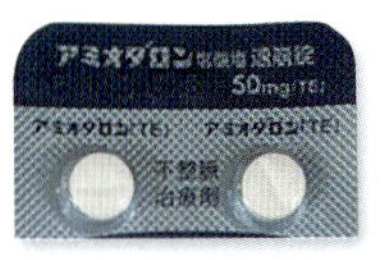

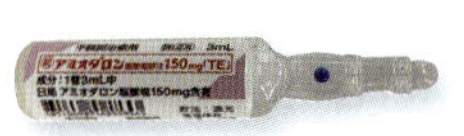

商品名：アミオダロン塩酸塩錠
　　　　アミオダロン塩酸塩注射液

■どんな薬か―製剤の特徴

- 心室頻拍，心室細動，心房細動に対して使用される．
- ヴォーン・ウイリアムズ分類Ⅲ群（K^+チャネル遮断薬）に分類され，活動電位持続時間や有効不応期を延長させる．
- ほかのⅢ群抗不整脈薬（ソタロール，ニフェカラント）と異なり，Na^+チャネル，Ca_2^+チャネル遮断作用，交感神経抑制作用をもち，多様な薬理学的作用を示す．
- 脂肪組織への分布が大きいため，消失半減期が14～107日と長い．
- 簡易懸濁は可能，速崩錠製剤がある．
- 主に肝臓で代謝され，便中に排泄される．

■製剤の効き方

- 効果発現時間：内服2～21日，急速静注では数分．
- 効果持続時間：単回静注➡5分程度，持続静注➡数日間，内服➡個人差も大きく2～3ヵ月の場合もある．
- 半減期：14～107日

■投与後の観察・モニタリング

【作　用】

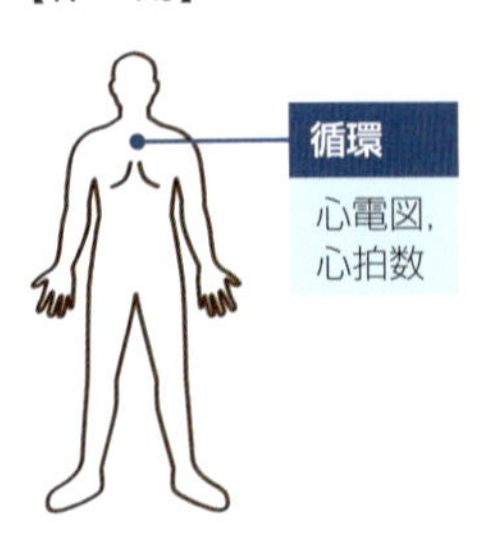

【副作用】

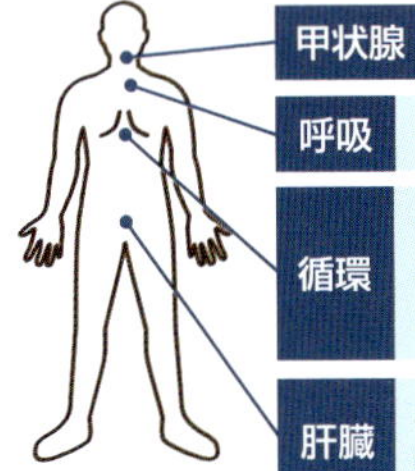

甲状腺
- 甲状腺機能異常 ➡ TSH，T_3，T_4

呼吸
- 間質性肺炎 ➡ 呼吸機能検査，KL-6

循環
- 不整脈 ➡ 心電図
- 徐脈 ➡ 心拍数
- 血圧低下 ➡ 血圧

肝臓
- 肝機能異常
➡ AST，ALT，γ-GTP，ビリルビン値

■特徴的な副作用

- 間質性肺炎：用量依存性にリスクが上がることが一般的であるが，低用量でも長期間投与，総投与量の増加によって発症することもある．
- 甲状腺機能の異常

■薬の使い方(用法・用量)

【添付文書】

- **心停止：電気的除細動抵抗性の心室細動あるいは無脈性心室頻拍**
  - ・静注：300 mgまたは5 mg/kgを5%ブドウ糖液20 mLに溶解し投与．追加の場合は150 mgまたは2.5 mg/kgとする．
- **心室細動，血行動態不安定な心室頻拍で難治性かつ緊急を要する場合**
  - ・静注・接続静注

    初回急速投与：125 mgを5%ブドウ糖液100 mLに溶解し10分間で投与する．

    負荷投与：750 mgを5%ブドウ糖液500 mLに溶解し，33 mL/時の速度で6時間．

    維持投与：750 mgを5%ブドウ糖液500 mLに溶解し17 mL/時の速度で18時間．
  - ・経口投与：400 mg/日で開始し1～2週間投与，以降200 mg/日とする．

【ガイドライン・論文】

- 麻酔薬および麻酔関連薬使用ガイドライン第3版第4訂，2018.4.27
- **心室細動，血行動態不安定な心室頻拍で難治性かつ緊急を要する場合**
  - ・持続静注：125 mgを10分間かけて投与し，50 mg/時の持続投与を6時間，次に25 mg/時の持続投与に減量し42時間の持続投与を行う．継続投与の期間は最大7日．
- **術中に特に緊急を要する場合**
  - ・150 mgの単回急速静注は経験上可能．ただし心室細動や血行動態が不安定な心室頻拍のような緊急を要する不整脈では電気的除細動が第一選択であり，むずかしい場合にアミオダロンを投与する．

■禁　忌

- 洞性徐脈，洞房ブロック，重度伝導障害(高度な房室ブロックなど)，洞不全症候群があり，ペースメーカを使用していない患者：洞機能抑制作用，刺激伝導抑制作用により，洞不全症候群や房室ブロックを増悪させるおそれがある．
- ヨウ素に対し過敏症の既往歴のある患者：アミオダロンは多量のヨードを含み，脂溶性が高いため甲状腺に蓄積されやすく甲状腺機能異常を引き起こす
- 強力なCYP3A4阻害薬(リトナビル，ネルフィナビル)内服中の患者(心停止時を除く)：アミオダロンは主としてCYP3A4を介して代謝されるため，競合することにより両剤の血中濃度が上昇し副作用の増大が懸念される．

■主な配合変化

- 生理食塩水(塩析)［アミオダロン注］

■相互作用

- 併用注意：ワルファリン，ジゴキシンなど多くの薬剤との相互作用がある．

■希　釈

- 「薬の使い方」を参照

■混注時の注意点

- 生理食塩水との接触は避け，可能な限り単独ルートで投与を行う．

■薬剤師からのアドバイス

- 溶解液に粘性があり，滴下型の輸液ポンプでは過小投与のリスクがあるため容量型の輸液ポンプを使用しましょう．
- アミオダロン注は静脈炎や注射部位反応のリスクがあるため可能な限り中心静脈からの投与が推奨されます（緊急時を除く）．
- 薬効低下のおそれがあるため，DEHP（可塑剤）を含むPVC（ポリ塩化ビニル）製の輸液セットの使用は避けましょう．
- 緊急を要する場合に用いることが多いうえに，投与量・希釈方法など複雑ですので，あらかじめ投薬に必要な情報をまとめて備えておきましょう．
- 相互作用が非常に多い薬剤ですので，十分に確認しましょう．たとえば，ワルファリンとの併用ではプロトロンビン時間の延長や重大な出血が生じることが報告されており，併用する場合はワルファリンの量を1/3～1/2に減量し，プロトロンビン時間を厳密にフォローする必要があります．また，ジゴキシンとの併用では，ジゴキシンの血中濃度が上昇する可能性があることから，必要性を評価したうえで，併用する場合はジゴキシンを1/2量に減量することが推奨されています．

Q **心房細動に対してはリズムコントロールとレートコントロールのどちらを行うべきですか？**

A 心房細動に対する薬物療法として，レートコントロール，リズムコントロール両療法間で全死亡，心血管死，心不全増悪による入院についての有意差は示されていませんが，**近年はリズムコントロールよりもレートコントロールが優先されることが多くなっています**．ただし，リズムコントロールをないがしろにするのではなく，**自覚症状が強い場合やQOLが阻害されている場合，ICUでは血行動態が不安定な原因がAfである場合はリズムコントロールを考慮する**必要があります．レートコントロールにはβ遮断薬，ジギタリス製剤や非ジヒドロピリジン系Ca拮抗薬，アミオダロンが治療の選択肢となりますが，β遮断薬は心筋保護効果などの付加価値があるため，わが国や欧米において第一選択薬とされています．β遮断薬のなかでも内因性交感神経刺激作用ISAがないビソプロロール，カルベジロール，メトプロロールなどが使用されます．特にβ_1選択性が高いビソプロロールは心拍抑制効果が強いですが，高齢者に使用する場合は高度徐脈に注意が必要です．ジギタリス製剤は，心機能の低下した頻脈性不整脈でも使用可能な薬剤ですが，運動時の心拍数減少効果は弱く，長期使用例では死亡率が高くなるという報告もあることや，腎機能低下時はジギタリス中毒を引き起こすリスクもあることから使用される機会は減少しています．非ジヒドロピリジン系Ca拮抗薬であるベラパミルとジルチアゼムは，房室伝導抑制による比較的強力な徐脈作用をもつことから頻脈性心房細動に使用されますが，陰性変力作用をもつため心機能が保たれた患者（左室駆出率＞40%）にしか使用できないので注意が必要です．

リズムコントロールは生命予後改善を目的とするのではなくQOLの改善を目的としており，安全性は十分に考慮する必要があります．血行動態の破綻など緊急性が高い場合は直流除細動を行いますが，洞調律に復帰しても再発する可能性があるため抗不整脈薬の投与を考慮します．抗不整脈薬を併用し直流除細動で洞調律復帰ができない場合はアブレーションを考慮することがあります．薬物療法としての第一選択はNaチャネル遮断薬です．しかし7日を超えて心房細動が持続する場合はNaチャネル遮断薬の効果が低下するという報告があり，その際はマルチチャネル遮断薬であるアミオダロンやベプリジルが用いられます．

（若杉和美，安藝敬生）

リドカイン塩酸塩

注・シリンジ：2%(100mg/5 mL)

商品名：静注用キシロカイン 2%

どんな薬か―製剤の特徴

- 期外収縮，発作性頻拍(心室性・上室性)に対して使用される．
- ヴォーン・ウイリアムズ分類Ⅰb群(Na チャネル遮断薬)に分類される．
- 効果発現が早い(2 分以内)．
- 主に肝臓で代謝され尿中に排泄される．
- 高度の肝障害患者では中毒症状の出現に注意する．

製剤の効き方

- 効果発現時間：2 分以内
- 効果持続時間：10～20 分
- 半減期：1～3 時間

投与後の観察・モニタリング

【作　用】

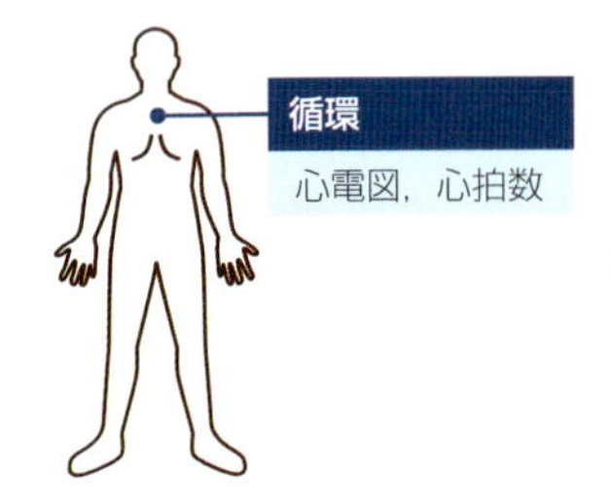

【副作用】

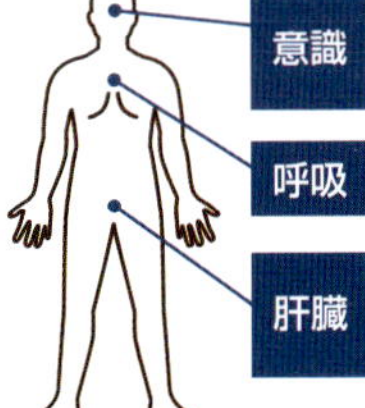

特徴的な副作用

- リドカイン中毒：高度の肝障害をもつ患者では特に排泄遅延による中毒症状に注意を要する．中枢神経症状は 6 μg/mL 以上になると出現するといわれ，9 μg/mL 以上となると呼吸抑制など重篤な症状が出現するとされる．初期症状は眠気や頭部浮遊感，めまい，せん妄が出現する．さらに進行するとけいれんや意識障害などの中枢神経障害，呼吸停止に至ることもある．リドカインは施設にもよるが外部受注で血中濃度測定可能であり，必要に応じて血中濃度を行い評価する．

薬の使い方(用法・用量)

【添付文書】

- 静 注：1 回 50～100 mg(1～2 mg/kg)を 1～2 分で緩徐に投与する．
- 効果が認められない場合 5 分後に同量を投与する(最大 1 時間当たり 300 mg まで)．

- 持続静注：1〜2 mg/分で投与開始し4 mg/分まで増量可能．24 時間以上連続投与する場合，過量投与を避けるため頻回に心電図測定と血圧測定を行う．

【ガイドライン・論文】
- 不整脈薬物治療ガイドライン 2020
  - ・静注：1 回 50〜100 mg(1〜2 mg/kg)を 1〜2 分間で緩徐に投与する．
  - ・持続静注：1〜2 mg/分で投与する(最大 4 mg/ 分まで)．

■禁　忌

- 重篤な刺激伝導障害(完全房室ブロックなど)(心停止のおそれ)：刺激伝導系の抑制作用がある．
- 本剤の成分，アミド型局所麻酔薬に対し過敏症の既往歴

■主な配合変化

【配合禁】
- アルカリ性注射液(析出)

■希　釈

- 原液で投与する

■薬剤師からのアドバイス

- リドカイン中毒に対しては脂肪乳剤の使用も選択肢の1つとなります(「8-Ⓑ栄養状態を改善させる主な薬剤」も参照)．投与方法は表の通りです．
- リドカインアレルギーの場合はメキシレチンへの変更を検討します．

表　脂肪乳剤の緊急投与法

負荷投与	初回 1.5 mg/kg(約 100 mL)を約 1 分かけて静注
維持投与	0.25 mL/kg/分(約 17 mL/分≒ 1,000 mL/時)で持続投与
5 分後	循環の改善が得られなければ，再度 1.5 mL/kg(約 100 mL)を追加投与 維持投与量を最大 2 倍(0.5 mL/kg/分)まで増量
さらに 5 分後	循環の改善が得られなければ，再度 1.5 mL/kg(約 100 mL)を追加投与(負荷投与は最大 3 回まで)
回復期	循環の回復・安定後もさらに 10 分間は持続投与を継続 脂肪乳剤の最大投与量は 12 mL/kg

(　) 内は体重 70 kg の場合

ランジオロール塩酸塩

注：50 mg，150 mg

商品名：オノアクト点滴静注用 50 mg

どんな薬か—製剤の特徴

- 心房細動，心房粗動，洞性頻脈に伴う頻脈性不整脈に使用される.
- 超短時間作用型 β 遮断薬で，β_1 選択性が高い.
- 半減期が非常に短く効果発現が非常に速いため，調節性に優れる.
- 主に肝臓で代謝され尿中に排泄される.

製剤の効き方

- 効果発現時間：数分程度
- 効果持続時間：15～30 分
- 半減期：約 4 分

投与後の観察・モニタリング

【作　用】

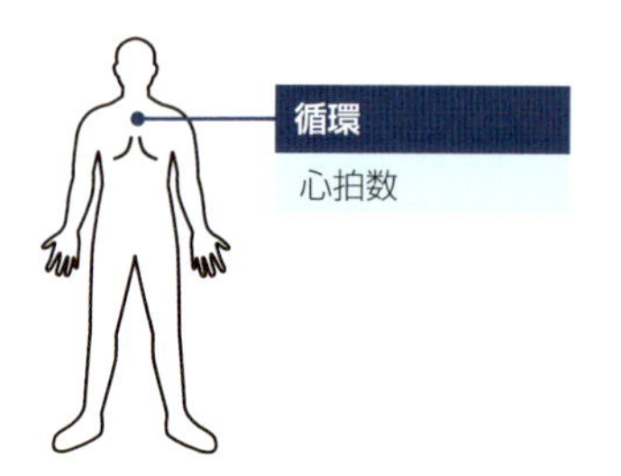

【副作用】

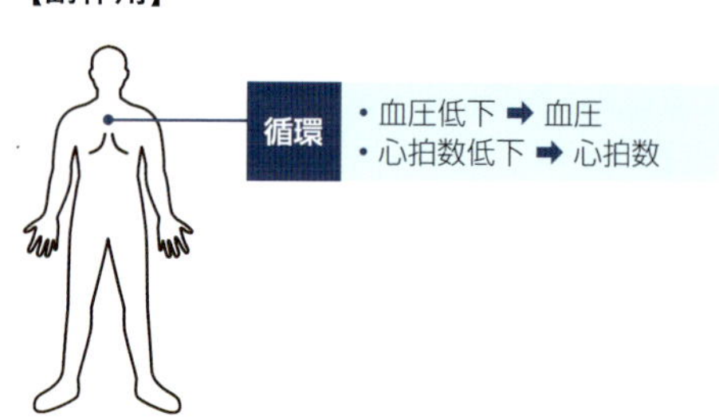

特徴的な副作用

- 徐脈，血圧低下：効果が強く出現すると引き起こされる.

薬の使い方（用法・用量）

【添付文書】

- **手術時の頻脈性不整脈（心房細動，心房粗動，洞性頻脈）**
  - ・0.125 mg/kg/分で接続静注後，0.04 mg/kg/分の速度で持続投与．心拍数，血圧を測定し 0.01～0.04 mg/kg/分の用量で適宜調節する.
- **手術後の頻脈性不整脈（心房細動，心房粗動，洞性頻脈）**
  - ・0.06 mg/kg/分で持続静注後，0.02 mg/kg/分の速度で投与．心拍数，血圧を測定し 0.01～0.04 mg/kg/分の用量で適宜調節する.
- **心機能低下例における頻脈性不整脈**
  - ・持続静注：1 μg/kg/分で開始し心拍数，血圧測定し 1～10 μg/kg/分で適宜調節する.
- **生命に危機のある心室細動，血行動態不安定な心室頻拍で難治性かつ緊急を**

要する場合

・持続静注：1 μg/kg/分で開始し，心拍数，血圧を測定し，1〜40 μg/kg/分で適宜調節する．

• 敗血症に伴う心房細動，心房粗動，洞性頻脈

・持続静注：1 μg/kg/分で開始し心拍数，血圧測定し1〜20 μg/kg/分で適宜調節する．

【ガイドライン・論文】

• 心機能低下例における心房細動・心房粗動

・持続静注：1γで開始し，患者の状態に応じて最大10γまで
(Circ J **77**：908-916, 2013)

• 敗血症または敗血症性ショックにおける頻脈性不整脈

・持続静注：1γで開始し，患者の状態に応じて最大20γまで
(Lancet Respir Med **8**：863-872, 2020)

■ 禁　忌

• Ⅱ度以上の房室ブロック，洞不全症候群などの徐脈性不整脈
• 心原性ショック
• 糖尿病性ケトアシドーシス，代謝性アシドーシス：アシドーシスによる心筋収縮力の抑制を増強するおそれがある．

■ 主な配合変化

• カルペリチド：配合直後にカルペリチドの残存率が2%程度に低下するため避ける．
• チオペンタール：配合2時間後ではチオペンタールの残存率が80%程度，4時間後では60%程度，24時間後では20%程度に低下するため避ける．
• シベレスタット，フロセミド：ランジオロール1 mg/mL以上の濃度であれば，配合直後白濁するため避ける．

■ 希　釈

• 体重50 kgの患者に50 mg 4Vを計33 mLに溶解すると1 mL/時 = 2γの組成となる．
• 実際は施設によって異なる．

■ 薬剤師からのアドバイス

• β遮断薬の経口薬や貼付薬は開始してから効果発現に少し時間を要するため，超短時間の薬剤であるランジオロール注からほかの剤形(内服薬や貼付薬)へ切り替える場合，血圧や脈拍モニタリングを厳重に行いつつ，しばらく併用しながら切り替えるとスムーズに変更できます．
• β遮断薬ですが，β_1選択性が高いため喘息患者に対しても比較的安全に使用できます．まれに喘息発作が出現した場合には，すぐに投与を中断するなど適切な処置を行う必要があります．

ベラパミル塩酸塩

錠：40 mg
注：5 mg

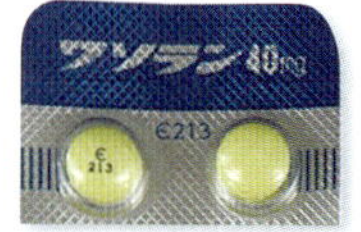

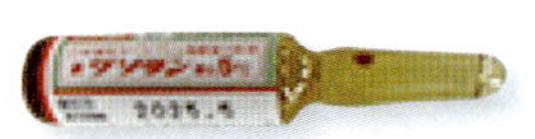

商品名：ワソラン錠 40 mg，ワソラン静注 5 mg

どんな薬か─製剤の特徴

- 頻脈性不整脈(発作性上室性頻拍，発作性心房細動，発作性心房粗動)に使用される.
- ヴォーン・ウイリアムズ分類Ⅳ群(カルシウムチャネル遮断薬)に分類される.
- 陰性変力作用(心収縮を低下させる作用)が強いため，心機能低下症例(駆出率 40% 以下)では使用を避ける.
- 主に肝臓で代謝され胆汁中に排泄される.
- 簡易懸濁は不可だが粉砕は可能である.

製剤の効き方

- 効果発現時間：(経口)1〜2 時間，(静注)1〜5 分
- 効果持続時間：(経口)8〜10 時間，(注射)2 時間
- 半減期：(経口)2.2 時間，(静注)約 30 分

投与後の観察・モニタリング

【作　用】

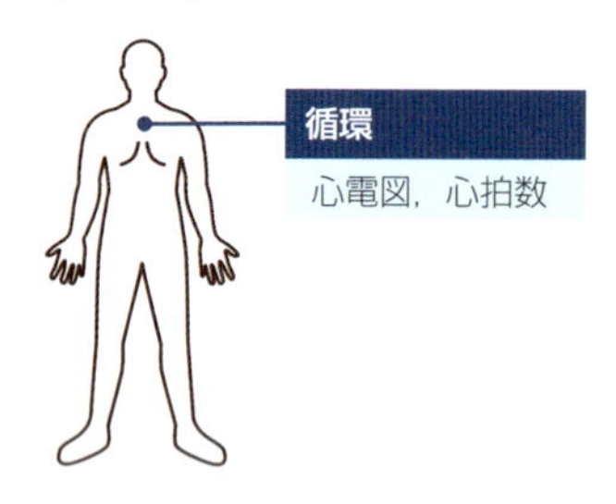

【副作用】

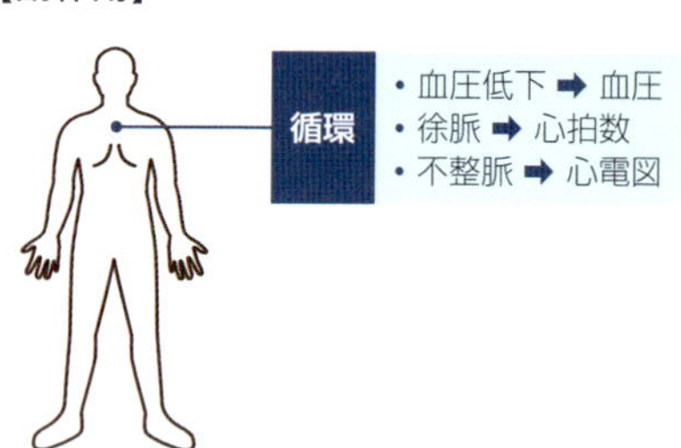

特徴的な副作用

- ベラパミル中毒：大量投与により以下の症状が現れる可能性がある.
  - ・血管拡張作用から血圧が低下する. 血圧低下により腎血流が低下すると腎機能障害をきたす.
  - ・心筋収縮力が低下し心不全症状をきたす.
  - ・刺激伝導系抑制作用により徐脈，房室ブロックなどの不整脈が出現する.
  - ・インスリン分泌が抑制されて高血糖を生じる場合がある.

■薬の使い方(用法・用量)

【添付文書】

・静注：1回5 mgを5分以上かけて投与する.

【ガイドライン・論文】

- 麻酔薬および麻酔関連薬使用ガイドライン第3版第4訂 2018.4.27
- 上室性頻脈性不整脈
  - ・点滴静注：75～150 μg/kg(5～10 mg成人)で投与する.
  - ・点滴静注：初回投与で効果が確認され効果を維持する必要がある場合，維持量として0.05～0.2mg/分で行う.

■禁　忌

- 重度の低血圧，心原性ショック
- 高度な洞房ブロック，房室ブロック

■主な配合変化

- フロセミド注などのアルカリ性薬剤との配合：pH 7.4以上で白濁する可能性があるため避ける.

■希　釈

- 原液投与可能だが，必要に応じて生理食塩水あるいは5% ブドウ糖液で希釈する.

■薬剤師からのアドバイス

- CYP3A4，CYP1A2で代謝され，P-糖タンパクの阻害作用があるため，定期内服の場合は併用薬による効果増強に注意が必要です．具体的にはイトラコナゾールやシクロスポリン，リファンピシンやDOAC(直接作用型経口抗凝固薬：リバーロキサバン，アピキサバン，エドキサバン)などで注意が必要です.
- 肝硬変の患者では半減期が延長し，クリアランスが1/2～1/3まで低下するため，用量の調節や副作用モニタリングの強化が必要となります.
- カルシウム拮抗薬であるため中毒症状の出現(血圧低下，心不全症状，不整脈出現，高血糖)に注意が必要です．中毒症状が出現した場合には，輸液負荷やカテコラミン投与などの対処療法，カルシウム製剤の投与などの特異的治療を検討します.

ジルチアゼム塩酸塩

錠：30 mg，60 mg
徐放カプセル：100 mg
注：10 mg，50 mg

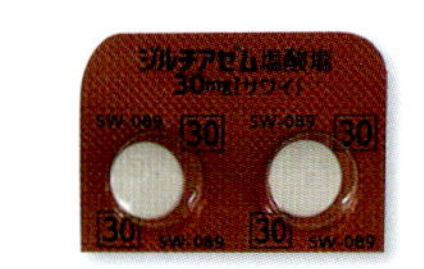

商品名：ジルチアゼム塩酸塩錠

■どんな薬か―製剤の特徴

- 上室性の頻脈性不整脈に対して使用する．
- ヴォーン・ウイリアムズ分類Ⅳ群(カルシウムチャネル遮断薬)に分類される．
- 主に肝臓で代謝され便中と尿中に排泄される．
- 錠，カプセルともに徐放性製剤であり，簡易懸濁は不可である．

■製剤の効き方

- 効果発現時間：(静注)5～10 分，(経口)30～60 分
- 効果持続時間：(静注)急速静注で 1～3 時間，(経口)4～8 時間(徐放性製剤は 24 時間)
- 半減期：1.9 時間

■投与後の観察・モニタリング

【作　用】

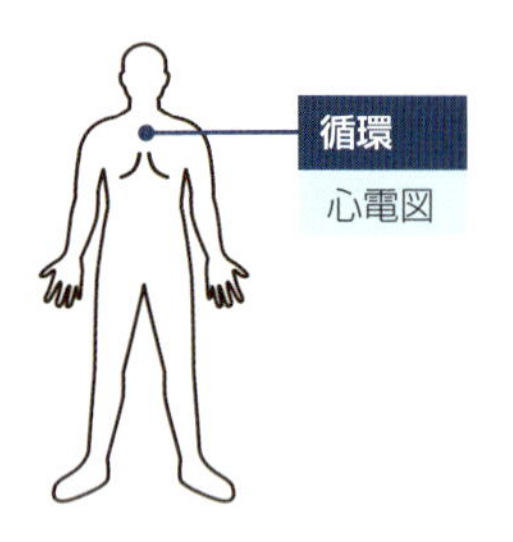

【副作用】

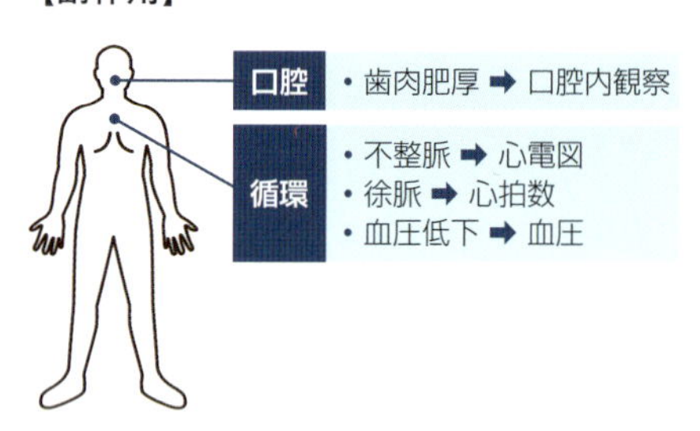

■特徴的な副作用

- 歯肉肥厚(4.0%)：長期投与の場合は定期的なモニタリングが必要である．
- ジルチアゼム中毒：大量投与により以下の症状が現れる可能性がある．
  - ・血管拡張作用から血圧が低下する．血圧低下により腎血流が低下すると腎機能障害をきたす．
  - ・心筋収縮力が低下し心不全症状をきたす．
  - ・刺激伝導系抑制作用により徐脈，房室ブロックなどの不整脈が出現する．
  - ・インスリン分泌が抑制されて高血糖を生じる場合がある．

■薬の使い方(用法・用量)

【添付文書】

- 上室性頻脈性不整脈

Q 抗不整脈薬のジルチアゼムを降圧目的で用いるのはどのようなときですか？

A 頭蓋内出血の治療においては，適切な血圧管理と頭蓋内圧管理が重要となります．血圧が高いと出血がコントロールできず，血腫が増大し頭蓋内圧の亢進をきたして致死的な脳ヘルニアを引き起こすことにつながります．脳卒中治療ガイドライン2021では「急性期は早急に収縮期血圧140 mmHg未満に降下させる」ことが推奨されています．一方で，脳血流の自動調節能(autoregulation)が破壊されるため過度な降圧は，脳の血流循環障害を引き起こし，高度な脳機能障害をきたすリスクがあります．脳出血の血圧管理では，一般的に降圧効果の強いCa拮抗薬であるニカルジピンや硝酸薬であるニトログリセリンを使用することが多いですが，**降圧に伴う脳灌流圧の低下はジルチアゼムのほうが少ない**とされています．これは**ジルチアゼムの降圧作用は血圧依存性で過度の降圧をきたさない**特徴を有するためとされています．ただしニカルジピンやニトログリセリンを超えるエビデンスはなく，使用する場面は患者背景などで総合的に判断されます．

・静注：1回10 mgを緩徐に投与する．

• 高血圧性緊急症

・点滴静注：5〜15 μg/kg/分．

• 不安定狭心症

・持続静注：1〜5 μg/kg/分．

【ガイドライン・論文】

• 麻酔薬および麻酔関連薬使用ガイドライン第3版第4訂．2018.4.27

• 上室性頻脈性不整脈

・点滴静注：1回10 mgを約3分で緩徐に投与する．

• 高血圧性緊急症

・点滴静注：5〜15 μg/kg/分．

• 不安定狭心症

・点滴静注：1〜5 μg/kg/分．

■禁　忌

• 2度以上の房室ブロック，洞不全症候群

• うっ血性心不全・心筋症，高度徐脈

■主な配合変化

• フロセミド：配合直後白濁する．

■希　釈

• 5 mL以上の生理食塩水あるいは5%ブドウ糖液に用時溶解して投与する．

■薬剤師からのアドバイス

• ベラパミルと同様にカルシウム拮抗薬であるため，中毒症状の出現(血圧低下，心不全症状，不整脈出現，高血糖)に注意が必要です．中毒症状が出現した場合には，輸液負荷やカテコラミン投与などの対症療法，カルシウム製剤の投与などの特異的治療を検討します．

(若杉和美，安藝敬生)

コラム 配合変化をどこまで気にするの？

そもそも，配合変化の回避がなぜ必要なのか？ それは，配合変化が起こることで，本来投与予定だった薬剤の含有量低下や異物混入が生じ，患者の不利益につながる危険性があるからです．したがって，ICU などのクリティカルケア領域では特に，注射剤の配合変化を未然に防ぐために物理的および化学的性状を理解したうえで，注射剤の配合変化を最小限に抑えることが重要といえます（図）．

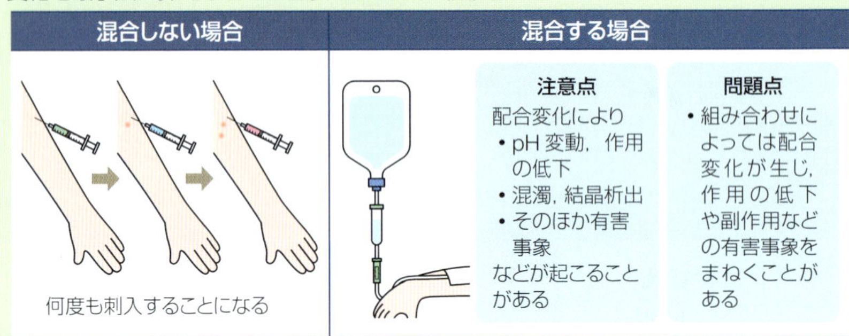

図 注射薬の混合

配合変化は，混濁や結晶析出といった外観変化を認める場合はもちろんですが，外観変化がなくとも，含有量低下を起こすことで期待していた効果が得られない場合もあります．つまり，視覚による確認のみでは限界があることを知っておきましょう．また，注射薬どうしの配合変化だけでなく，ポリ塩化ビニル（polyvinyl chloride：PVC）製の輸液セットなどと薬剤との相互作用にも注意が必要であり，PVC フリーの輸液セットなどを選択するべき薬剤などは注意が必要です（表）．

表 クリティカルケア領域で汎用する pH 依存性の配合変化を起こしやすい薬剤例

	製品名	一般名	pH
酸性注射剤（pH<3.0）	ノルアドリナリン注 1 mg	ノルアドレナリン	2.3～5.0
	ボスミン注 1 mg	アドレナリン	2.3～5.0
	ドブトレックスキット点滴静注用 200 mg	ドブタミン塩酸塩	3.0～4.0
	ドルミカム注射液 10 mg	ミダゾラム	2.8～3.8
塩基性注射剤（pH>7.0）	ラシックス注 20 mg	フロセミド	8.6～9.6
	ソルダクトン静注用 100 mg	カンレノ酸カリウム	9～10
	オメプラール注用 20	オメプラゾールナトリウム	9.5～11.0：水 20 mL に溶解時
	メイロン静注 8.4%	炭酸水素ナトリウム	約 7.9（製造直後の平均実測値） 7.0～8.5（規格値）

配合変化に影響を与える因子としては，注射剤のpH，添加物，溶媒，光，濃度があります．これらのなかで，外観変化が生じる大部分はpH変動に伴う配合変化です．注射剤のpHが酸性および塩基性に傾けられている理由としては，主成分の高い溶解性を維持するために安定なpHに調整している経緯があります．そのため，pHの異なる注射剤と混合することで，pHが変動し主成分の分解や混濁などが生じてしまいます．ゆえに，pH変動により配合変化を起こしやすい薬剤としては，酸性や塩基性に偏っている注射剤は特に注意が必要です．

また，救急・集中治療領域では，特に電解質補正としてカルシウムやマグネシウムの注射剤を使用します．それらは，リン酸塩や炭酸塩を含む注射剤との混合によって，難溶性塩が生成され沈殿が生じます．そのため，電解質補正液を使用する場合は，配合変化に特に注意が必要といえます．

まず，配合変化の予測としては，主に製薬企業などが提供している2剤の配合変化情報が鍵となります．しかし，薬剤の配合変化比率や組み合わせが膨大であり，実臨床をすべて反映することはむずかしいのが現状です．そのため，「注射薬調剤監査マニュアル」や「表解 注射薬の配合変化」には，pH変動試験法の結果（pH変動スケール）が掲載されており，配合変化が起こるpHを予測する方法があることを知っておきましょう．

たとえば，『注射薬調剤監査マニュアル』を参考に，ラシックス注とハンプ注射用1000の混合後を予測してみます．両剤の混合後pHは，pH変動スケールから5.09～9.11の範囲となることが予測でき，両剤が白濁→沈殿しやすいため，混合は避けるべきだという予測となります．ただし，これらのデータは2剤の配合を想定していることが多く，3剤以上の配合情報は少ないことに留意する必要があります．

最後に，注射剤の配合変化を正確に予測することは困難ですが，安全な薬物治療を行うためには，「“配合変化は気にしない”のではなく，“配合変化は起こるものとして気にしておく”」ことが重要です．新規薬剤の組み合わせなどで疑問に思う場面があった際は，いったん立ち止まって情報を確認しておくべきでしょう．また，『集中治療室における薬剤師の活動指針』のなかに，「注射薬を投与する場合は，薬効や配合変化，投与速度を考慮して投与ルートの選択を提案する」と記載されています．ルート確認や配合変化回避のために，薬剤師に相談してみましょう．

（川邊一寛）

参考文献

- 石井伊都子（監修）：注射薬調剤監査マニュアル 2023，2022
- 日本集中治療医学会集中治療における薬剤師のあり方検討委員会：集中治療室における薬剤師の活動指針．日集中医誌 **27**：244-247，2020

2

痛み・不穏・せん妄に対応する

——鎮痛薬，鎮静薬，抗精神病薬，抗不安薬

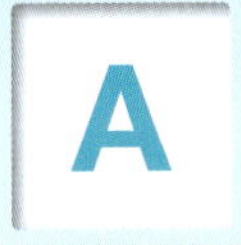

痛みに対応する

1 治療・ケアの全体像

図1のフローチャートに沿って対応します．

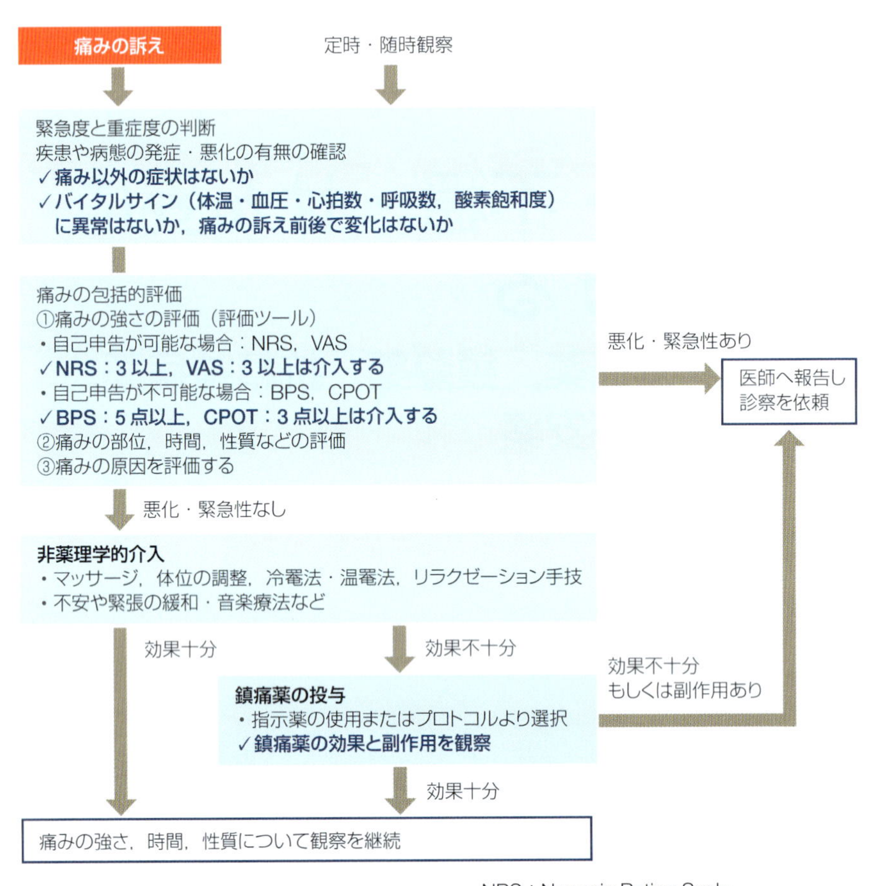

図1　痛みへの対応

2 薬物療法を始める前に看護師がすべきこと

ICUで管理される重症患者は，人工呼吸器やECMO(extra corporeal membrane oxugen：体外式膜型人工肺，エクモ)，腎代替療法などの生命維持装置を必要とすることが多く，気管チューブやカテーテルの不快感，同じ体位を維持することなどにより直接的な痛みを感じています．このような患者に対する鎮痛の主な目標は，快適さを提供することです．それには，患者がより心地よく，より穏やかに療養できるように痛みを緩和するためのケアを実践することが大切です．

痛みは，創痛やドレーンの挿入部痛，経鼻胃管の違和感といった感覚の問題だけではなく，痛みそのものが血圧の上昇や酸素消費量の亢進といった人体への悪影響をもたらします．さらに，痛みは精神的な苦痛を増大させ，あるいは睡眠を妨げることで不快な記憶へ変化します．また，痛みの記憶はICU退室後のPTSD(心的外傷後ストレス障害)の発生に関連するという報告があります．痛みを生じる要因には，身体抑制や気管挿管中のコミュニケーション不良，面会の制限，病状に対する情報不足などの精神的な苦痛も含まれます．したがって，患者には必ず「痛み」が存在すると考えてケアを行うことが重要です．

直接的な痛みに対しては，指示に基づき鎮痛薬の投与を行いますが，投与後も眉間にしわを寄せたままであったり，上肢に力が入ったまま苦痛様の表情が持続している，あるいは体位変換やリハビリテーションなどのケアを拒んだりする場合もあります．また，人工呼吸中の患者では換気量の低下あるいは増加，呼吸数の減少あるいは増加のアラームが鳴り始める場合もあります．こんなとき，「鎮痛薬は効いていないのかな」「鎮痛薬を追加したほうがいいのかな」「どのくらい鎮痛薬を使用してもいいのかな」，また，鎮痛薬が投与されていない場合では，「どの鎮痛薬を使用したらいいのかな」などと悩むことがあるのではないでしょうか．

a 緊急的対応は必要か

痛みは，「実際の組織損傷，もしくは組織損傷が起こりうる状態に付随する，あるいはそれに似た，感覚かつ情動の不快な体験」(慢性疼痛診療ガイドライン)と定義されるように，疾患や病態の発症・悪化の徴候として現れる場合もあります．まずは，異常の早期発見につながる患者が発するサインを見逃さないように対応し，緊急的な対応が必要ないと判断した場合は，患者の体験している痛みをさらに詳しくアセスメントして，どのような介入がよいのかを判断します．

b 「痛み」の強さを評価(アセスメント)する

ICUで療養している患者は，安静時・処置時に関わらず，常に何らかの痛みを感じています．そのため，患者の状態に応じた方法で痛みの評価を行い，積極的に苦痛の緩和をはかる必要があります．痛みへの耐性，鎮痛薬の効果や副作用は個人により異なります．患者が感じている痛みの強さを知ることで，介入のタイミングとその効果を判定することが可能となります．また，多職種間で患者の痛みを理解し，介入方法の選択や効果判定につなげることで，より質の高い痛みのコントロールを実現することができます．

痛みの評価ツールには，患者自身が評価する自己申告型スケールと，医療者が評価する行動評価型スケールがあります．ガイドラインで推奨されている評価ツールとして，自己申告型スケールにはNumeric Rating Scale（NRS）やVisual Analogue Scale（VAS）が，行動評価型スケールにはBehavioral Pain Scale（BPS）やCritical-care Pain Observation Tool（CPOT）などがあります（表1）．患者が痛みに対して何らかの介入を希望する場合はもちろんですが，BPS 5点以上またはCPOT 3点以上の場合も痛みに対して介入すべき（疼痛大）とされています．一方，痛みにより脈拍数や血圧，呼吸数が上昇することはしばしば観察されます．しかし，これらの生理学的変化は，発熱や呼吸困難感，ときには不安などの精神的な苦痛など，さまざまな要因を反映するため，生理学的指標を絶対的指標にすることは推奨されておらず，生理学的指標を参考に痛みを詳しく評価していく必要があります．

C 「痛みの性質」を評価（アセスメント）する

痛みが生じるタイミングや持続時間，増悪因子，痛みの性質（ズキズキやチクチク，

表1　痛みの評価ツール

ツール	概要
NRS （Numeric Rating Scale）	• 患者自身が痛みを評価する自己申告型スケール • 痛みなし：0，考えられるなかで最大の痛み：10とした11段階で評価 • NRS 4以上が介入目安
VAS （Visual Analogue Scale）	• 意思疎通のできる患者が利用する自己申告型スケール • 10 cmの直線を引き，左端を痛みなし，右端を最大の痛みとして痛みの程度を直線上にマークし評価 • VAS 4以上が介入目安
BPS （Behavioral Pain Scale）	• 医療者が痛みを評価する行動評価型スケール • 表情・上肢の動き・人工呼吸器との同調性の3項目について1～4点で評価 • BPS 5点以上が介入目安
CPOT （Critical-care Pain Observation Tool）	• 医療者が痛みを評価する行動型評価スケール • 表情・体動・人工呼吸器との同調性または発語・筋緊張の4項目を0～2点で評価 • CPOT 3点以上が介入目安

しびれなど）といった細やかな情報を得ることができれば，より効果的な対策につながります．しかし，人工呼吸中の患者から細やかな情報を得ることは困難で，鎮静レベルを浅く保ち，筆談や文字盤，読唇術などによるコミュニケーションから根気強く対話し，患者の痛みを評価することが大切です．

d 「痛み」への非薬理学的ケア

緊急対応が必要な病態や状態ではないと判断できれば，すぐに鎮痛薬を使用するのではなく，まずは「非薬理学的ケア」による介入を行います．非薬理学的ケアとしては，音楽療法やマッサージ，リラクゼーションなどが行われています．そのほかに，体位変換による筋弛緩，冷罨法による抗炎症効果，カウンセリングによる不安や緊張の緩和，家族との面会，睡眠サイクルの確保などがあります．これら単独の介入を支持するエビデンスは必ずしも十分ではありませんが，実施によるデメリットがあまりない点を勘案すると，患者の好みに応じて適宜組み合わせることで痛みを軽減する，忍容性を高めるなどの効果が期待できます．

重要なのは，患者の訴えに沿って個々の状態に応じた痛みの管理を実践することです．また，痛みの発生が予測できれば，事前に非薬理学的ケアを施行し，痛みの予防や痛みの閾値を下げることができます．

3 鎮痛薬をどう使うか —— 処方意図と使い分け

a 痛みに対して薬物療法を考えるのはどのようなときか

- ✓非薬理学的ケアで患者の痛みが緩和しない場合
- ✓NRS 4 以上，VAS 4 以上，BPS 5 点以上，CPOT 3 点以上が持続する場合
- ✓患者が希望する場合
- ✓鎮静中も痛みの評価を行い，必要時は鎮痛薬の追加・増量を行う

●鎮痛薬の投与を考慮する場面とは

患者に痛みがあるとき，最初から鎮痛薬を投与することは勧められませんが，非薬理学的ケアの効果が低い場合は速やかに鎮痛薬を投与すべきです．この場合，まず痛みの程度を評価することが重要で，NRS 4 以上，VAS 4 以上，BPS 5 点以上，CPOT 3 点以上を薬物療法の目安とします．評価指標を用いることで介入のタイミングが看護師間，多職種間で共有でき，効果判定にも役立ちます．しかし，痛みの程度や質は本人の感じ方に依存するので，自己申告できる場合は自己申告型スケールの使用と本人の訴えを聴取することが大切です．痛みの程度が把握できれば，次に痛みの原因検索

を行います．そして，痛みの原因となる要因や状態，状況を医師と共有することで個々に応じた鎮痛薬や鎮痛方法の選択につながります．さらに，すでに鎮痛薬や鎮静薬が投与されている場合でも，患者の訴えや痛みの評価から鎮痛が不十分であると判断されれば，積極的に鎮痛薬の追加投与や増量を検討します．

b オピオイドとNSAIDs，アセトアミノフェンはどう使い分けるか

✓静注オピオイドはガイドラインでの第一選択
✓非オピオイド薬では，アセトアミノフェンが第一選択．ただし肝障害に注意
✓NSAIDsの鎮痛効果は高いが，血圧低下と腎障害に注意

● ガイドラインでの第一選択薬は静注オピオイド

ガイドラインでは，ICUで用いる薬剤として主に以下が推奨されており，現時点では静注オピオイドが第一選択とされています(表2)．

オピオイド(➡ p.96, 98, 102, 104)には用量依存性の鎮痛が期待でき，さらに多幸感をもたらして苦痛への耐性を上げる効果もあります．何より，持続静注で用いれば長時間安定して鎮痛を行うことが可能です．しかし，オピオイドの副作用には呼吸抑制，昏睡，腸管麻痺，便秘，免疫抑制，せん妄の誘発などがあります．また，長期に用いる場合には薬物依存の問題もあります．これらの副作用を減少させるために非オピオイド薬(➡ p.100)を補助的に用いてオピオイド薬の減量や中止を目指す，多角的鎮痛アプローチの考え方が主流となっています．

● アセトアミノフェンは輸液量の増加と肝障害に注意

アセトアミノフェン(➡ p.106)は，非ステロイド抗炎症薬(NSAIDs)に比べて，消化管機能・腎機能・血小板機能への影響は少ないので使いやすい薬剤です．しかし，使用量が増えると肝障害のリスクになります．また，アセトアミノフェンの静注薬は，使用回数が増えると輸液の負荷が問題となります．一方で，アセトアミノフェン静注薬の最高血中濃度到達時間(T_{max})は15分と短いため，15分以上かけて投与すると，血中濃度が十分に上がらず適切な効果を発揮することができなくなるので，投与時間にも注意が必要です．さらに，熱放散のために末梢血管が拡張し末梢血管抵抗が下がるため，血圧の低下にも注意が必要です．

● NSAIDsは鎮痛効果が高いが，血圧低下と腎障害に注意

ロキソプロフェン(➡ p.110)やセレコキシブ(➡ p.112)などのNSAIDsは，鎮痛効果が高い薬剤です．しかし，アラキドン酸代謝に影響して急激に血圧が下がることがあるため，使用する場合はバイタルサインの変化に注意が必要です．また，よく知られている副作用には消化性潰瘍や消化管出血，喘息発作などがあります．副作用は用

表2 ICUで使用される主な鎮痛薬

分類	一般名(商品名)	効果発現時間	特徴
オピオイド鎮痛薬	フェンタニル (フェンタニル)	1〜2分(静注)	•モルヒネより血圧降下作用は少ない •鎮痛効果はモルヒネの50〜100倍
	モルヒネ (塩酸モルヒネ)	5〜10分(静注)	•呼吸抑制に注意 •肝/腎不全で蓄積
非ステロイド抗炎症薬	ロキソプロフェン (ロキソニン)	30〜60分(経口)	•血圧低下に注意 •腎機能低下時は禁忌 •消化管粘膜障害への対応 •喘息がある患者では誘発
	フルルビプロフェン (ロピオン)	15〜30分(静注)	
拮抗性オピオイド鎮痛薬	ブプレノルフィン (レペタン)	2〜3分(静注)	•鎮痛効果はモルヒネの25〜50倍 •天井効果を有する
	ペンタゾシン (ペンタジン,ソセゴン)	2〜3分(静注)	•離脱症候により不安幻覚など •天井効果を有する
麻薬性非オピオイド鎮痛薬	塩酸ケタミン (ケタラール)	30〜40秒(静注)	•幻覚やそのほかの心理的障害を引き起こすおそれ •呼吸停止しにくい
解熱鎮痛薬	アセトアミノフェン (カロナール,アセリオ)	30〜60分(経口) 15分(静注)	•肝不全患者には禁忌 •輸液量増加に注意
疼痛治療薬 (神経障害性疼痛)	プレガバリン (リリカ)	数日〜1週間程度 (経口)	•興奮性神経伝達物質の遊離を抑制 •めまい,傾眠,意識消失

量依存性に起こることが多いため,過剰投与とならないように注意が必要です.アスピリン喘息患者への使用は発作を誘発する可能性が高く,避ける必要があります.さらに,腎機能障害を生じやすいため,腎機能が低下した患者には使用できません.

C 麻薬(オピオイド)とペンタゾシンやブプレノルフィンは併用してはならないのか

✓原則,オピオイドと拮抗性麻薬(ペンタゾシン,ブプレノルフィンなど)は併用しない
✓オピオイドの投与量が不足している場合は,追加効果が期待できることもある
✓短期間の鎮痛には,オピオイドの代替薬として拮抗性麻薬は有用である

●オピオイドの作用

オピオイドとは，中枢神経や末梢神経にあるオピオイド受容体に結合し，痛覚伝導系を抑制して鎮痛作用をもたらします．オピオイド受容体にはμ(ミュー)，δ(デルタ)，κ(カッパ)という種類があり，薬剤によって受容体に対する親和性や作用が異なります．鎮痛作用には特にμ受容体の関与が重要であるとされています．

オピオイドと拮抗性麻薬は，同時に投与すると受容体を奪い合います．ブプレノルフィン(➡ p.102)は，受容体に対する親和性がモルヒネより強いため，競合して鎮痛効果が弱まる可能性があります．また，オピオイド投与下でペンタゾシン(➡ p.104)を使用すると，離脱症状や鎮痛効果低下を起す可能性があり，原則として併用は勧められません．

ただし，オピオイドの投与中に痛みが増強した場合，拮抗性麻薬の追加投与で鎮痛効果を得ることが可能です．これは，麻薬の投与量が不足していることで，空いている受容体を拮抗性麻薬が埋めることによって鎮痛効果を得ていると考えられます．

●拮抗性麻薬を使用するコツ

拮抗性麻薬であるペンタゾシンやブプレノルフィンは，法律上向精神薬の扱いとなり，麻薬処方箋を必要としないため比較的管理が容易であり，以前からよく使用されています．しかし，投与量を増加しても一定の効果以上は鎮痛作用が発現しない「天井効果」があります．さらに，悪心・嘔吐，幻覚，せん妄などの副作用もあることから，短期的な投与に留めるのがコツとなります．

4 観察・ケアのポイント

a 介入後は必ず効果を評価する――薬剤の効果発現時間や効果持続時間が大事

鎮痛薬を新たに投与した場合や持続投与中にボーラス投与を行った場合の観察では，推奨されている評価ツールを用いて効果判定をすることに加えて，効果発現時間や効果の持続時間を観察することがポイントです．これらは薬剤の種類や投与経路によって変化します．また，痛みの感じ方や閾値は患者それぞれで異なります．そのため，追加投与が必要な場合は，観察した結果をふまえて投与量や投与間隔を患者に応じて調整します．たとえば，ボーラス投与による効果発現までに要する時間が“5分”であると認識できたならば，体位変換や清拭などのケアを行う5分以上前にボーラス投与を実施(先行鎮痛)することで，患者のケア中の痛みを感じることがなくケアを受けることができます．また，安静時においても“3時間ごと”に痛みが増強しボーラス投与が必要であると認識できたなら，投与間隔が3時間になる前に介入することで，患者は痛みを感じることがなくなるかもしれません．さらに，ボーラス投与を行う間隔が短く頻繁にボーラス投与を要すると認識できれば，“持続投与量を増量する”という介入につながります．

b 鎮痛薬の副作用は「血圧低下」に気をつける

薬剤の副作用について理解しておくことが重要です．鎮痛薬の重篤な副作用は，血圧低下です．これは，患者の状態により発生頻度や程度が変化するので，投与前に血圧低下のリスクがどの程度か把握する必要があります．特に血圧低下が発生しやすい薬剤は NSAIDs(➡ p.110，112)やアセトアミノフェン(➡ p.106)ですが，循環血漿量が不足している，またはカテコールアミン投与中は，血圧低下を生じやすくなります．さらに，経口薬より静注薬で血圧低下が起こりやすく，関連する因子として「うっ血性心不全」，「悪寒」があるという報告もあり，これらの患者には注意して使用する必要があります．

多職種チームでリスクの評価や影響の少ない薬剤や投与経路の選択を検討し，投与後の継続的な観察につなげます．

c オピオイドの副作用は「呼吸抑制」に気をつける

オピオイドの副作用には呼吸抑制，悪心・嘔吐，腸管麻痺，便秘，免疫抑制，せん妄の誘発などがあり，特に注意が必要なのは呼吸抑制です．オピオイド投与中に自発呼吸が10回/分以下の除呼吸，10mL/kgを超えるような深く大きな呼吸を呈するときは呼吸抑制と考え，オピオイドの減量または一時的な中止を検討します．人工呼吸管理中であれば，必要時には一時的に強制または補助換気が入る設定に変更することで対応は可能です．しかし，非挿管患者における呼吸抑制は緊急を要する事態ですので，ジャクソンリース回路などで補助換気を行い，すぐに医師に報告します．状況に応じて救急カートや麻薬拮抗薬(ナロキソン)が必要となるので，素早く対応できるように事前に準備を行う必要があります．

悪心・嘔吐に対しては，オピオイドを減量するか制吐薬の投与を検討します．また，便秘に対しては，薬剤を減量するか，便の性状に合わせて便が硬い場合は浸透圧性下剤を，腸蠕動が低下している場合には大腸刺激性下剤を単独または併用します(「6-Ⓒ便秘に対応する」も参照)．悪心・嘔吐，便秘は発生頻度の高い副作用なので，投与開始から継続して観察を行い，症状の出現時には早期に介入します．

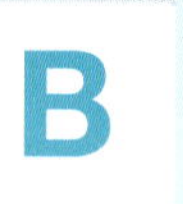

B 不穏に対応する

1 治療・ケアの全体像

図2のフローチャートに沿って対応します．

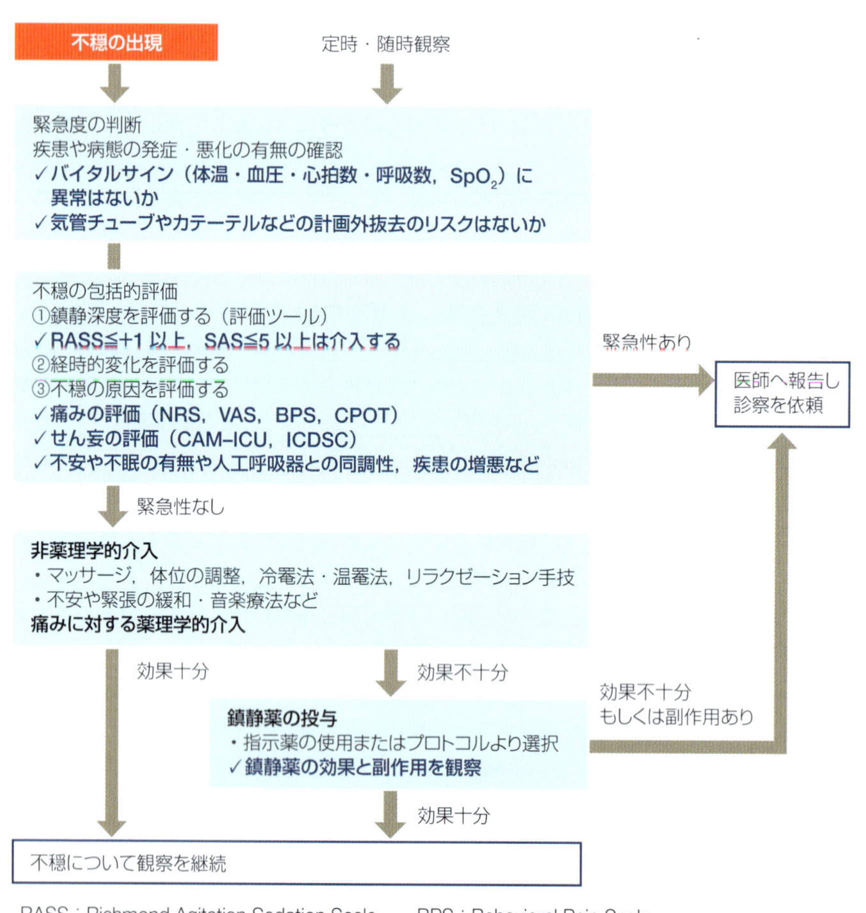

RASS：Richmond Agitation-Sedation Scale
SAS：Sedation-Agitation Scale
NRS：Numeric Rating Scale
VAS：Visual Analogue Scale
BPS：Behavioral Pain Scale
CPOT：Critical-care Pain Observation Tool
CAM-ICU：Confusion Assessment Method for ICU
ICDSC：Intensive Care Delirium Screening Checklist

図2 不穏への対応

2 薬物療法を始める前に看護師がすべきこと

ICUでは，状態の不安定な患者に対してさまざまな治療が施されています．かつては患者の状態の安定のため，鎮静薬や身体拘束を行うことで不動化して安全をはかっていました．しかし，過剰な鎮静や不動化は，人工呼吸期間やICU入室期間の長期化だけではなく，ICU退室後のADL(日常生活動作)やQOL(生活の質)などの長期予後にも影響することがわかってきました．そのため，実際の管理においてはできる限り浅い鎮静レベルを維持し，患者とコミュケーションを図りながら患者の快適性を実現させることが重要です．そして，浅い鎮静管理の基本はアナルゴセデーション(analgesia based sedation)，つまり鎮痛優先・鎮痛を基盤とした鎮静管理を実践することです．

不穏は，酸素消費量の増大や代謝の亢進に伴う酸素化の悪化や換気障害，また気管チューブやカテーテル類の計画外抜去につながり，病状の悪化だけではなく安全面への影響も懸念されます．一方，不穏を生じさせる要因には痛みやせん妄，不安，低酸素血症，循環不全，電解質異常などがあります．したがって，不穏に対してすぐに鎮静薬を投与するのではなく，不穏を生じさせている要因に目を向けて全身状態の是正や非薬理学的介入を行う必要があります．

a 緊急的対応は必要か

不穏とは，周囲への警戒心が強く，落ち着きがなく興奮している状態であり，無目的な過剰な動きとされています．具体的には，ベッドから降りようする，気管チューブやカテーテル類を引っぱる，医療スタッフに暴力をふるうなどの行動を繰り返す状態です．これらは，疾患や病態の発症または悪化の徴候として現れる場合があります．まずは，異常の早期発見につながる患者が発するサインを見逃さないように対応し，緊急的な対応が必要ないと判断した場合は，不穏の原因をさらに詳しくアセスメントして，どのような介入がよいのかを判断します．

b 不穏(鎮静レベル)を評価(アセスメント)する

不穏(鎮静レベル)も，鎮痛と同様にモニタリング・評価をしなければなりません．不穏の程度を数値化することによって緊急性の判断，介入のタイミングや効果判定を可能にします．さらに，鎮痛と同様に特定の評価ツールを使用することで多職種間での共有がよりスムーズとなります．ガイドラインで推奨されている不穏や鎮静深度の評価ツールには，観察者が評価するRichmond Agitation-Sedation Scale(RASS)とSedation-Agitation Scale(SAS)があります(表3，4)．RASSは，意識晴明で落ち着いている状況を0として，鎮静状態を−5までの5段階，興奮状態を+4までの4段階で評価します．SAS は，平穏状態を 4 点として，深い鎮静ほど点数が低くなり，1〜7 点の 7 段階で評価します．

表 3　不穏(鎮静深度)の評価ツール[RASS(Richmond Agitation-Sedation Scale)]

スコア	用語	説明
＋4	交戦的な	• 暴力的で交戦的な行動がある
＋3	非常に興奮した	• 興奮して攻撃的な行動(チューブ類，カテーテル類の計画外抜去)
＋2	興奮した	• 頻繁な非意図的な運動や人工呼吸器とのファイティング
＋1	落ち着きのない	• 不安で絶えずソワソワしているが攻撃的でも活発でもない
0	意識清明な 落ち着いている	
－1	傾眠	• 呼びかけに 10 秒以上の開眼およびアイコンタクトで応答する
－2	軽い鎮静	• 呼びかけに 10 秒未満の開眼とアイコンタクトで応答する
－3	中等度鎮静	• 呼びかけに動きまたは開眼で応答するがアイコンタクトなし
－4	深い鎮静	• 呼びかけに無反応だが身体刺激で動きまたは開眼
－5	昏睡	• 呼びかけにも身体刺激にも無反応

医療者が評価する客観的評価スケール．－5〜＋4 の 10 段階で評価する．意識晴明で落ち着いている状態＝0．鎮静状態を－5 までの 5 段階，興奮状態を＋4 までの 4 段階で評価．
[Sessler CN et al：The Richmond Agitation-Sedation Scale: validity and reliability in adult intensive care unit patients. Am J Respir Crit Care Med **166**：1338-1344, 2002 より引用]

表 4　不穏(鎮静深度)の評価ツール[SAS(Sedation-Agitation Scale)]

スコア	状態	例
7	緊急不穏状態	• 気管チューブやカテーテルを引っ張る，ベッド柵を越える，医療スタッフに暴力をふるう，ベッドの端から端へ移動する
6	高度不穏状態	• 度重なる注意にもかかわらず不穏がある，身体抑制が必要，気管チューブを噛む
5	不穏状態	• 不安あるいは軽度不穏 • 起き上がろうとするが注意すれば鎮静化する
4	平静で協力的	• 平静 • 容易に覚醒し命令に従う
3	鎮静状態	• 覚醒困難，声をかけるか軽くゆすると覚醒するが再び寝る，簡単な命令に従う
2	鎮静過剰	• 身体刺激で覚醒，意思は通じない，命令に従わない，自発運動はある
1	覚醒不能	• 強い刺激によってわずかに反応する，あるいは反応しない，意思は通じない，命令に従わない

医療者が評価する客観的評価スケール．1〜7 点の 7 段階で評価，平穏状態を 4 点．深い鎮静ほど点数が低くなる．
[Riker RR et al: Prospectine evaluation of the Sedation-Agitation Scale for adult criticaly ill patients. Crit Care Med **27**：1325-1329, 1999 より引用]

適切な鎮静のターゲットは，患者の全身状態や治療目的，医師の意向もあるため一概にはいえませんが，浅い鎮静としてRASS≧－2とされていました．しかし，『PADISガイドライン』ではRASS －2は必要以上に深いとされており，今後は浅い鎮静の概念はRASS≧－1へ変化するかもしれません．

一方，不穏と同様に注意が必要な状況として意識しなければならないのは，鎮静を行っていないにも関わらずRASSがマイナスになっているときです．詳細は「C．せん妄」の項で述べます．

c 非薬理学的ケアと不穏に対する薬物療法を行う

緊急対応が必要な病態や状態ではないと判断できれば，すぐに鎮静薬を使用するのではなく，まずは痛みへの介入と同様に「非薬理学的ケア」による介入を行います．非薬理学的ケアは，痛みの項で記載したものに加えて，自身の置かれている状況がわからなくなっていることが原因となっていることがあるため，現状の説明も十分に行います．非薬理学的ケアや痛みに対する薬物療法を行っても不穏が続く場合には鎮静薬を投与します．

3 鎮静薬をどう使うか——処方意図と使い分け

a 不穏に対して薬物療法を考えるのはどのようなときか

✓非薬理学的ケアや痛みに対する薬物療法を行っても不穏が続く場合
✓RASS 2以上，SAS 5以上が持続する場合
✓不穏が強く，安全面への影響が懸念される場合

● 鎮静薬の投与を考慮する場面とは

非薬理学的ケアや十分な鎮痛を行っても不穏が続く場合，不穏が強く安全面への影響が懸念される場合は，鎮静薬の投与を開始もしくは増量します．この場合，まず不穏の程度を評価することが重要でRASS 2以上，SAS 5以上を薬剤投与，増量の目安とします．評価指標を用いることで介入のタイミングが看護師間，多職種間で共有でき，効果判定にも役立ちます．また，不穏が強く気管チューブやカテーテルなどの計画外抜去のリスクが高いなど，安全面への影響が懸念されると判断すれば速やかに鎮静薬を投与します．

b ミダゾラムとプロポフォールもしくはデクスメデトミジンはどう使い分けるか

✓プロポフォールもしくはデクスメデトミジンはガイドラインでの第一選択
✓プロポフォールは鎮静深度を調整しやすく，中止後に速やかに覚醒
✓デクスメドトミジンは呼吸抑制が少ないため浅鎮静管理や非挿管患者で有効
✓ミダゾラムは循環動態への影響は少ないがせん妄のリスクファクターである

● ガイドラインでの第一選択薬はプロポフォールもしくはデクスメデトミジン

ICUで用いる主な薬剤は以下となります(**表5**)．ベンゾジアゼピン系鎮静薬である**ミダゾラム**(➡ p.114)は，プロポフォールやデクスメデトミジンなどの非ベンゾジアゼピン系鎮静薬と比較し，人工呼吸期間の延長やせん妄発症率が高くなるなどの短期的アウトカムの観点から，ミダゾラムより**プロポフォール**(➡ p.116)もしくは**デクスメデトミジン**(➡ p.118)が第一選択とされています．

表5 ICUで使用される主な鎮静薬

一般名(商品名)	効果発現時間	利点	欠点
ミダゾラム(ドルミカム)	2～5分	• 健忘作用がある • 血圧が下がりにくい	• 呼吸抑制・蓄積しやすい • せん妄のリスク上昇・鎮痛作用なし • 人工呼吸期間延長
プロポフォール(ディプリバン)	1～2分	• 浅～深鎮静まで調整しやすい • 中止すると速やかに覚醒	• プロポフォール注入症候群(PRIS) • 血圧低下・呼吸抑制・鎮痛作用なし • 小児には禁忌 • しばしば退薬症状あり
デクスメデトミジン(プレセデックス)	5～10分	• 浅鎮静が容易で鎮静中も意思疎通可能 • 呼吸抑制が少ない	• 深鎮静に不向き • 徐脈，低血圧 • しばしば退薬症状あり

● プロポフォールは鎮静深度を調整しやすいが，プロポフォール注入症候群(PRIS)に注意

プロポフォールは脂溶性が高く，血液脳関門の通過が早いため速やかに鎮静効果が発現します．また，肝機能障害および腎機能障害の影響を受けにくいため，投与中止による覚醒も速やかです．そのため，プロポフォールはミダゾラムと比較して浅鎮静管理が容易です．一方で，用量を増やせば深鎮静管理も可能であり鎮静深度を調整しやすい薬剤です．しかし，プロポフォールはミダゾラムに比べて舌根沈下や血圧低下，徐脈など呼吸循環動態の抑制に十分な注意が必要です．さらに，プロポフォール

に特有の副作用としてプロポフォール注入症候群(propofol infusion syndrome：PRIS)があり，発症すると致死的になりうるので理解しておく必要があります．病態としては代謝性アシドーシス，横紋筋融解症，高カリウム血症が急速に進行します．発症の要因には，大量のプロポフォールの長期間使用があります．特に人工呼吸中のけいれん抑制や頭蓋内圧低下目的で使用されている際には注意が必要です．また，小児ではプロポフォールの投与は禁忌となります．

●デクスメデトミジンは，浅鎮静管理に有効であるが血圧低下と徐脈に注意

デクスメデトミジンは血液脳関門の通過が容易であるため，速やかに効果が発現します．作用は鎮痛と鎮静の両方を有するが弱く，呼吸抑制がほとんどなく自然な催眠作用をもたらします．そのため，呼びかけなどの軽い刺激で容易に覚醒することから，非挿管患者を含めて浅鎮静管理に適しています．プロポフォールとデクスメデトミジンは優劣をつけるのがむずかしく，患者の状況や目標とする鎮静深度に応じて使い分けますが臨床においては両者を併用する場面もあります．一方，エビデンスは確立されていませんが，夜間のデクスメデトミジンの使用でせん妄が減少する(Am J Respir Crit Care Med **197**：1147-1156, 2018)，抜管前にデクスメデトミジンを使用することは，せん妄の抑制に効果がある(JAMA **315**：1460-1466, 2016)といった報告もあります．

血圧変動については，中枢性のα_{2A}受容体刺激による血管拡張作用と末梢性のα_{2B}受容体刺激による血管収縮作用のバランスが影響するため，上昇と低下のどちらも起こります．さらに，血中濃度の急激な上昇により徐脈を起こすことがありますので，重症患者では初期負荷投与は行わず維持投与から開始することをお勧めします．

●ミダゾラムは，循環動態に与える影響がより少ないがせん妄のリスクファクターである

ベンゾジアゼピン系鎮静薬であるミダゾラムは脂溶性が高く，血液脳関門の通過が早いため速やかに鎮静効果が発現します．強い呼吸抑制作用があるため，呼吸数と一回換気量が減少し分時換気量が大きく低下します．そのため，強い呼吸困難感を訴える重症呼吸不全患者に対する人工呼吸管理には利点となります．また，交感神経抑制作用，血管拡張作用により血圧が低下しますが，プロポフォールやデクスメデトミジンと比較して作用が弱いため，循環動態が不安定な患者に対する鎮静にはよい適応となります．しかし，肝機能障害や腎機能障害のある患者では，長期間の持続投与により鎮静効果が遷延する場合があるため，投与量の減量を検討する必要があります．また，ベンゾジアゼピン系薬剤はせん妄のリスクファクターとされており，抜管遅延の原因となるので慎重に使用する必要があります．

c 例外的にミダゾラムを使用する状況とは

ベンゾジアゼピン系鎮静薬であるミダゾラムは，上記の理由から使用する場面は減少していますが，その作用が有効な状況もあります．たとえばアルコール離脱症状の緩和や予防，興奮状態の患者に対する急速鎮静，けいれんに対する投与，侵襲的処置の際に健忘作用が必要な状況，プロポフォールやデクスメデトミジンで目標とする鎮静深度に到達しない場合などがあげられます．

4 観察・ケアのポイント

a 介入後は必ず効果を評価し，できる限り浅い鎮静で管理することが大事

不穏のコントロールを目的として鎮静薬を新たに投与した場合や，持続投与中の薬剤の増量，ボーラス投与を行った場合の観察では，推奨されている評価ツールを用いて効果判定を行います．そして再度，不穏の原因となっている事象に介入し，できる限り浅い鎮静で管理することが大切です．浅鎮静管理では，鎮痛管理を基盤とした毎日の鎮静中断プロトコルと看護師主導型のプロトコル化された鎮静法があり，どちらも浅い鎮静管理が実現可能であると示唆されています．浅い鎮静を実現させることで，自発呼吸トライアルや早期リハビリテーションにつながり，せん妄への対策ともなります．

b 鎮静薬の副作用は「血圧低下」と「呼吸抑制」に気をつける

鎮静薬のよく知られている副作用には血圧低下や徐脈，呼吸抑制，舌根沈下があります．血圧低下は，薬剤により機序が異なりますが交感神経抑制作用，血管拡張作用，心収縮能抑制などにより起こるため，重症患者，循環動態が不安定な患者にはモニタリングを強化する必要があります．ときにはカテコールアミンの開始や増量，輸液負荷が必要となるため事前に医師とディスカッションを行い，より影響の少ない薬剤を選択するなど安全に管理できる体制を整える必要があります．

ミダゾラムの使用中に，重度の呼吸抑制を認めた際には拮抗薬としてフルマニゼルを使用することもあります．フルマニゼルは，半減期が使用薬剤より短い場合に再鎮静が発生するため注意が必要です．また，ミダゾラムは投与量の急激な減少ないし中止により，けいれん発作，せん妄，振戦，不眠，不安，幻覚，妄想，不随意運動などの離脱症状が現われることがあるので，投与を中止する場合には，これらの症状が出現しないように徐々に減量するなど投与方法を検討する必要があります．

（池本信洋）

参考文献

- 日本集中治療医学会 J-PAD ガイドライン作成委員会：日本版・集中治療室における成人重症患者に対する痛み・不穏・せん妄管理のための臨床ガイドライン．日集中医誌 **21**：539-579，2014
- 慢性疼痛診療ガイドライン作成ワーキンググループ：慢性疼痛診療ガイドライン，p.5，真興交易(株)医書出版部，2021
- Devlin JW et al：Clinical practice guidelines for the prevention and management of pain, agitation/sedation, delirium, immobility, and sleep disruption in adult patients in the ICU. Crit Care Med **46**：e825-873, 2018
- Myhren H et al：Posttraumatic stress, anxiety and depression symptoms in patients during the first year post intensive care unit discharge. Crit Care **14**：R14, 2010

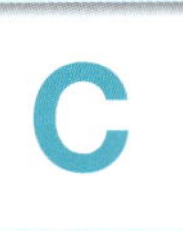

C せん妄に対応する

1 せん妄の全体像

図3のフローチャートに沿って対応します．

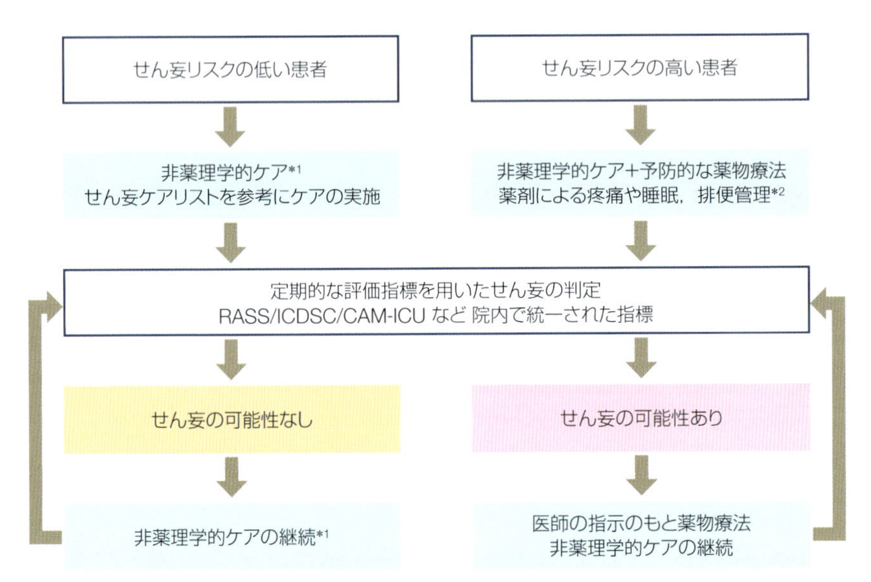

図3　せん妄予防・せん妄ケアフローチャート

せん妄は，アメリカ精神医学会の診断基準（Diagnostic and Statistical Manual of Mental Disorders, 5th Edition：DSM-5）をまとめると「身体的原因や薬剤的原因などによる急性に出現し変動する注意・意識・知覚の障害」と考えられます．病態としては神経伝達物質の異常や炎症などの関連が指摘されていますが，原因不明な場合がほとんどです．そのため，せん妄を考える際にはリポウスキ（Lipowski）の3因子（表6）を理解し対応することが重要です．

表6　リポウスキのせん妄の3因子

直接因子	• 意識障害を引き起こす因子 身体疾患・手術・薬剤など
誘発因子	• せん妄を悪化させる因子 身体的苦痛(疼痛・不眠・便秘・ドレーン類・尿閉)・身体拘束・精神的苦痛・環境変化(ICU/CCU・騒音・モニター音)など
準備因子	• 脳機能低下によりせん妄を起こしやすくする因子 認知機能低下/認知症・高齢・脳器質的障害・せん妄の既往・リスク薬剤の内服・アルコール多飲など

せん妄の3因子を理解し，発症前からせん妄予防ケアを実践することが重要です．せん妄予防に関しては，2022年度の診療報酬改定によりせん妄ハイリスク患者ケア加算の算定が開始され，準備因子の確認と早期介入が推奨されています．

せん妄の分類には「過活動型せん妄」「低活動型せん妄」「活動水準混合型せん妄」があります．一般的に臨床でせん妄と評価されることの多い過活動せん妄は，低活動型せん妄に比べ少ないとされています(Palliat Support Care **2**：171-179, 2004)．低活動型せん妄は傾眠の時間が多く，看護師の業務に影響が少ないことに加え，患者の予後への悪影響が認識されず，積極的なケアにつながらないことが多くあります．また日中は傾眠でも夜間に過活動症状を示す症例も多くあり，これは活動水準混合型せん妄と考えられます．そのため常にせん妄の可能性を考えながらケアを行い，予防に努めることが重要です．

2　薬物療法を始める前に看護師がすべきこと

✓せん妄ハイリスク患者であることを認識する
✓多職種で客観的な評価指標を用いて，せん妄，不穏，鎮静を評価する
✓非薬理学的ケアによるせん妄予防を行う

a　緊急的対応は必要か

過活動型せん妄により，自傷他害の可能性がある場合には速やかに薬剤の投与を行い，患者と医療者の両者の安全を守る必要があります．しかし薬剤による身体拘束につながる可能性があるため，使用後は患者の状態を評価し，投与量が多い場合には中止もしくは減量を検討する必要があります．

b 客観的な評価指標を用いて評価を行う

薬物療法の実施前には，客観的な評価指標を用いて多職種でせん妄や不穏，鎮静の評価を行う必要があります．ICU/CCU では多くの医療スタッフが協働しているため，共通の指標を用いて，せん妄予防，せん妄ケアを行うことが重要です．評価指標は各施設で決められた指標を理解して使用する必要があります．

● ICDSC(Intensive Care Delirium Screening Checklist)

8 項目を評価し，合計 4 点以上でせん妄ありと評価する．

ICDSC は 8 時間のシフトもしくは 24 時間以内の情報を基に，8 項目を評価し，合計得点が 4 点以上で「せん妄あり」と評価します．診療記録から評価できるため，評価者は評価項目に沿って観察し記録することで評価精度を高めていくことが必要です．

● CAM-ICU(Confusion Assessment Method for the Intensive Care Unit)

RASS と組み合わせて評価し，せん妄の有無を即時的評価ができる．

CAM-ICU は ICU 環境でせん妄を診断するのに有効で妥当性の高い評価指標です．フローシートを確認しながら，評価を行う事ができます．

● リッチモンド興奮・鎮静スケール(Richmond Agitation- Sedation Scale：RASS)

患者の鎮静深度を－5～＋4 までの 10 段階で評価する

RASS は，患者の鎮静状態を評価する指標です．せん妄評価スケールと組み合わせることで，せん妄の判定が可能です．

RASS は鎮静深度だけでなく，患者の意識の変化(興奮や傾眠)を経時的に把握でき，薬剤による治療だけでなく，非薬理学的ケアが必要な状態も認識することが可能です．

RASS+1～＋4 の状態は過活動で医療者が容易に認識できるため，容易にケアにつながります．しかし，鎮静を行っていないにも関わらず，RASS-1(傾眠：呼びかけると 10 秒以上の開眼とアイコンタクトがある)や RASS-2(軽い鎮静：呼びかけに 10 秒未満の開眼とアイコンタクトがある)の状態の患者は，「寝ているだけの状態」「手術後だから当然の状態」「医療者に不都合がない状態」と離床ケアの遅れなど，非薬理学的ケアにつながらない場合があります．この RASS-1，-2 を「医療者に不都合がない」と観察するだけではなく，すでに低活動型せん妄を発症し「患者に不都合が生じている可能性がある状態」と認識し，治療計画に沿った非薬理学的ケアにつなげていく必要があります．

低活動型せん妄を見逃すと，認知機能低下や褥瘡の発生，深部静脈血栓症，不活動による筋力低下，入院期間の延長など，不利益が増えてしまいます．このような状態にならないためにも，低活動型せん妄の可能性に気づき非薬理学的ケアを行うことが重要です．

c せん妄に対する非薬理学的ケアのポイント

せん妄予防やせん妄に対する非薬理学的ケアは，薬物療法と同時もしくは先行して行うことが重要です．これは，せん妄の準備因子のある患者の直接因子や誘発因子に対して，介入することがもっとも重要なケアであるためです．

クリティカルケア看護学会は，非薬理学的ケアの参考となる『せん妄ケアリストVer. 1』を公表しています．このガイドラインでは，ICUに加えて一般病棟での使用を想定し，「看護師が日常的に実践可能なせん妄ケア」の具体化を行い，PADガイドラインとPADISガイドラインとの関係を示しています．『せん妄ケアリストVer. 1』を院内に周知すれば，ICU/CCUから一般病棟に患者が退室してもケアを継続することが可能となります．看護師主導で実践できるケアとしては，便秘や脱水の改善，睡眠や疼痛の緩和などが重要です．

また，せん妄ハイリスク薬(表7)を使用している場合には，医師や薬剤師とカンファレンスを行い減量や中止などを検討することも必要です．

表7　使用頻度の多い，せん妄ハイリスクの一部

種類	一般名(商品名)
抗コリン薬	アトロピン(アトロピン) トリヘキシフェニジル(アーテン)
抗ヒスタミン薬(H_2遮断薬を含む)	クロルフェニラミン(ポララミン) ヒドロキシジン(アタラックス-P) ジフェンヒドラミン(レスタミン)
抗うつ薬	パロキセチン(パキシル) アミトリプチリン(トリプタノール) イミプラミン(トフラニール)
頻尿治療薬	オキシブチニン(ポラキス) プロピベリン(バップフォー)
ベンゾジアゼピン系薬剤	トリアゾラム(ハルシオン) エチゾラム(デパス) ブロチゾラム(レンドルミン)
麻薬	トラマドール(トラマール，トラムセット) モルヒネ(モルヒネ) フェンタニル(フェンタニル)
副腎皮質ステロイド	プレドニゾロン(プレドニン) デキサメタゾン(デカドロン)

(井上真一郎：せん妄診療実践マニュアル改訂新版，羊土社，2022を参考に作成)

せん妄に対する非薬理学的ケア中でも疼痛管理と睡眠管理は重要と考えられていますが，疼痛管理は前項(➡ p.75)で示しているため，ここでは睡眠管理を中心に示します．

d 睡眠を促進する非薬理学的ケア

環境の変化により寝つきが悪くなる経験は皆さんもあるのではないでしょうか．「枕が変わると寝られない」という言葉があるように，旅行や引っ越しなど新しい環境への適応に時間を要することがあります．これは，睡眠に関わる神経活動が影響しているからです．具体的には，環境の変化による交感神経の興奮が睡眠に必要な副交感神経の働きよりも優位になるためです．入院患者も同様で，特に認知機能の低下した高齢者は，環境への適応に時間がかかるため，入院後に不眠を訴えることが多くあります．『PADIS ガイドライン』の睡眠阻害因子は環境因子・病態生理因子・ケア関連因子・精神的因子と多彩であり，患者の多様性・個別性に関連します．そのためICU/CCU という環境によりせん妄の発症リスクが高くなっている状況で，夜間の睡眠が障害されると容易にせん妄発症につながります．患者の多様性・個別性に合わせた，睡眠阻害因子の予防・低減を行い，睡眠環境を整えるケアを継続しましょう．

ICU/CCU では，点滴やモニターの管理などで患者の睡眠を妨げてしまうことがあります．安全に配慮しつつ夜間のモニターの照度や音量を下げる工夫や，緊急時以外の処置やケアなどを最小限にすることも有用です．環境音が気になって睡眠障害をきたす場合は耳栓を用いて音を遮断し，睡眠を改善する方法も報告されています．またテレビ鑑賞やスマートフォンなどのデジタル端末の使用は交感神経が優位になるため，使用する場合には昼間などに制限し，眠りにつく数時間前から使用を控えるなども睡眠環境を整える方法です．非日常になりやすい ICU/CCU では，見当識を補うためカレンダーや時計をベッドサイドに配置し，リアリティーオリエンテーション（現実見当識訓練：時間感覚を保つための医療者からの声かけ）を行うことも有効な方法です．可能な限り日常生活に近い環境を作ることが睡眠の促進につながります．

3 せん妄に対する薬物療法――処方意図と使い分け

せん妄に対する抗精神病薬に関して，持続期間，入院期間，死亡率において抗精神病薬の有効性は乏しいか，あるいははっきりせず，日常的な使用が推奨されていません．しかし，実際には興奮を伴う過活動せん妄の治療には抗精神病薬を使用することも多くあります．また，せん妄のハイリスク患者においては，鎮痛薬や睡眠薬を予防的に使用する場合もあり，医師・薬剤師などと検討を行い，薬物療法と非薬理学的ケアを同時に行っていく必要があります．

a せん妄に対して使用する薬剤

一般的にはハロペリドール，リスペリドン，クエチアピン，アリピプラゾール，ブロナンセリンなどの薬剤が使用されます（表 8）．

表8 せん妄に対して使用される抗精神病薬

薬剤名 (商品名)	最高血中濃度 (時間)	半減期 (時間)	注意点
ハロペリドール (セレネース)	0.5	14～26	• 錐体外路症状およびQT延長に注意が必要 • 半減期が長く，過鎮静になりやすい
リスペリドン (リスパダール)	1.2(内用液) 1.4(錠)	4.8	• 腎機能障害に注意 • お茶・コーラと飲み合わせが悪い
クエチアピン (セロクエル，ビプレッソ)	0.9	3	• 糖尿病は禁忌
アリピプラゾール (エビリファイ)	2.0	61	• 女性に投与する場合には月経の再開による貧血に注意
ブロナンセリン(ロナセン)	25.3	41.9 ± 17.0	• 貼付剤は効果に時間がかかる

● 過活動型せん妄に対する薬剤(表8)

①内服がむずかしい場合

ICU/CCUでは，静脈ルートが確保されているため**ハロペリドール**(➡ p.122)が多く選択されます．ハロペリドールは幻覚妄想に対して効果が期待でき，鎮静後の投与中止など柔軟な使用ができる利点があります．一方で，錐体外路症状やQT延長を生じることがあり，使用時には注意深い観察が必要です．

ブロナンセリンは錠剤のほかに貼付剤があり，経口投与がむずかしい場合でも使用できます．しかし，点滴や内服に比べると経皮吸収のために薬剤の効果に即効性はありません．一方で持続的効果を目的とする場合には有効です．

②内服が可能な場合

クエチアピン(➡ p.126)は鎮静作用や催眠作用がある薬剤です．この薬剤は，興奮の抑制や睡眠につなげることができますが，糖尿病がある場合には禁忌となります．

リスペリドン(➡ p.124)は，クエチアピンに比べると鎮静作用は低いですが，興奮や幻覚などの症状の軽減につながる薬剤です．剤型が豊富であるため，患者に合わせた投与方法を選択することができます．しかし，液剤を使用する場合には，お茶やコーラ飲料と混ぜることで効果が弱まるとの報告があるため注意が必要です．また，腎機能障害がある場合や高齢患者は慎重投与とされており，使用する場合には効果が遷延していないか観察が必要です．

以上の特徴を踏まえて，鎮静が必要な場合にはクエチアピン，幻覚妄想に対する場合にはリスペリドンを，禁忌や投与経路を考慮しながら検討します．

● 低活動型せん妄に対する薬剤の使用

アリピプラゾールは注意力，集中力，睡眠覚醒リズムの改善に働き，せん妄，特に低活動型に有用であろうとされています．しかし，低活動型せん妄に対しては一般的に非薬理学的ケアが主体であり，効果不十分の場合には投与を中止すべきでしょう．

b 睡眠障害に対する薬剤

不眠に対して薬剤を使用する際には，入院初期のアルコール離脱せん妄に対するジアゼパム（セルシン）やロラゼパム（ワイパックス）以外は，ベンゾジアゼピン系薬剤の使用は推奨されません．これは，ベンゾジアゼピン系薬剤がせん妄ハイリスク薬のためです．

代替薬としてベンゾジアゼピン系薬剤とは作用機序の異なるオレキシン受容体拮抗薬を用いることが推奨されます．オレキシン受容体拮抗薬はせん妄の発症が有意に少ないことや，せん妄の改善や発症リスクの低減が報告されています．せん妄リスクの高い患者が夜間の不眠を訴える場合には，予防的な経口投与を含めて医師と検討してください．

表9は睡眠障害に対して使用される頻度が高い薬剤です．オレキシン受容体拮抗薬は，脳内の覚醒状態を抑制することで自然な睡眠を促すことができる薬剤です．一方，ベンゾジアゼピン系薬剤は，脳内の大脳辺縁系や視床下部の活動を抑制することで入眠しやすい状態とします．非ベンゾジアゼピン系薬剤は一部受容体に作用しないとされていますが，ベンゾジアゼピン系薬剤に似た薬剤であることに違いはありません．

表9　睡眠障害に対する薬剤

種類	一般名（商品名）	効果発現時間（分）	特徴・注意点
オレキシン受容体拮抗薬	レンボレキサント（デエビゴ）	33.13	• 肝機能障害に注意 • 量の調整が可能
	スボレキサント（ベルソムラ）	60～90	• 食事後の内服で血中濃度が低下する • 併用禁忌が多い • 一包化・粉砕ができない
ベンゾジアゼピン系薬剤	エチゾラム（デパス）	15～30	• せん妄ハイリスク薬 • 筋弛緩作用により転倒に注意が必要
	ブロチゾラム（レンドルミン）		
非ベンゾジアゼピン系薬剤	ゾピクロン（アモバン）	15～30	• ベンゾジアゼピン系とほぼ同じ薬
	ゾルピデム（マイスリー）	15～60	
	エクゾピクロン（ルネスタ）	30～120	• せん妄に対してほかの薬剤が使えない場合にエクゾピクロンを検討する

● オレキシン受容体拮抗薬

レンボレキサント(➡ p.376)と**スボレキサント**(➡ p.374)は不眠に対する現状選択できる薬剤では第一選択となります．スボレキサントは量の調整がむずかしいことや，粉砕での処方ができない，併用薬禁忌の薬剤が多いなどの特徴があります．

レンボレキサントは量が調整でき，持ち越し効果があれば量を減らすなどの対応ができます．スボレキサントと比べると併用禁忌は少ないですが，薬剤の量の調整が必要な場合があるので注意が必要です．

● ベンゾジアゼピン系薬剤

脳内のベンゾジアゼピン受容体に作用し，GABA 受容体を活性化することで，脳活動が低下し眠気が出現します．不眠に対して効果はありますが，ベンゾジアゼピン系薬剤はせん妄ハイリスク薬であるため注意して観察する必要があります．また，急な薬剤の中止で反調性不眠や離脱症状などが出現する場合があるため，入院以前に長期間内服している場合には，医師・薬剤師と情報を共有し内服の必要性を検討しましょう．使用時には持ち越し効果や筋弛緩作用による転倒，健忘症状に注意して観察する必要があります．

● 非ベンゾジアゼピン系薬剤

ベンゾジアゼピン系薬剤と似た薬理作用の薬剤ですが，筋弛緩作用によるふらつきや転倒などの副作用が少ないとされています．ベンゾジアゼピン系薬剤と同様にせん妄ハイリスク薬であるため，使用時には注意が必要です．

（上原和也，古賀雄二，池本信洋）

参考文献

- Stagno D et al：The delirium subtypes：a review of prevalence, phenomenology, pathophysiology, and treatment response. Palliat Support Care **2**：171-179, 2004
- https://www.jaccn.jp/assets/file/guide/deliriumcarelist_ver1_20201001.pdf(2024 年 8 月 19 日最終アクセス)
- 井上真一郎：せん妄診療実践マニュアル改訂新版，羊土社，2022
- 山川　宣：今日から始める一般病棟のためのせん妄対策，学研，2017
- 吉尾　隆：抗精神薬がわかる！使える！答えられる」！　Q & A 付(改訂第 2 版)，南江堂，2019
- 集中治療室における成人患者の痛み，不穏 / 鎮静，せん妄，不動，睡眠障害の予防および管理のための臨床ガイドライン，2014
- https://www.sccm.org/sccm/media/PDFs/PADIS-Guidelines-Japanese-2019.pdf(2024 年 8 月 19 日最終アクセス)

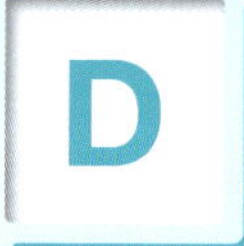

痛み・不穏・せん妄に対応する主な薬剤

鎮痛薬

フェンタニル

注：0.1 mg/2 mL，0.25 mg/5 mL，0.5 mg/10 mL

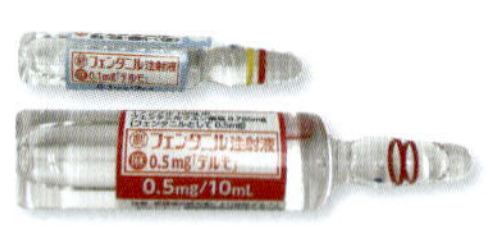

商品名：フェンタニル注射液

どんな薬か—製剤の特徴

- オピオイド受容体に作用する．
- モルヒネより血圧降下作用が少ない．
- モルヒネは腎障害で活性代謝物が蓄積するが，フェンタニルは蓄積しない．
- モルヒネと比較して便秘が少ない．

製剤の効き方

- 効果発現時間：1～2 分
- 効果持続時間：0.5～1 時間
- 半減期：2～4 時間(投与期間の延長により半減期が長くなる)

投与後の観察・モニタリング

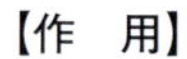
【作　用】

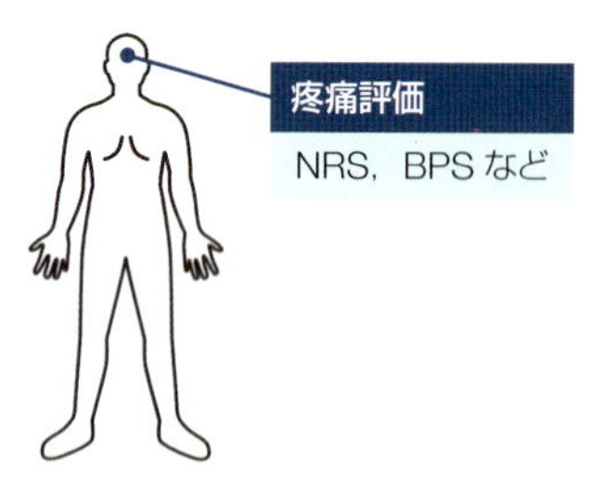

【副作用】

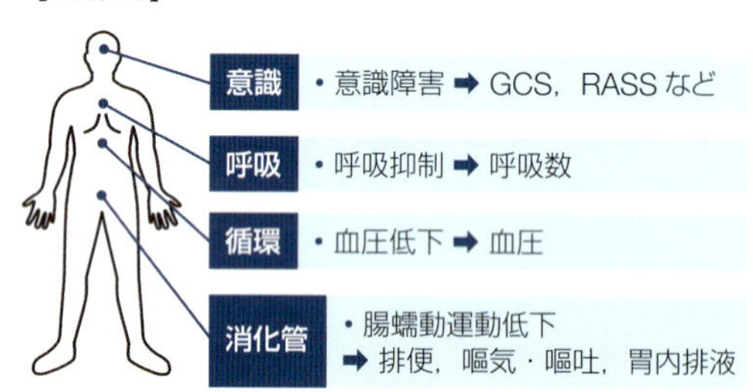

特徴的な副作用

- 胸壁の筋硬直による換気不全や呼吸停止：気管挿管時などの急速静注時に起こりうる．

薬の使い方(用法・用量)

【添付文書】

- 激しい疼痛(術後疼痛，癌性疼痛など)に対する鎮痛
  - ・持続静脈内投与：1～2 μg/kg を緩徐に投与➡ 1～2 μg/kg/時で持続投

与する.
- ・硬膜外投与：25〜100 μg/時を硬膜外腔に注入する.

【ガイドライン・論文】

- 日本版・集中治療室における成人重症患者に対する痛み・不穏・せん妄管理のための臨床ガイドライン 2014
  - ・間欠静注：0.5〜1 時間ごと 0.35〜0.5 μg/kg を投与する.
  - ・持続静注：0.7〜10 μg/kg/時を投与する.

■禁　忌

- 喘息患者：気管支れん縮が起こることがある.

■相互作用

- 併用禁忌：ナルメフェン塩酸塩水和物を投与中の患者(オピオイド受容体の作用を減弱させる)

■主な配合変化

【側管投与不可】

- フェニトイン注(結晶析出の可能性)
- スルファメトキサゾール・トリメトプリム注(結晶析出の可能性)
- 医療麻薬であり，管理上は単独投与が望ましい.

■希　釈

- 5A(フェンタニル注射液 0.1 mg)＋40 mL(生理食塩水)➡濃度：10 μg/mL
- 1A(フェンタニル注射液 0.5 mg)＋40 mL(生理食塩水)➡濃度：10 μg/mL

モルヒネ塩酸塩

注：10 mg/1 mL，50 mg/5 mL，200 mg/5 mL

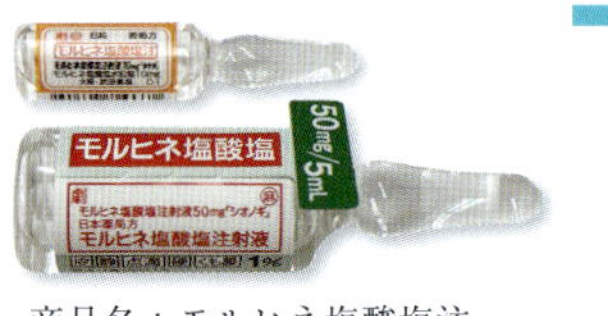

商品名：モルヒネ塩酸塩注

どんな薬か—製剤の特徴

- オピオイド受容体に作用する．
- 急性冠症候群時の疼痛緩和，呼吸困難感の緩和によく使われる．
- 主に腎臓より尿中へ排泄される．

製剤の効き方

- 効果発現時間：5～10 分
- 効果持続時間：3～4 時間
- 半減期：1.9 ± 0.5 時間（活性代謝物は 4 ± 1.5 時間）

投与後の観察・モニタリング

【作　用】

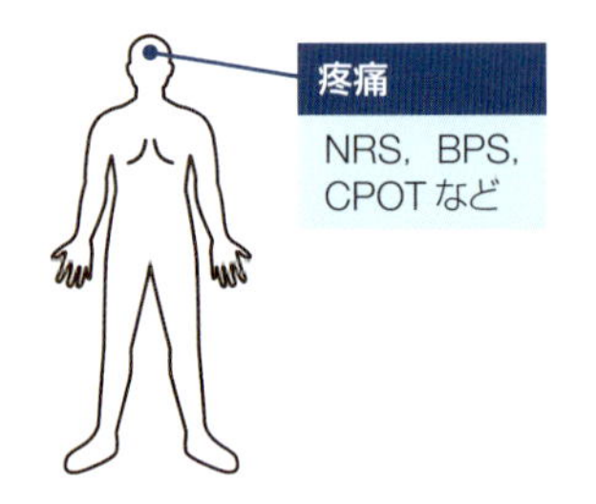

【副作用】

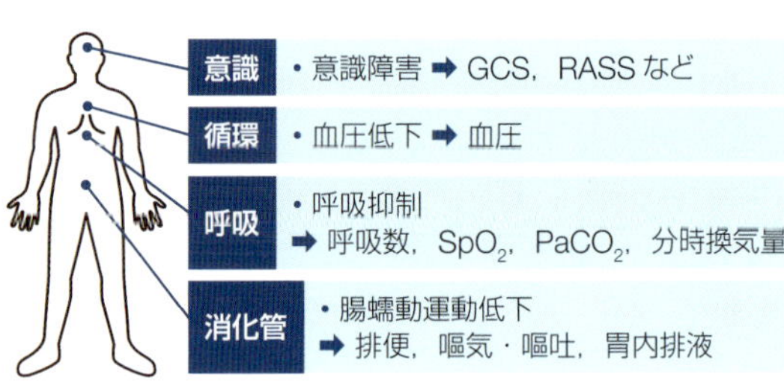

特徴的な副作用

- 胸腹壁筋の硬直による呼吸不全（大量投与，急速投与時に頻度が高い）
- ヒスタミン遊離によるじんま疹・発赤
- 消化管の蠕動運動抑制作用による便秘，嘔気・嘔吐
- 脳幹の呼吸中枢への作用による呼吸抑制

薬の使い方（用法・用量）

【添付文書】

- **激しい疼痛時における鎮痛・鎮静**
  - ・皮下注：1 回 5～10 mg を投与する．

【ガイドライン・論文】

- 日本版・集中治療室における成人重症患者に対する痛み・不穏・せん妄管理のための臨床ガイドライン 2014
  - ・間欠静注：1～2 時間ごとに 0.2～0.6 mg
  - ・持続静注：2～30 mg/ 時
- 急性冠症候群ガイドライン 2019
- **急性心筋梗塞における疼痛緩和**
  - ・静注：1 回 2～4 mg，効果不十分であれば 5～15 分ごとに 2～8 mg ずつ追加する．
- 循環器疾患における緩和ケアについての提言

- **末期心不全における呼吸困難感の緩和**
  - ・持続皮下注または持続静注：5～10 mg/日を投与する．

■禁　忌

- 喘息発作中の患者：咽頭けいれん，気管支けいれんを誘発する．

■相互作用

- 併用禁忌：ナルメフェン塩酸塩水和物を投与中の患者（オピオイド受容体の作用を減弱させる）

■主な配合変化

- ベタメタゾンリン酸エステル注［結晶析出 200 mg/5 mL（4% 製剤）］

■希　釈

- 添付文書には具体的な希釈について記載はなく，施設によって異なる．
- 10 mg，50 mg の規格は濃度が 10 mg/mL（1% 製剤）であるのに対して，200 mg の規格は濃度が 40 mg/mL（4% 製剤）であるため，規格変更時は希釈濃度を間違えないように注意する．
- 持続皮下注：モルヒネ塩酸塩注射液 50 mL/5 mL ＋ 生理食塩水 5 mL（濃度：5 mg/mL）
- 持続静注：モルヒネ塩酸塩注射液 50 mL/5 mL ＋ 生理食塩水 45 mL（濃度：1 mg/mL）

■薬剤師からのアドバイス

- 腎機能障害がある患者では蓄積し作用が遷延するため，重度腎機能障害（Ccr＜30 mL/分）では 50% 減量するなど，用量調節に注意しましょう．
- 便秘や嘔気・嘔吐の副作用に対して，状況に合わせて緩下薬や制吐薬の使用を検討しましょう．

ケタミン

注：50 mg/5 mL，200 mg/20 mL

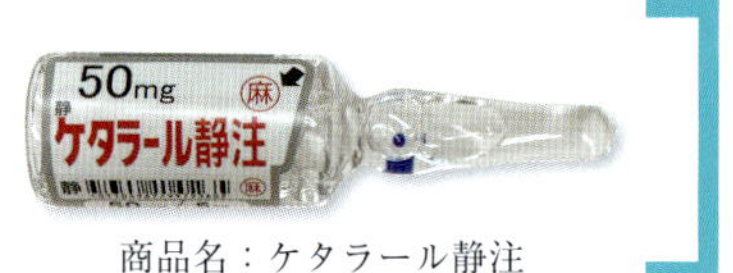

商品名：ケタラール静注

どんな薬か―製剤の特徴

- N-メチル-D-アスパラギン酸(NMDA)受容体に対する拮抗作用を有する.
- 非オピオイド鎮痛薬であるため，便秘や呼吸抑制などオピオイド関連副作用がない.
- 血圧低下や気管支けいれんを起こしにくく，主に気管挿管時に使われる.
- せん妄症状，血圧・心拍数上昇による心不全増悪などのリスクがある.
- 主に肝臓で代謝される.

製剤の効き方

- 薬効発現時間：30 秒～1 分
- 効果持続時間：5～10 分(麻酔作用)
- 半減期：2～3 時間

投与後の観察・モニタリング

【作　用】

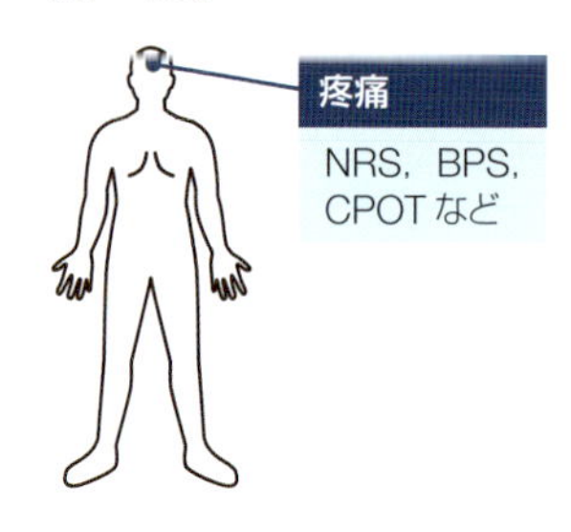

【副作用】

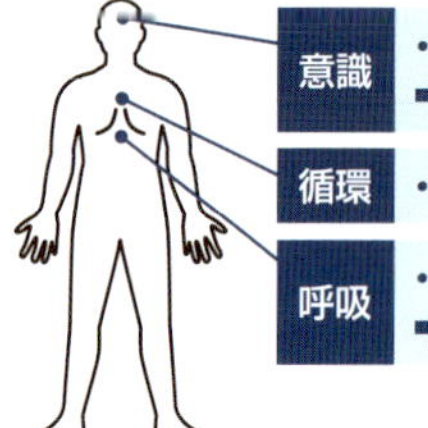

意識	・意識障害，頭蓋内圧上昇 ➡ GCS，RASS など
循環	・血圧上昇，心拍数上昇 ➡ 血圧，心拍数
呼吸	・呼吸抑制 ➡ 呼吸数，SpO_2，$PaCO_2$，分時換気量

特徴的な副作用

- NMDA 受容体阻害作用による覚醒時に起こる幻覚，妄想などのせん妄症状
- カテコールアミン再取り込み阻害作用による血圧上昇，心拍数・心拍出量の増加による心不全
- 交感神経刺激作用による瞳孔拡大，唾液分泌過多，不随意運動

薬の使い方(用法・用量)

【添付文書】

- **手術，検査および処置時の全身麻酔および吸入麻酔の導入**
  - ・静注：初回 1～2 mg/kg を静脈内に緩徐(1 分間以上)に投与，必要に応じて初回量と同量または半量を追加投与する.
- **検査や処置時の鎮痛，鎮静**
  - ・静注：初回 1 mg/kg を 30 秒～1 分かけて投与，必要に応じて 0.5～1 mg/

kg を追加投与する.

【ガイドライン・論文】

- 日本版・集中治療室における成人重症患者に対する痛み・不穏・せん妄管理のための臨床ガイドライン, 2014
  - ・静注：初期量 0.1〜0.5 mg/kg 投与し, 以降 50〜400 γを投与する.

■禁　忌

- 脳血管障害, 脳圧亢進：脳血流量の増加
- 高血圧：カテコールアミン再取り込み阻害作用による交感神経活性化
- 心不全：カテコールアミン再取り込み阻害作用による心筋酸素消費量増加

■主な配合変化

【側管投与不可】

- デキサメタゾン(白色懸濁)
- ベタメタゾン(白濁)
- アミノフィリン(白濁, 沈殿)

■希　釈

- 50 mL/5 mL ＋ 生理食塩水 45 mL(濃度：1 mg/mL)

■薬剤師からのアドバイス

- 幻覚, 夢想などせん妄症状の悪化に注意しましょう.

ブプレノルフィン

注：0.2 mg/1 mL，0.3 mg/1.5 mL

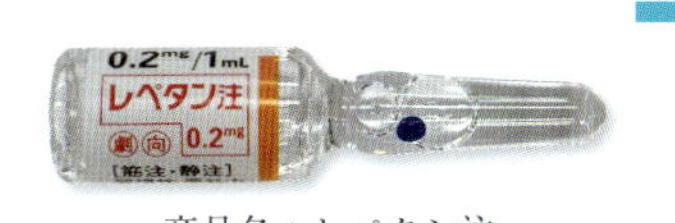

商品名：レペタン注

■ どんな薬か―製剤の特徴

- オピオイドμ受容体に部分作動薬*として作用する．
- ペンタゾシンと異なり，鎮痛作用が頭打ちになる「天井効果」はない．
- 呼吸抑制には天井効果があり，他のオピオイドより呼吸抑制のリスクが少ない．
- 主に肝臓で代謝される．

＊部分作動薬：受容体に作用するが，最大の活性化を引き起こさない薬．最大の活性化が得られる薬については完全作動薬と呼ばれる．オピオイドμ受容体に対する完全作動薬はフェンタニル，塩酸モルヒネ塩酸塩があげられる．

■ 製剤の効き方

- 効果発現時間：15 分
- 効果持続時間：10 時間
- 半減期：2〜3 時間

■ 投与後の観察・モニタリング

【作　用】

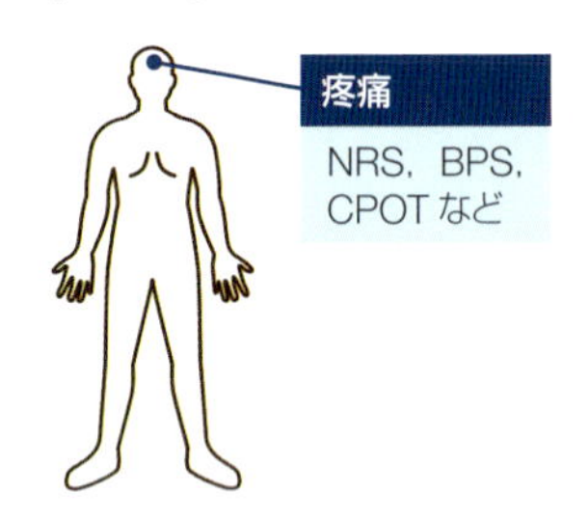

【副作用】

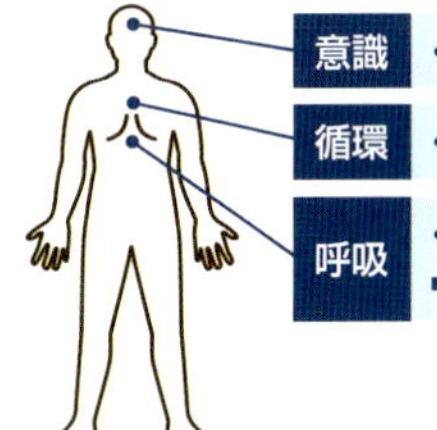

意識	・意識障害 ➡ GCS，RASS など
循環	・血圧低下 ➡ 心機能，血圧，心拍数
呼吸	・呼吸抑制 ➡ 呼吸数，SpO_2，$PaCO_2$，分時換気量

■ 特徴的な副作用

- 消化管の蠕動運動抑制作用による便秘，嘔気・嘔吐
- 脳幹の呼吸中枢への作用による呼吸抑制

■ 薬の使い方（用法・用量）

【添付文書】

- **術後，各種がんにおける鎮痛**
  - 筋注：1 回 0.2〜0.3 mg を投与．初回量は 0.2 mg が望ましい．その後，必要に応じて約 6〜8 時間ごとに反復投与する．
- **心筋梗塞における鎮痛**
  - 静注：1 回 0.2 mg を徐々に投与す

る.

禁　忌

- 重篤な肝機能障害：代謝が遅延し血中濃度が上昇する.

相互作用

- 併用禁忌：ナルメフェン塩酸塩水和物を投与中の患者(オピオイド受容体の作用を減弱させる)

主な配合変化

【側管投与不可】

- チアミラール(白濁)
- デキサメタゾン(結晶析出)

薬剤師からのアドバイス

- 軽度～中等度の疼痛に対して使われます.
- オピオイドを使用している患者では，相互作用により作用減弱，離脱症状を起こすリスクがあるため使用は控えましょう.

ペンタゾシン

注：15 mg/1 mL，30 mg/1 mL

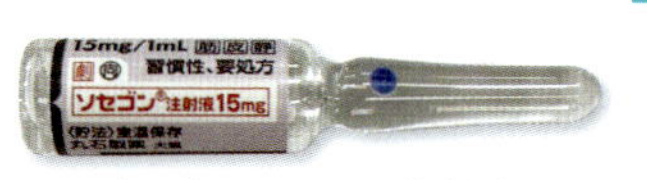

商品名：ソセゴン注射液

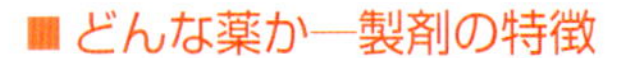

どんな薬か—製剤の特徴

- オピオイドμ受容体に部分作動薬もしくは拮抗薬*として作用する．
- オピオイドκ受容体に対しては作動薬として作用する．
- 鎮痛作用，呼吸抑制に関して天井効果がある．
- 腎機能障害がある場合は減量を検討する．
- 主に腎排泄で排泄される．

*拮抗薬：オピオイド受容体に作用して他の部位が受容体に結合することを妨げる作用をもつ．

製剤の効き方

- 効果発現時間：2〜3 分
- 効果持続時間：3〜4 時間
- 半減期：2〜3 時間

投与後の観察・モニタリング

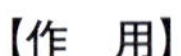

【作　用】

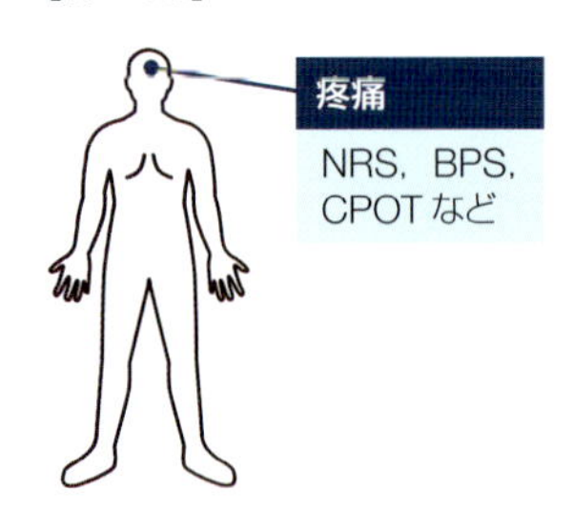

【副作用】

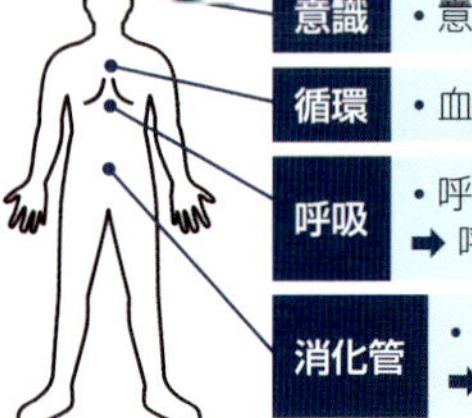

意識	・意識障害 ➡ GCS，RASS など
循環	・血圧低下 ➡ 心機能，血圧，心拍数
呼吸	・呼吸抑制 ➡ 呼吸数，SpO_2，$PaCO_2$，分時換気量
消化管	・腸蠕動運動低下 ➡ 排便，嘔気・嘔吐，胃内排液

特徴的な副作用

- 消化管の蠕動運動抑制作用による便秘，嘔気・嘔吐
- 脳幹の呼吸中枢への作用による呼吸抑制

薬の使い方（用法・用量）

【添付文書】

- **各種がん，心筋梗塞，術後などにおける鎮痛**
  - ・筋注，皮下注：1 回 15 mg を投与．必要に応じて 3〜4 時間ごとに反復投与する．
- **麻酔前投薬および麻酔補助**
  - ・筋注，皮下注，静注：1 回 30〜60 mg を投与する．

【ガイドライン・論文】

- 麻酔および麻酔関連薬使用ガイドライン第4訂，2015
  - ・筋注，皮下注，静注：成人には1回30 mgを投与し，または静注し，その後必要に応じて3〜4時間ごとに反復投与する．1日の合計投与量は360 mgを超えないようにする．

■禁　忌

- 頭蓋内圧が上昇している患者：頭蓋内圧上昇の報告がある．

■相互作用

- 併用禁忌：ナルメフェン塩酸塩水和物を投与中の患者(オピオイド受容体の作用を減弱させる)

■主な配合変化

【側管投与不可】

- デキサメタゾン，プレドニゾロン(白色沈殿)
- フロセミド(白濁)
- ネオフィリン(白色沈殿)

■薬剤師からのアドバイス

- 投与回数を増やしても効果が頭打ちになる可能性を考慮して，効果をモニタリングしましょう．
- オピオイドを使用している患者では，相互作用により作用減弱，離脱症状を起こすリスクがあるため使用は控えましょう．

アセトアミノフェン

錠：500 mg
注：1,000 mg/100 mL

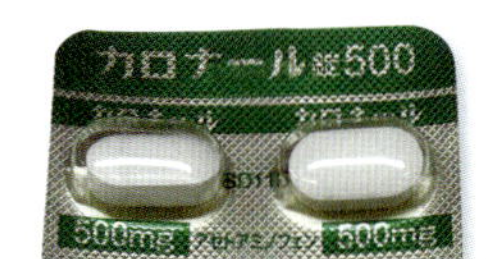

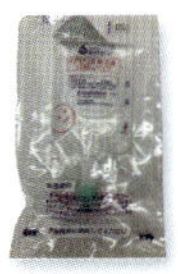

商品名：カロナール錠，アセリオ静注液

どんな薬か—製剤の特徴

- ICU では NSAIDs と比較して安全性の面から優先度が高い．
- 腎機能障害があっても通常用量で使用可能である．
- 剤形が複数ある（経口薬，注射薬，坐薬）．
- 痛みの強度やオピオイド消費を減らす目的でオピオイドと併用されることがある．
- 簡易懸濁で投与可能である．
- 主に肝臓で代謝される．

製剤の効き方

- 効果発現時間：30～60 分（内服），15 分（注射）
- 効果持続時間：約 2～3 時間
- 半減期：2 ± 0.4 時間

投与後の観察・モニタリング

【作　用】

疼痛
NRS, BPS, CPOT など

循環
体温

【副作用】

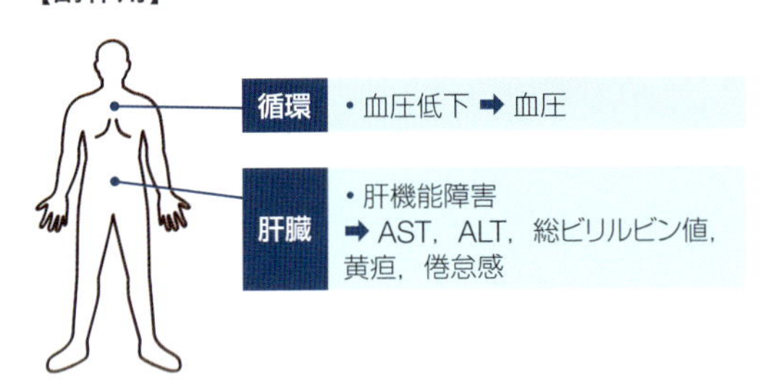

特徴的な副作用

- 代謝物である N-アセチル-p-ベンゾキノンイミンによる肝障害（特に過量投与時）

薬の使い方（用法・用量）

【添付文書】

- **各種疼痛**
  - ・1 回 300～1,000 mg を 4～6 時間ごとに投与，1 日総量 4,000 mg を超えない．
  - ・体重 50 kg 未満の場合：1 回 15 mg/kg を 4～6 時間ごとに投与，1 日総量 60 mg/kg を超えない．
- **発熱**
  - ・1 回 300～500 mg を頓服，1 日最大 1,500 mg．

■禁　忌

- 重度の肝機能障害

＊添付文書上は，消化管潰瘍，腎障害，心障害なども禁忌の記載があるが，発生頻度は低いと考えられることから，実際には禁忌として扱われない．

■主な配合変化

【側管投与不可】

- チアミラール（淡黄色，白色沈殿）
- チオペンタール（白色沈殿）
- ジアゼパム（白色沈殿）

■薬剤師からのアドバイス

- アルコール多飲，イソニアジド内服，低栄養状態では代謝物であるN-アセチル-p-ベンゾキノンイミンが産生されやすく肝機能障害リスクが高いため，AST，ALT，総ビリルビン値のモニタリングを検討しましょう．
- 使用後に血圧低下が起こる可能性があるため，循環動態に注意しましょう．

トラマドール

錠：100 mg
OD 錠：25 mg，50 mg
注：100 mg/2 mL

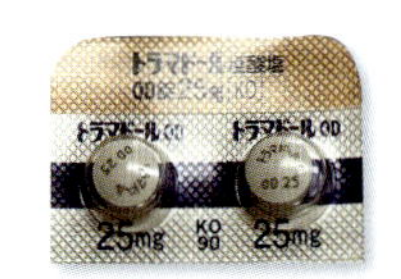

商品名：トラマドール OD 錠

どんな薬か―製剤の特徴

- オピオイド受容体に作用する．
- セロトニンノルアドレナリン再取り込み阻害作用もあり，神経障害性疼痛に有効とされる．
- 普通錠，徐放錠(100 mg 錠)，注射がある．
- 徐放錠は 1 日 1 回投与で効果が持続する．
- 普通錠は簡易懸濁で投与可能だが，徐放錠は簡易懸濁不適である．
- 主に肝臓で代謝されるが，活性代謝物は腎臓より排泄される．

製剤の効き方

- 効果発現時間：15 分
- 効果持続時間：3.5 時間
- 半減期：6 時間

投与後の観察・モニタリング

【作　用】

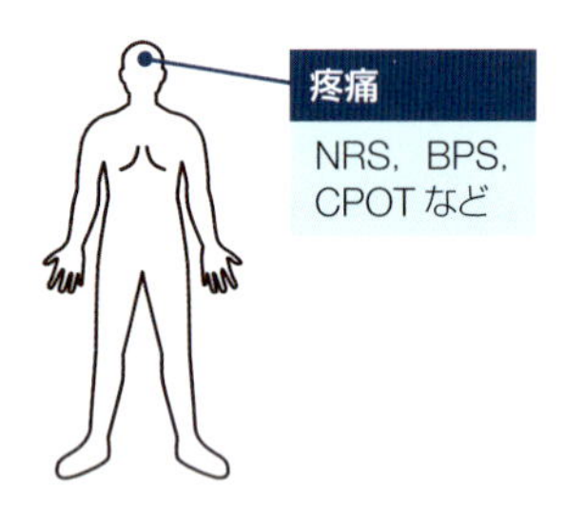

【副作用】

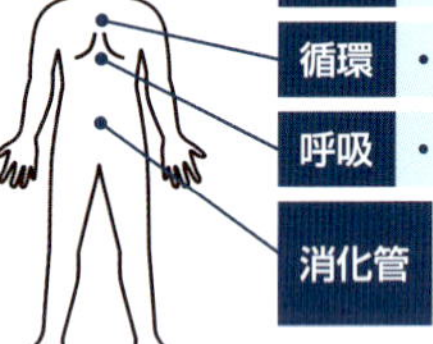

特徴的な副作用

- 消化管の蠕動運動抑制作用による便秘，嘔気・嘔吐
- 脳幹の呼吸中枢への作用による呼吸抑制
- セロトニン再取り込み阻害作用によるセロトニン症候群(頻脈，体温上昇，興奮，幻覚，昏睡，下痢など)

薬の使い方(用法・用量)

【添付文書】

- **非オピオイド鎮痛薬で治療困難な疼痛(経口薬)**
  - 経口投与：1 日 100〜300 mg を 4 回に分割して投与．初回は 1 回 25 mg から開始する．1 回 100 mg，1 日量 400 mg を超えない．

*経口投与の場合，徐放錠は1日1回でよい．

- 各種がん，術後の疼痛（注射薬）
  - ・筋注：1回100〜150 mgを投与，必要に応じて4〜5時間ごとに反復投与する．

■禁　忌

- 12歳未満：呼吸抑制リスクが高いという報告がある
- モノアミン酸化酵素（MAO）阻害薬投与中，投与後14日以内：セロトニン症候群など重篤な副作用発現
- 重度腎機能障害／肝機能障害（徐放錠のみ）：代謝・排泄の遅延により高い血中濃度が持続するおそれがある．

■相互作用

- 併用禁忌：ナルメフェン塩酸塩水和物を投与中の患者（オピオイド受容体の作用を減弱させる）

■薬剤師からのアドバイス

- 腎機能障害，肝機能障害がある患者では蓄積し作用が遷延するため，減量を検討しましょう．
- 便秘や嘔気・嘔吐の副作用に対して，状況に合わせて緩下薬や制吐薬の使用を検討しましょう．
- セロトニン再取り込み阻害作用があり，増量時・急性腎障害時などはセロトニン症候群の症状に注意しましょう．

ロキソプロフェン

錠：60 mg

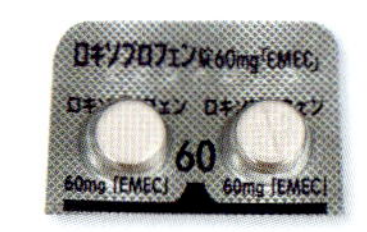

商品名：ロキソプロフェンNa錠

どんな薬か—製剤の特徴

- よく使用されるNSAIDsの1つであり，COX-1とCOX-2を阻害することにより解熱・鎮痛・抗炎症作用を示す．
- 炎症性の疼痛に使用されるが，ICUでは安全性の面からアセトアミノフェンのほうが優先される．
- 腎機能障害，消化管潰瘍出血などの副作用リスクがある．
- 簡易懸濁での投与可能である(破壊法での懸濁)．
- 主に肝臓で代謝される．

製剤の効き方

- 効果発現時間：30分
- 効果持続時間：75分
- 半減期：1.25時間

投与後の観察・モニタリング

【作　用】

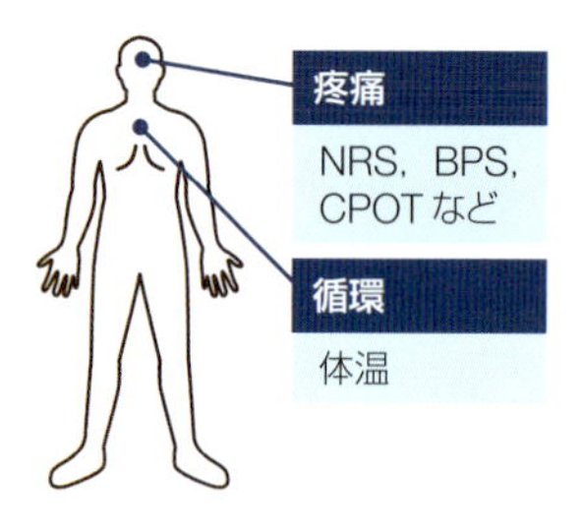

【副作用】

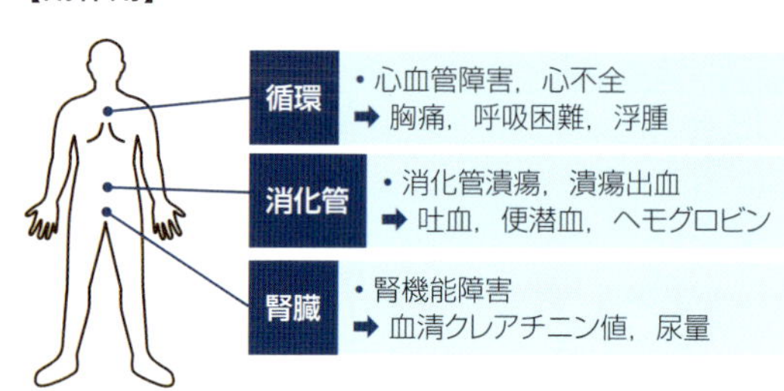

特徴的な副作用

- プロスタグランジン(PG)産生抑制による下記の症状
  - ・血管内皮障害による心血管系疾患
  - ・体液貯留による心不全増悪
  - ・腎血流量低下による腎機能障害
  - ・胃粘膜産生抑制による消化管潰瘍

薬の使い方(用法・用量)

【添付文書】

- **手術後，外傷後ならびに抜歯後の鎮痛・消炎**
  - ・経口投与：1回60 mg，1日3回投与する．
  - ・頓用時：1回60～120 mgを投与する．

■禁　忌

- アスピリン喘息，その既往のある患者：喘息発作を誘発するおそれがある．
- 消化性潰瘍のある患者：胃潰瘍を悪化させるおそれがある．
- 重篤な腎機能障害のある患者：腎血流量低下による腎障害のおそれがある．
- 重篤な心機能不全のある患者：体液貯留による心不全増悪のおそれがある．
- 妊娠末期：胎児の動脈管収縮を引き起こすおそれがある．

■薬剤師からのアドバイス

- 腎機能障害がある患者では，腎機能増悪のリスクがあるため使用を控えましょう．
- 冠血管疾患がある患者では，心血管系有害事象のリスクが高いため使用を控えましょう．
- アスピリンやステロイドとの併用で消化管潰瘍のリスクが上がるため，吐血・下血や貧血に注意が必要です．併用が必要な場合はプロトンポンプ阻害薬(PPI)，H_2 受容体拮抗薬(H_2 遮断薬)など胃酸抑制薬の使用を検討しましょう．

セレコキシブ

錠：100 mg

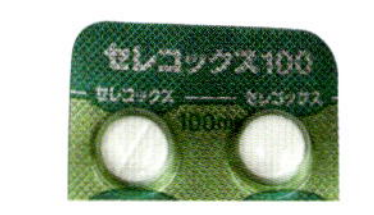

商品名：セレコックス錠

どんな薬か—製剤の特徴

- NSAIDsの1つであるが，COX-2を選択的に阻害するため胃腸障害のリスクが低い．
- ロキソプロフェンと比べて半減期が長く，持続時間が長い．1日2回で使用する．
- ICUでは安全性の面からアセトアミノフェンのほうが優先される．
- 簡易懸濁での投与可能である．
- 主に肝臓で代謝される．

製剤の効き方

- 効果発現時間：不明［最高血中濃度(C_{max})2時間］
- 効果持続時間：不明
- 半減期：5〜9時間

投与後の観察・モニタリング

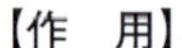

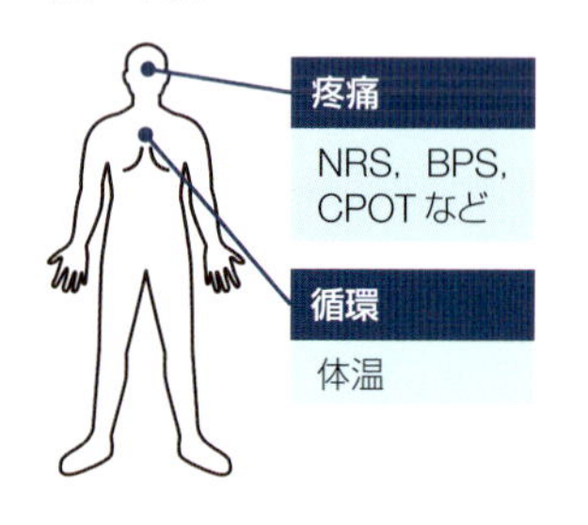

【副作用】

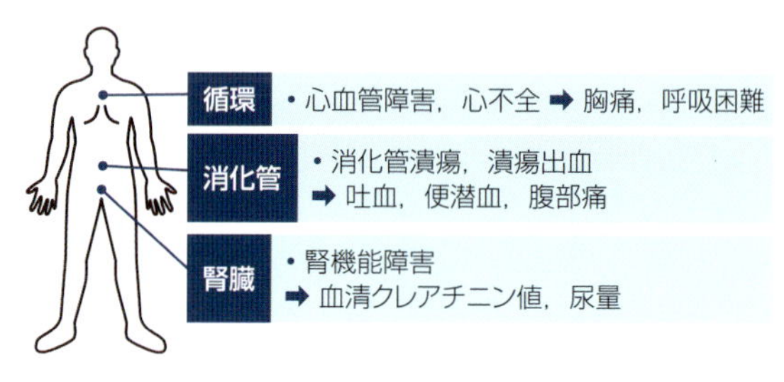

特徴的な副作用

- 心血管系疾患：プロスタグランジン(PG)減少が血管内皮損傷の素因となる．
- 心不全：体液貯留により前負荷が増加する．
- 腎機能障害：PG産生抑制により腎血流量が低下する．

薬の使い方(用法・用量)

【添付文書】

- **変形性膝関節症，関節リウマチなどの消炎・鎮痛**
  - ・経口投与：1回100〜200 mgを1日2回投与する．
- **手術後，外傷後ならびに抜歯後の消炎・鎮痛**
  - ・経口投与：成人には初回のみ400 mg，2回目以降は1回200 mgとして1

日2回投与する.

■禁　忌

- アスピリン喘息，その既往のある患者：喘息発作を誘発するおそれがある.
- 消化性潰瘍のある患者：胃潰瘍を悪化させるおそれがある.
- 重篤な腎機能障害のある患者：腎血流量低下による腎障害のおそれがある.
- 重篤な心機能不全のある患者：体液貯留による心不全増悪のおそれがある.
- 妊娠末期：胎児の動脈管収縮を引き起こすおそれがある.

■薬剤師からのアドバイス

- 腎機能障害がある患者では，腎機能増悪のリスクがあるため使用を控えましょう.
- 冠血管疾患がある患者では，心血管系有害事象のリスクが高いため使用を控えましょう.
- COX-2 非選択的 NSAIDs に比べて消化管潰瘍のリスクは低いですが，アスピリンやステロイドとの併用で消化管潰瘍リスクが上がるため，吐血・下血や貧血に注意が必要です．併用が必要な場合は PPI，H_2 遮断薬など胃酸抑制薬の使用を検討しましょう.

（前田幹広，甲斐　光）

鎮静薬

ミダゾラム

注：10 mg/2 mL

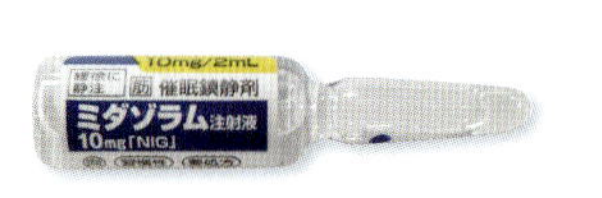

商品名：ミダゾラム注射液

■ どんな薬か―製剤の特徴

- GABAA 受容体のベンゾジアゼピン結合部位に作用することで，GABA との親和性を向上させる．
- 鎮静，催眠，抗けいれん，抗不安，健忘作用があり，鎮痛作用はない．
- 投与開始後の鎮静効果は早いが，蓄積性があるため中止後の覚醒が遅れる場合がある．
- プロポフォールやデクスメデトミジンと比較して血圧低下が少ない．
- 主に肝臓で代謝され，代謝物が主に尿中から排泄される．

■ 製剤の効き方

- 効果発現時間：0.5～5 分
- 効果持続時間：1～2 時間
- 半減期：1.8～6.4 時間(投与期間の延長により半減期が長くなる)

■ 投与後の観察・モニタリング

【作　用】

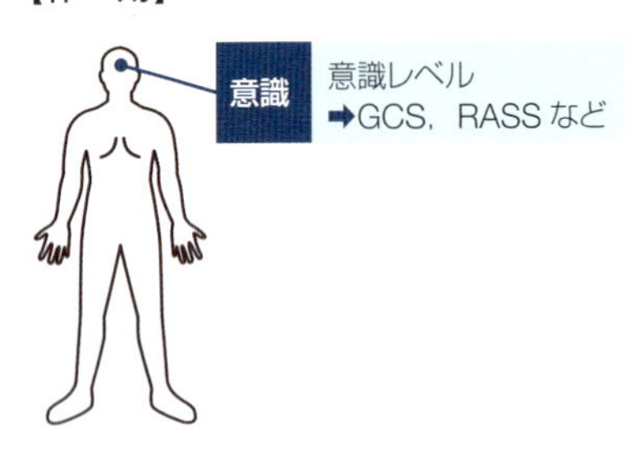

【副作用】

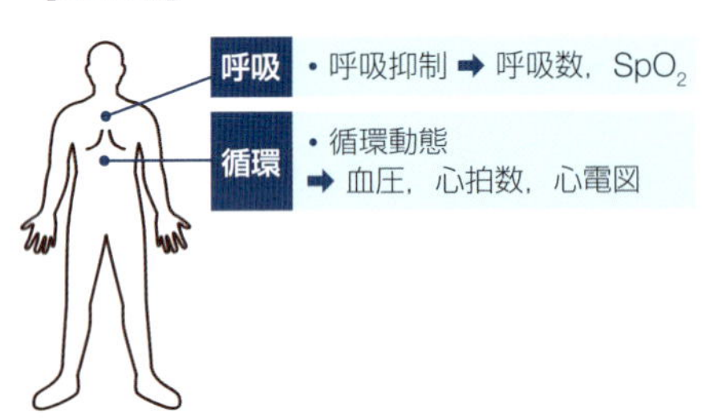

■ 特徴的な副作用

- 長期投与時の急な中止・減量により生じる離脱症状：興奮，発汗，震えなど．

■ 薬の使い方(用法・用量)

【添付文書】

- ICU における人工呼吸中の鎮静
  - ・(導入)静注：0.03～0.06 mg/kg を 1 分以上かけて緩徐に投与．必要に応じて 0.03 mg/kg を 5 分以上の間隔

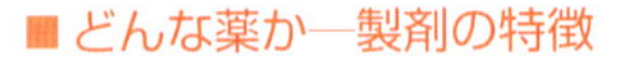

を空けて追加投与する.
・持続静注：0.03～0.06 mg/kg/時で開始，患者の状態をみながら0.03～0.18 mg/kg/時の範囲で適宜増減する.

【ガイドライン・論文】
- 日本版・集中治療室における成人重症患者に対する痛み・不穏・せん妄管理のための臨床ガイドライン2014
  ・持続静注：0.02～0.18 mg/kg/時.

■禁　忌
- 急性閉塞隅角緑内障：抗コリン作用による眼圧上昇
- ショック，昏睡，呼吸や循環抑制が認められる急性アルコール中毒

■主な配合変化
【側管投与不可】
- リドカイン塩酸塩（混濁）
- ベタメタゾンリン酸エステルナトリウム（白濁，結晶析出）

■相互作用
- 併用禁忌：リトナビルを含むHIV治療薬との同時投与を避ける.
- 併用注意：フルコナゾール，クラリスロマイシンとは可能な限り同時投与を避ける.

■希　釈
- 5A（ミダゾラム注射液10 mg）＋40 mL（生理食塩水）➡濃度：1 mg/mL
- 原液使用：10A（ミダゾラム注射液10 mg）➡濃度：5 mg/mL

■薬剤師からのアドバイス
- 以前より使用頻度は減ってきていますが，深い鎮静が必要となる症例やアルコール・ベンゾジアゼピン系離脱の症例，循環動態が不安定な症例ではよい適応となります.
- 長期投与患者（42～72時間以上）や肝・腎機能低下患者への使用時は，代謝物の蓄積や排泄能低下により作用増強・作用時間延長が生じる可能性があるため注意が必要です.
- 高齢者への投与や長期投与がせん妄発症のリスクとなるため注意が必要です.
- ベンゾジアゼピン系薬の拮抗薬としてフルマゼニルがあります.
- 乳酸リンゲル液と混合するときはPVC（ポリ塩化ビニル）製の輸液セットの使用は避けましょう.

プロポフォール

1% 注：200 mg/20 mL，500 mg/50 mL，
1,000 mg/100 mL
2% 注：1,000 mg/50 mL

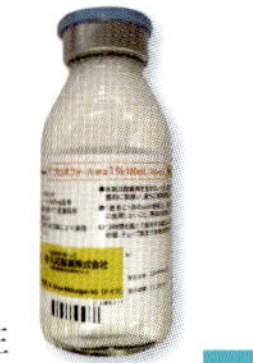

商品名：プロポフォール静注

どんな薬か―製剤の特徴

- $GABA_A$ 受容体に作用し，受容体とGABA の親和性を向上させる.
- 鎮静，催眠，抗けいれん，抗不安，健忘作用があり，鎮痛作用はない.
- 投与開始後の鎮静効果が早く，中止後の覚醒も早い.
- 呼吸抑制作用が強いため，気管挿管および気管切開下の人工呼吸器使用患者に対する投与が推奨される.
- 主に肝臓で代謝され，代謝物が主に尿中に排泄される.
- 脂肪性製剤であるため 1 mL あたり 1.1 kcal のエネルギーがある.

製剤の効き方

- 効果発現時間：1～2 分
- 効果持続時間：3～15 分
- 半減期：20～30 分（投与期間の延長により半減期が長くなる）

投与後の観察・モニタリング

【作　用】

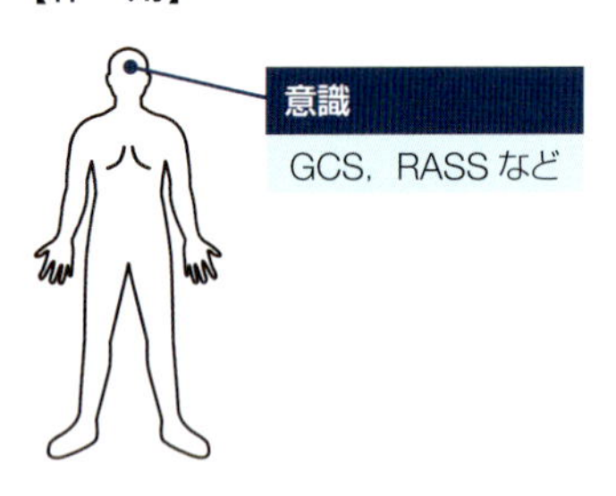

【副作用】

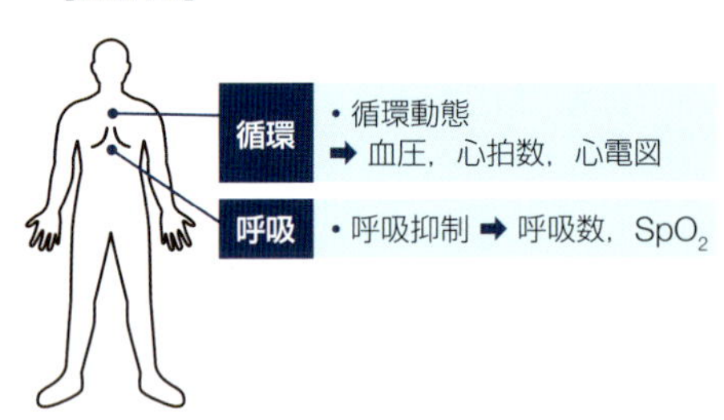

特徴的な副作用

- 高トリグリセリド血症
- 急性膵炎
- プロポフォール注入症候群（propofol infusion syndrome：PRIS）：横紋筋融解症，代謝性アシドーシス，不整脈，腎不全などを生じる.

薬の使い方（用法・用量）

【添付文書】

ICU における人工呼吸中の鎮静

・持続静注：0.3 mg/kg/時で開始し，0.3～3 mg/kg/時で必要な鎮静深度に応じて調節する.

■ 禁　忌

- 小児への使用：国内で死亡例がある.
- 卵・大豆アレルギー：使用可とするガイドラインもある.

■ 主な配合変化

- 低分子デキストラン加乳酸リンゲル液：2層に分離，粒子径の増大.
- ロクロニウム臭化物：粒子径の増大，プロポフォール含量の低下.

■ 希　釈

- 原則として原液で使用する(細菌が繁殖しやすいため希釈・混注は禁止).

■ 薬剤師からのアドバイス

- 細菌繁殖による感染リスクが高くなるため，本剤の投与に用いたシリンジやチューブ類は12時間ごとに交換し，残液は破棄しましょう.
- ポリカーボネート製の三方活栓や延長チューブなどの使用は避けましょう(コネクター部のひび割れ).
- 血管痛および静脈炎を起こしやすいため，太い血管を選択して投与しましょう.
- DEHP(可塑剤)が溶出する可能性があるので，DEHPを含むPVC(ポリ塩化ビニル)製の輸液セットの使用を避けましょう.
- 4 mg/kg/時以上で48時間以上の使用は，PRISのリスクが高くなります.

Q　鎮静薬の投与後に血圧が低下した場合はどのように対応すればよいですか？

A　鎮静薬の使用時には末梢血管拡張作用による血圧低下が認められることがあり，ICUでは比較的遭遇しやすい副作用の1つです．また，急速静注投与の場合は持続静注投与時より一時的に血中濃度が高値となるため，低血圧リスクが上がります．一時的な血圧の低下であれば経過観察で問題ありませんが，**低血圧が遷延する場合は鎮静薬の減量・中止，輸液の増量，下肢の挙上，フェニレフリンやノルアドレナリン、エフェドリンなどの昇圧薬の使用が必要となります**．また，プロポフォールは血管拡張作用だけでなく心収縮力抑制作用によって血圧が低下する場合があり，ドブタミンなどの強心薬が必要となることがまれにあります．

血圧低下を未然に回避するためには不必要な急速静注を避けることが重要です．また，循環動態が不安定な患者に対しては，血圧低下リスクが少ないミダゾラムがよい適応となります．鎮静薬だけで目標の鎮静効果が得られない場合は，鎮痛薬であるフェンタニルを併用することで鎮静薬を減量することも可能です．

（立石裕樹）

デクスメデトミジン

シリンジ：200 μg/50 mL，
バイアル：200 μg/2 mL

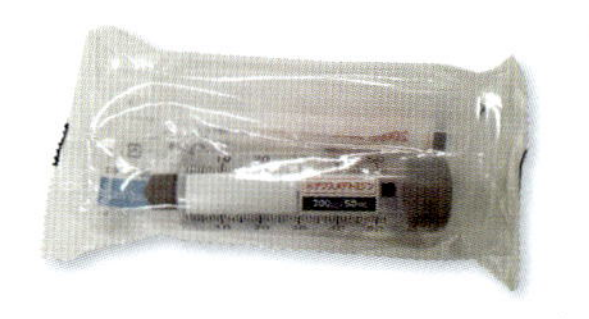
商品名：デクスメデトミジン静注液

どんな薬か―製剤の特徴

- 中枢性 α_{2A} アドレナリン受容体に作用する．
- ミダゾラムとプロポフォールにはない鎮痛作用がある．
- ミダゾラムとプロポフォールと比べると鎮静作用が弱く，せん妄の発生頻度が少ない．
- 呼吸抑制がほとんどない．
- 主に肝臓で代謝され，代謝物が主に尿中に排泄される．

製剤の効き方

- 効果発現時間：5～15 分
- 効果持続時間：2～3 時間
- 半減期：約 2 時間(投与期間の延長により半減期が長くなる)

投与後の観察・モニタリング

【作　用】

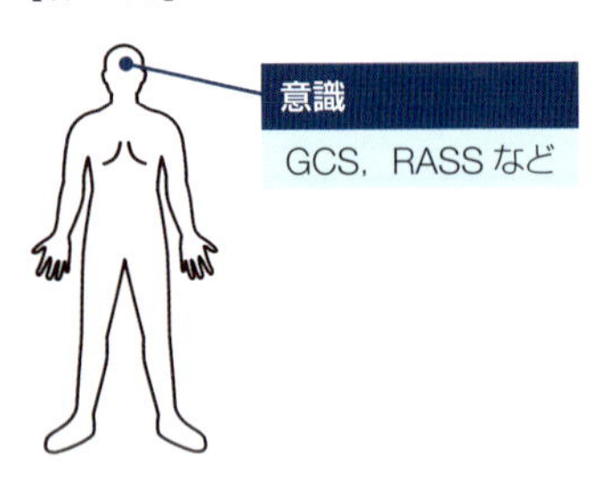

【副作用】

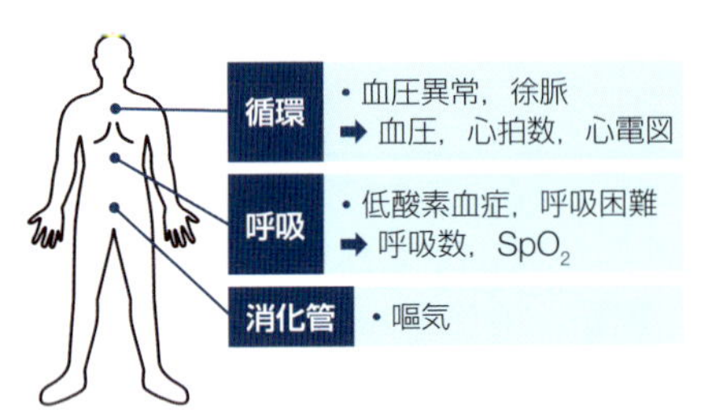

特徴的な副作用

- 末梢血管収縮作用による一時的な血圧上昇(初回負荷投与時)
- 交感神経抑制作用による低血圧と徐脈
- 離脱症状：長期投与，突然の中止・減量により生じやすい．

薬の使い方(用法・用量)

【添付文書】

- ICU における人工呼吸中および離脱後の鎮静
  - ・持続静注：6 μg/kg/時で 10 分間投与し，0.2～0.7 μg/kg/時で必要な鎮静深度に応じて調節する．

【ガイドライン・論文】

- 日本版・集中治療室における成人重症

患者に対する痛み・不穏・せん妄管理のための臨床ガイドライン，2014
・持続静注：0.2〜0.7 μg/kg/時で投与する．

■ 主な配合変化

- アムホテリシンB（沈殿）
- ジアゼパム（沈殿）

■ 希　釈（バイアル製剤）

- シリンジ製剤と同様の組成：1V（200 μg/2 mL）+ 48 mL（生理食塩水）➡濃度：4 μg/mL

■ 薬剤師からのアドバイス

- 添付文書では10分間の負荷投与（血中濃度を早めに上げる）と記載されていますが，徐脈や血圧低下を起こすことがあるため，最初から維持投与量での開始が推奨されます．
- 浅い鎮静で管理する症例（非侵襲的人工呼吸器管理など）に使用されます．
- 深い鎮静が必要となる症例では，デクスメデトミジン単剤でのコントロールはむずかしいため，プロポフォールやミダゾラムの使用・併用が適しています．
- 重度肝障害の患者では鎮静作用と副作用が強く出やすいため注意しましょう．

2

Q　鎮静薬に抗不安作用はありますか？

A　主にICUで使用される鎮静薬であるミダゾラム，プロポフォール，デクスメデトミジンの3剤には抗不安作用があります． ミダゾラムとプロポフォールは$GABA_A$受容体を介して，デクスメデトミジンは橋と青斑核のα_2A受容体を介して抗不安作用を示すとされています．ICUに入室する多くの患者は，疼痛や医療機器，騒音などのさまざまな要因により不安を抱えているため，その不安や苦痛を緩和して快適に過ごしてもらうために鎮静薬が用いられます．

そもそも鎮静とは，催眠・抗不安・健忘の3つの要素から構成されているため，抗不安作用は鎮静薬がもつ必須の作用であるとも考えられます．鎮静レベルの指標として頻用されるRichmond Agitation-Sedation Scale（RASS）のスコア+1の状態は「不安で絶えずそわそわしている，しかし動きは攻撃的でも活発でもない」と表現されます．この「不安」の状態を緩和するために用いられるのが，鎮静薬であるミダゾラム，プロポフォール，デクスメデトミジンであり，RASS 0〜−2を目標とした浅鎮静での管理が一般的に行われます．適切な鎮静レベルでコントロールすることが不安の解消につながります．（立石裕樹）

ロラゼパム

注：2 mg/1 mL
錠：0.5 mg，1 mg

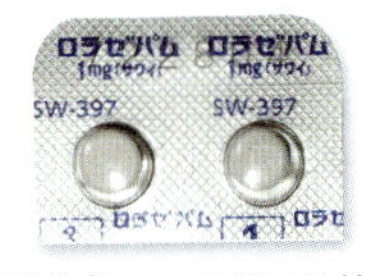

商品名：ロラゼパム錠

■どんな薬か—製剤の特徴

- ベンゾジアゼピン受容体に作用する．
- 海外では鎮静薬として使用される（日本では保険適用外）．
- 国内のICUでは，主にてんかん重積あるいはアルコール離脱の治療に使用される
- 簡易懸濁が可能である．
- 主に肝臓で代謝され，代謝物が主に尿中に排泄される．

■製剤の効き方

- 薬効発現時間：1〜2時間（経口薬），10分以内（注射薬）
- 薬効持続時間：12〜24時間
- 半減期：9〜16時間（投与期間の延長により半減期が長くなる）

■投与後の観察・モニタリング

【作　用】

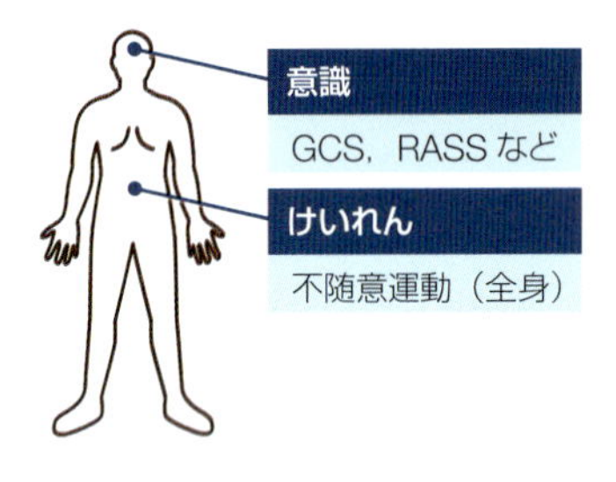

【副作用】

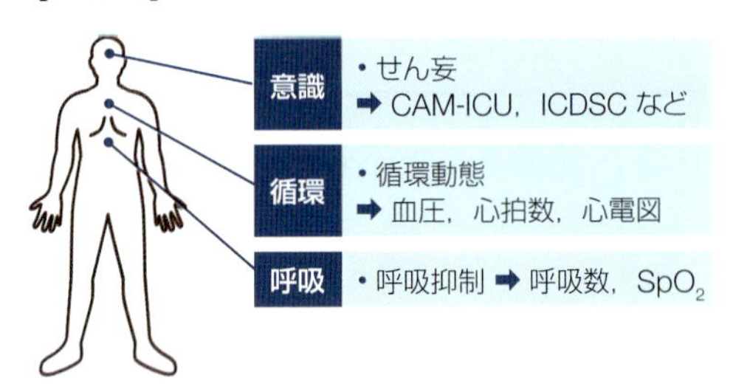

■特徴的な副作用

- 離脱症状：長期投与，突然の中止・減量により生じやすい．

■薬の使い方（用法・用量）

【添付文書】

- **神経症における不安・緊張・抑うつ（経口薬のみ）**
- **心身症（自律神経失調症，心臓神経症）における身体症候ならびに不安・緊張・抑うつ（経口薬のみ）**
  - 経口投与：1日1〜3 mgを2〜3回に分けて投与（適宜増減）する．
- **てんかん重積状態（注射薬のみ）**
  - 静注：1回4 mgを投与し，必要に応じて4 mgの追加投与が可能．投与速度は2 mg/分を目安として緩徐に投与する．

【ガイドライン・論文】
- てんかん診療ガイドライン 2018
- **早期てんかん重積状態**
  - ・静注：1 回 4 mg を 2 mg/分の速度で投与する.
- World J Biol Psychiatry **18**：86-119, 2017
- **アルコール離脱症状**
  - ・静注：1 回 2 mg を 4〜6 時間ごとに投与する.

■禁　忌
- 急性閉塞隅角緑内障の患者：抗コリン作用を有する.
- 重症筋無力症のある患者
- ショックの患者，昏睡の患者，バイタルサインの悪い急性アルコール中毒の患者

■主な配合変化
- 側管投与の場合は生理食塩水または 5% ブドウ糖液の側管が望ましい.

■相互作用
- 併用注意：ダントロレン(筋弛緩作用増強)，バルプロ酸(効果減弱)，リファンピシンは可能な限り避ける.

■希　釈
- 同量の注射用水，生理食塩水または 5%ブドウ糖注射液を加えてシリンジ内で希釈➡濃度：1 mg/mL

■薬剤師からのアドバイス
- ベンゾジアゼピン系薬のなかでは比較的依存症となりやすいため，漫然とした投与は避けましょう.
- 中止する場合は徐々に減量しましょう.
- ベンゾジアゼピン系薬は肝障害のある患者では減量が必要ですが，ロラゼパムは減量不要です．しかし，腎機能障害のある患者では効果が遷延する可能性があるため，投与時は注意が必要です.

（立石裕樹）

抗精神病薬，抗不安薬

ハロペリドール

注：5 mg/1 mL
錠：0.75 mg，1 mg，1.5 mg，3 mg
細粒：10 mg/g（1%）

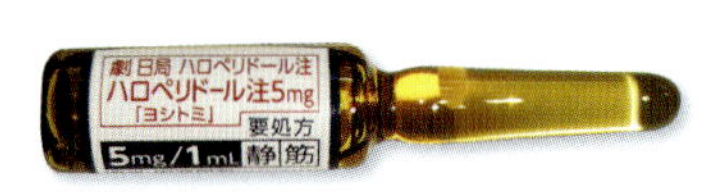

商品名：ハロペリドール注

■どんな薬か―製剤の特徴

- ドパミン D_2 受容体を遮断する．
- 過活動型せん妄で経口投与不可能な症例では，静注薬のハロペリドールが使用される頻度が高い．
- 鎮静作用は弱いが，幻覚妄想に対する作用が強い．
- 他の抗精神病薬と比べて呼吸器系や循環器系への有害事象は少ない．
- 簡易懸濁が可能である．
- 主に肝臓で代謝され，尿中および便中に排泄される．

■製剤の効き方

- 効果発現時間：3～20 分（静注），
  15～30 分（筋注）
- 効果持続時間：3～24 時間（静注）
- 半減期：14～26 時間

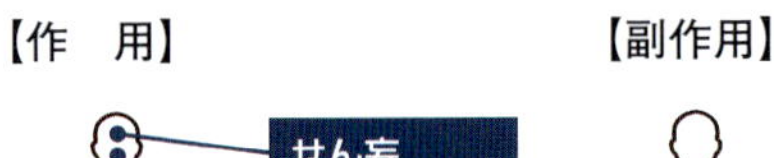

■投与後の観察・モニタリング

【作　用】

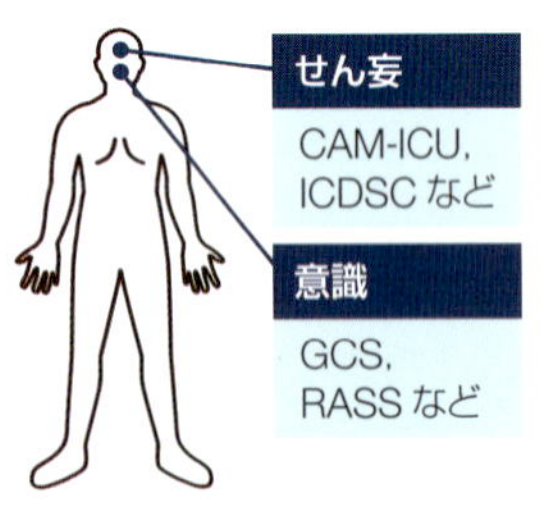

- **せん妄**：CAM-ICU，ICDSC など
- **意識**：GCS，RASS など

【副作用】

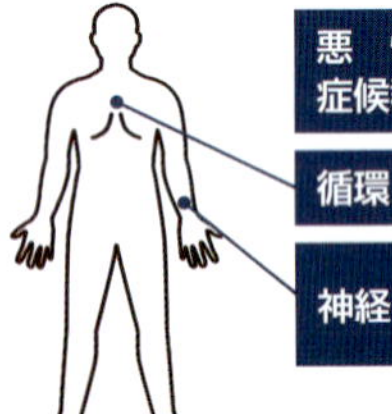

- **悪性症候群**：体温，血清クレアチニンキナーゼ，血圧，脈拍など
- **循環**：血圧，心拍数，心電図
- **神経**：・錐体外路症状 ➡ 運動機能（不随意運動，筋固縮など）

■特徴的な副作用

- 筋強直，振戦，ジストニアなどの錐体外路症状：中止により改善する．
- 心筋の再分極を遅延させ，QT 延長をきたす．電解質異常や心疾患があると生じやすく，さらに致死的不整脈を生じることがある．
- 悪性症候群：まれに発熱，筋強直，頻脈，CPK 上昇を伴う悪性症候群をきたして，多臓器障害から致死的となることがある．

■薬の使い方（用法・用量）

【添付文書】（注射薬のみ記載）

- 統合失調症（急激な精神運動興奮などで，緊急を要する場合）
  - ・筋注，静注：1回5 mgを1日1〜2回投与する（適宜増減）．

【ガイドライン・論文】

- せん妄の治療指針第2版，2015
  - ・静注：1回2.5〜5 mgを投与し，効果不十分の場合は投与を繰り返す．

■禁　忌

- 重症の心不全患者：心筋に対する障害作用や血圧降下の報告がある．
- パーキンソン病またはレビー小体型認知症の患者：錐体外路症状が悪化するおそれがある．
- アドレナリンを投与中の患者：アドレナリンをアナフィラキシーの救急治療に使用する場合を除く．

■主な配合変化

- プロメタジン（白濁）

■相互作用

- 併用禁忌：アドレナリン（重篤な血圧降下を起こすことがある）
- 併用注意：レボドパ，ケトコナゾール，カルバマゼピンは可能な限り避ける

■希　釈

- 静注：0.5〜1A（ハロペリドール2.5〜5 mg）+ 20 mL（生理食塩水）
  ➡濃度：0.125〜0.25 mg/mL
- 点滴静注：1A（ハロペリドール5 mg）+ 100 mL（生理食塩水）➡濃度：0.05 mg/mL

■薬剤師からのアドバイス

- 高齢者は効果が強く現れることがあるため，通常の半量を投与して症状を観察しましょう．
- 鎮静作用が弱いため頻回に投与する場合がありますが，多くの副作用は用量依存的に増えます．そのため，いたずらに投与を繰り返さずに他剤への切り替えや併用を考えましょう．
- せん妄に対する効果は認められておらず，PADISガイドラインでも使用は推奨されていません．
- 錐体外路障害（特に内服薬）とQT延長に注意してモニタリングしましょう．

リスペリドン

錠：1 mg，2 mg，3 mg
OD 錠：0.5 mg，1 mg，2 mg
細粒：10 mg/g(1%)
内用液：0.5 mg/0.5 mL，1 mg/1 mL，
2 mg/2 mL，3 mg/3 mL

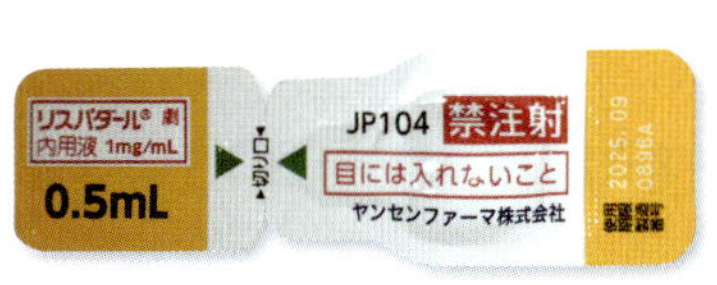

商品名：リスパダール内用液

■どんな薬か─製剤の特徴

- ドパミン D_2，セロトニン 5-HT_2 受容体を遮断する．
- 鎮静作用は弱いが，幻覚妄想に対する作用が強い．
- 経口薬の剤形が豊富である(普通錠・OD 錠・内用液)．

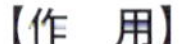

- 簡易懸濁が可能である．
- 主に肝臓で代謝され，代謝物が主に尿中に排泄される．

■製剤の効き方

- 薬効発現時間：約 2 時間
- 薬効持続時間：24 時間以上
- 半減期：20 時間

■投与後の観察・モニタリング

【作　用】

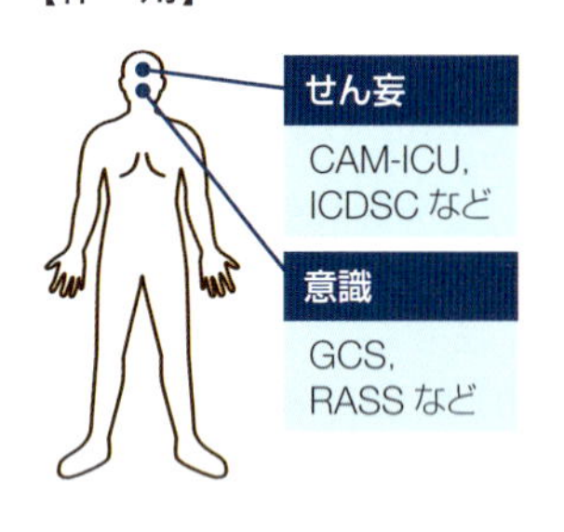

【副作用】

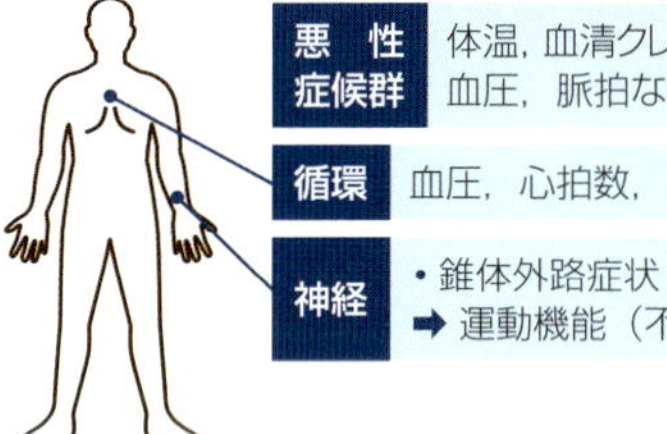

■特徴的な副作用

- 高プロラクチン血症(D_2 受容体遮断のため)
- 錐体外路症状：中止により改善する．

■薬の使い方(用法・用量)

【添付文書】

- **統合失調症**
  - ・1 回 1 mg を 1 日 2 回より開始し，徐々に増量する(適宜増減)．
  - ・維持量は通常 1 日 2～6 mg を原則として 1 日 2 回に分けて投与し，1 日量は 12 mg を超えないこと．

【ガイドライン・論文】

- せん妄の治療指針第 2 版，2015
  - ・錠もしくは内用液を 1 日 1 回夕～眠

前に0.25〜2 mgを投与．効果不十分のときは翌日に増量して投与する．1日最大4 mg程度まで．

■禁　忌

- アドレナリンを投与中の患者：アドレナリンの作用を逆転させ血圧低下をきたすことがある（アナフィラキシーの救急治療に使用する場合を除く）

■相互作用

- 併用禁忌：アドレナリン（α遮断作用により血圧低下）
- パロキセチン，ケトコナゾール，カルバマゼピンは可能な限り避ける（代謝酵素の影響で薬効が変化するため）．

■薬剤師からのアドバイス

- 高齢者は効果が強く現れることがあるため，通常の半量を投与して症状を観察しましょう．
- 腎排泄型の薬剤であるため腎機能障害のある患者では効果・副作用が遷延しやすいため注意が必要です．
- 内用液は錠より血中濃度の上昇が少し早いため，不穏時には内用液の使用が推奨されます．
- せん妄に対する効果は認められておらず，『PADISガイドライン』でも使用は推奨されていません．

Q ハロペリドールやリスペリドンは「寝たら中止して」と指示されるのはなぜですか？

A ICUにおける睡眠障害はせん妄と併存する場合が多く，ハロペリドール注射薬あるいはリスペリドンを睡眠導入目的で使用することが多くあります．両剤ともに単独での睡眠導入効果は弱いですが，循環器系および呼吸器系への影響が少ないという特徴があります．そのため，「寝たら中止して」と指示を出され，睡眠効果が得られるまで頻回に使用するケースがあります．

両剤ともに安全性が比較的高い医薬品ですが，**副作用の観点からは睡眠効果が得られる最小限の投与が望ましい**と考えられます．多くの医薬品で言えることですが，目的とする主作用の裏には副作用が隠れています．副作用は用量依存的に出現する場合が多いため，医薬品の過量使用は不適切である場合が多く，適切な量を使用することが重要と言えます．**ハロペリドールは高用量になるとQT延長や錐体外路障害，悪性症候群などが生じるリスクが上がります**．リスペリドンはハロペリドールより錐体外路系や不整脈の副作用は少ないですが，高用量となると同様に副作用リスクが高まります．内服可能な症例では，鎮静作用が強いクエチアピンや睡眠薬を睡眠導入目的で使用することが妥当と考えられます．また，痛みや環境刺激も睡眠を妨げる要因であるため，鎮痛薬の併用や療養環境（騒音・照明など）の整備が睡眠の質改善に重要です．

（立石裕樹）

クエチアピン

錠：25 mg，50 mg，100 mg，200 mg
細粒：500 mg/g(50%)

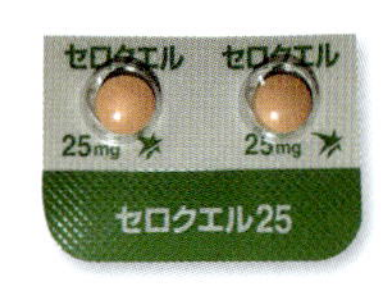

商品名：セロクエル錠

■どんな薬か―製剤の特徴

- ドパミン D_1，D_2，セロトニン 5-HT_{1A}，5-HT_2，ヒスタミン H_1，アドレナリン α_1，α_2 受容体を遮断する．
- ハロペリドールやリスペリドンより鎮静・睡眠導入効果が高く，半減期が短い．
- 糖尿病患者には禁忌である．
- 簡易懸濁が可能である．
- 主に肝臓で代謝され，代謝物が主に尿中に排泄される．

■製剤の効き方

- 効果発現時間：1.5 時間以内
- 効果持続時間：4〜12 時間
- 半減期：3〜6 時間

■投与後の観察・モニタリング

【作　用】

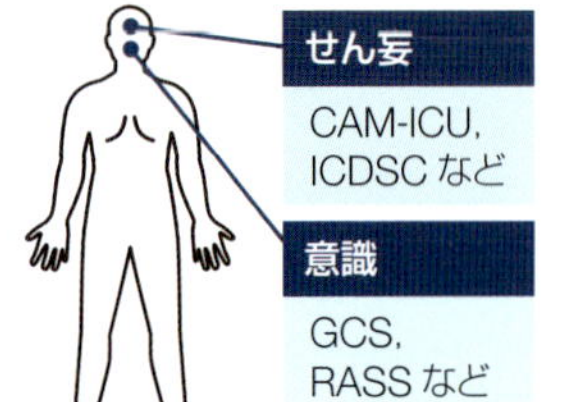

【副作用】

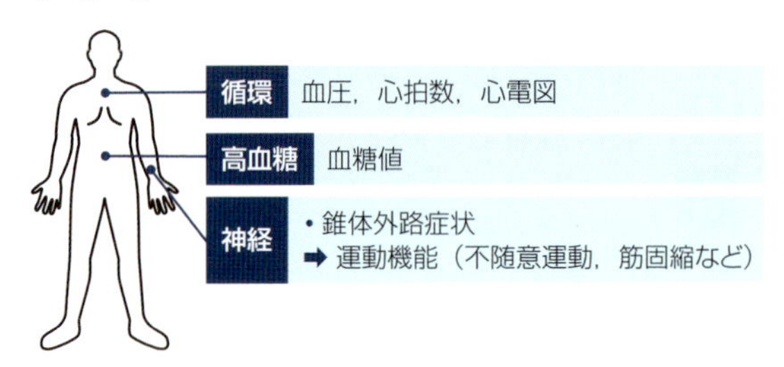

■特徴的な副作用

- 傾眠：鎮静作用が強いため．
- 血糖上昇，糖尿病性ケトアシドーシス：インスリン分泌を抑制する．

■薬の使い方(用法・用量)

【添付文書】

- **統合失調症**
  - ・1 回 25 mg を 1 日 2〜3 回より投与を開始し，患者の状態に応じて徐々に増量する(適宜増減)．1 日投与量は 150〜600 mg とし，750 mg を超えないこと．

【ガイドライン・論文】

- せん妄の治療指針第 2 版 2015
  - ・1 日 1 回 12.5〜50 mg を夕〜眠前に投与．効果不十分のときは翌日に増量して投与する．1 日最大 200 mg 程度までとする．

■禁　忌

- 糖尿病の患者，糖尿病の既往歴のある患者：著しい血糖上昇から糖尿病性ケトアシドーシス，糖尿病性昏睡など致命的な経過をたどることがある．
- アドレナリンを投与中の患者（アドレナリンをアナフィラキシーの救急治療に使用する場合を除く）

■相互作用

- 併用禁忌：アドレナリン（α 遮断により血圧低下）
- ケトコナゾール，カルバマゼピンは可能な限り避ける（代謝酵素の影響で薬効が変化するため）．

■薬剤師からのアドバイス

- 糖尿病がなく経口投与可能なせん妄患者に対しては，多くの施設で第一選択薬として使用されています．
- 夜間せん妄がある患者に対して，鎮静作用を期待した夕～眠前の投与が推奨されます．
- せん妄治療への使用は PADIS ガイドラインでは推奨されていません．
- 鎮静作用が強く出ることがあるため，転倒や誤嚥などには注意が必要です．
- 腎機能障害のある患者では投与量調整は不要ですが，肝機能障害のある患者では効果が遷延する可能性があるため，投与時は注意が必要です．

（立石裕樹）

Q　クエチアピンはどのような患者に使用しますか？

A　ハロペリドールやリスペリドンなどの抗精神病薬と比較するとクエチアピンは鎮静作用に優れているため，不眠や興奮が顕著なせん妄に対する有効性が高いと考えられます．そのため，**夜間せん妄を生じた不眠の患者に用いられるケースが多い**です．

クエチアピンを使用する場合に他に考えるべきことは剤型と副作用になります．まず，クエチアピンの剤形は錠剤と細粒のみであるため，経口投与ができない患者や拒薬が強い患者には使用できません．その場合は，ハロペリドール注射液やリスペリドン内用液などを用います．また，クエチアピンは糖尿病患者には使用できません．「血糖モニタリングを行えば問題ないのでは？」との意見もありますが，日本の添付文書上で禁忌に指定されているため糖尿病患者への投与は避けるのが妥当です．さらには，クエチアピンは QT 延長リスクが高いと報告されています．そのため，心疾患がある患者や他の QT 延長リスク薬（アミオダロン，プロカインアミド，ニフェカラントなど）の使用患者に用いる場合は，心電図を注視する必要があります．（立石裕樹）

コラム　重症患者における薬剤の投与経路について

重症患者では，意識レベルや嚥下機能が低下しているため，経口投与がむずかしくなります．経口投与の代わりとして使用される主な投与経路について紹介します．

■静脈内投与

重症患者では，主に注射薬を静脈内投与(静注)します．静注は血管内へ直接投与するため全身作用が期待できて，他の投与方法と比較して早い効果が得られます．しかし，副作用も早期に発生する危険性があることから，投与後のモニタリングは注意深く行う必要があります．

投与経路には末梢静脈ルートと中心静脈ルートがあります．末梢静脈ルートは一般的な投与経路ですが，ICU へ入室した重症患者では，循環作動薬や栄養を経口，経管投与することが困難なときに TPN(中心静脈栄養)を投与するために中心静脈ルートが使用されます．また，投与する薬剤や栄養管理の面から必要なカテーテル内腔数(シングルルーメン，マルチルーメン)を選択します．ルーメン数が増えると感染リスクが上がるため，必要最低限のルーメン数を選択します．配合変化の生じる薬剤を使用する場合，必要に応じてルートや投与タイミングの変更を行います．

■経管投与

意識レベルや嚥下機能の低下により薬剤や栄養の経口投与が困難な患者には，経鼻栄養チューブから投与します．『日本版重症患者の栄養療法ガイドライン』では，重症病態に対する治療を開始した後，可及的に 24 時間以内，遅くとも 48 時間以内に経腸栄養を開始することが推奨されています．経腸栄養の吸収不良や下痢などにより薬剤の吸収低下が起こる可能性もあるため，栄養剤の投与速度を遅らせたり，間欠投与から持続投与へ変更します．投与後には，腸蠕動音や胃残留量などから薬剤が吸収されているかを観察するようにしましょう．

薬剤の経管投与には，薬剤を粉砕化するか，簡易懸濁法により投与する方法があります．簡易懸濁法とは，錠剤やカプセルをそのまま約 55℃のお湯に入れ，懸濁させたものを経管投与する方法です．しかし，徐放性や腸溶性の薬剤は粉砕化や簡易懸濁法には適していないため注意が必要です(表)．

■吸　入

人工呼吸器を使用する患者では，気管支拡張薬などの吸入薬を使用することがあります．吸入器具には，吸入薬をエアロゾルにして吸入させるネブライザーと，吸入器に充填された薬剤を一定量噴霧し，吸入させる加圧噴霧式吸入器(pressurized Metered Dose Inhaler：pMDI)があります．人工鼻を使用する患者にネブライザーを使用する場合は，フィルターの目詰まりによる換気不良のおそれがあるため人工鼻を取り外して吸入します．本来，pMDI を使用する場合には吸入薬の噴霧と吸気を同調させる必要がありますが，人工呼吸器を使用している患者では十分に気道内へ薬剤を到達させることができない可能性があるため，スペーサー(吸入補助具)が使用されます(図)．スペーサー内に薬液を噴霧し，人工呼吸器回路の吸気側に装着し吸入することができます．

表 粉砕，簡易懸濁に注意が必要な薬剤一覧

薬剤名(商品名)	粉砕	簡易懸濁	備考
アスピリン(バイアスピリン錠)	△	×	• 腸溶性 • 粉砕することで速やかな効果発現が得られるが，胃腸障害に対する考慮が必要
ランソプラゾール(タケプロン OD 錠)	×	○	• 腸溶性細粒を含んだ口腔内崩壊錠 • 添加物にマグコロール 6000(凝固点 56～61℃)が含まれるため，温度が高すぎると再凝固する
ラベプラゾール(パリエット錠)	×	×	• 腸溶性
ニフェジピン(アダラート CR 錠)	×	×	• 徐放性，光に不安定
テオフィリン(テオドール)錠	×	×	• 徐放性
バルプロ酸ナトリウム(デパケン R 錠)	×	×	• 徐放性
L- アスパラギン酸カリウム(アスパラカリウム錠)	×	×	• 吸湿性が高く固化する

［1）佐川賢一ほか：錠剤・カプセル剤粉砕ハンドブック，第 8 版，佐川賢一ほか（編），じほう，2019，2）藤島一郎：内服薬 経管投与ハンドブック－簡易懸濁法可能医薬品一覧，第 4 版，倉田なおみ（編），じほう，2020，3）倉田なおみ：タケプロン（ランソプラゾール）OD 錠の利点 経管投与を中心にして．薬局 **56**：2787-2790，2005 を参考に作成］

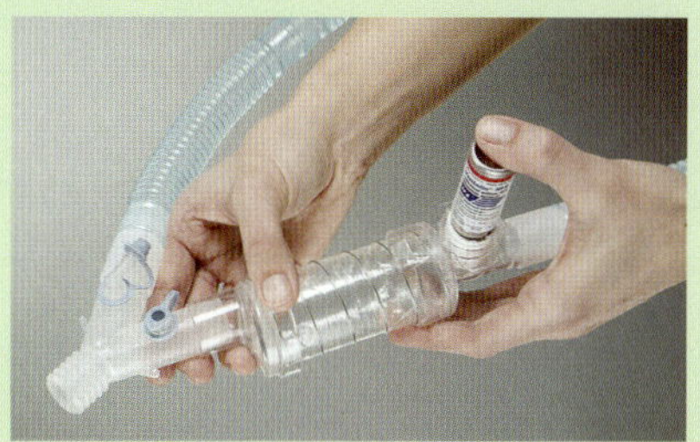

図 スペーサー(吸入補助具)

■経皮投与

全身作用を目的として，硝酸薬やビソプロロールなどの経皮吸収型製剤が使用されることがあります．貼付している間は吸収が持続するため，薬の血中濃度を一定に保つことができます．また，副作用が出現したときや投与を中断したいときにも，剥がすだけで薬の吸収を止めることができるため簡便です．しかし，貼付する部位や皮膚の状態により薬の吸収量が変化することがあるため，湿疹や傷，汗をかきやすい部位は避けましょう．同じ部位に長期間貼り続けることで発赤やかぶれが生じる場合があるため，貼り替えごとに場所を変えるようにします．

■舌下投与

狭心症の発作時や慢性心不全の急性増悪時には，ニトログリセリンを舌下投与することがあります．剤型には舌下錠やスプレー剤があり，口腔の粘膜から直接吸収されるため，即効性を期待することができます．また，スプレー剤は舌下錠と比較して効果発現が速いという特徴があります．舌下錠を飲み込んだ場合，効果発現が遅れたり，作用が低下するおそれがあります．ニトログリセリンの舌下投与後には血圧低下をきたす可能性もあるため投与後の観察が重要です．

（鈴木　健，加藤隆寛）

参考文献

- O'Grady NP et al: Guidelines for the prevention of intravascular catheter-related infections. Clin Infect Dis **52**：162-193，2011
- 日本集中治療医学会重症患者の栄養管理ガイドライン作成委員会：日本版重症患者の栄養療法ガイドライン．日集中医誌 **23**：185-281，2016
- 佐川賢一ほか：錠剤・カプセル剤粉砕ハンドブック，第8版，佐川賢一ほか(編)，じほう，2019
- 藤島一郎：内服薬 経管投与ハンドブック―簡易懸濁法可能医薬品一覧，第4版，倉田なおみ(編)，じほう，2020
- 倉田なおみ：タケプロン(ランソプラゾール)OD錠の利点　経管投与を中心にして．薬局 **56**：2787-2790，2005

3

敗血症患者に適切に介入する

——抗菌薬，抗真菌薬，抗ウイルス薬

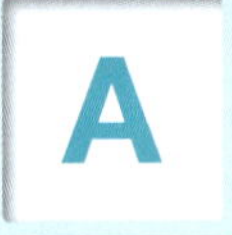

敗血症に対応する

1 治療・ケアの全体像

図 1 のフローチャートに沿って対応します．

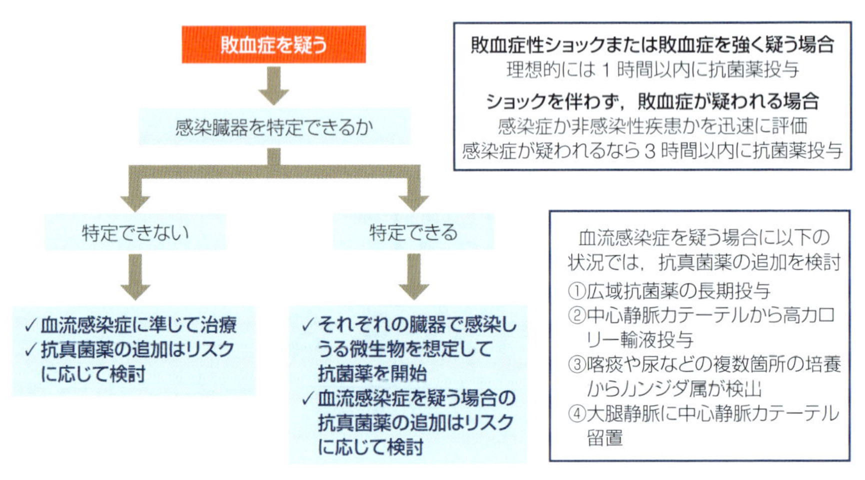

図 1　敗血症への対応

2 薬物療法を始める前に看護師がすべきこと

敗血症は，感染症に伴う生体反応が調節不能となり，重篤な臓器障害が引き起こされる状態を指します．敗血症の死亡率は 10% 以上で，敗血症性ショックに限定すると 40% 以上となる（JAMA **315**：801-810，2016），致死率の高い疾患です．そのため，予防・早期発見・治療が重要になります．

入院中の患者に起こる感染症の多くが，留置デバイス（血管留置カテーテル，尿道カテーテル，胸腔・腹腔ドレーン，気管チューブなど）関連ですので，それらの人工物を抜去できるか日々検討することが，予防につながります．特に，血管留置カテーテルやドレーン刺入部に発赤や疼痛，排膿がないか確認することで，感染部位を早期発見することができます．

3 抗菌薬，抗真菌薬，抗ウイルス薬をどう使うか——処方意図と使い分け

a 敗血症の疑いに対して薬物療法を考えるのはどのようなときか

✓qSOFAスコアを参考に判断する

まず敗血症と診断することが大切になります．敗血症を疑う徴候や症状は，多彩であり，しばしば他の非感染性疾患と間違われます．敗血症を診断するための標準的な検査は存在しませんが，敗血症を早期にみつける方法としてqSOFAスコア(quick Sequential Sepsis-related Organ Failure Assessment score)と呼ばれる評価法が，2016年の米国集中治療医学会(Society of Critical Care Medicine：SCCM)/欧州集中治療医学会(European Society of Intensive Care Medicine：ESCIM)から提唱されました．

- 呼吸数　22回/分以上
- 意識　障害あり
- 収縮期血圧　100 mmHg以下

この3項目中2項目以上満たしたときに，敗血症を疑って精査を進めるという方法ですが，その後，これが有用でないという報告もあり，2021年の敗血症のガイドラインでは，「qSOFAだけで判断してはならない」という推奨に変わっています．

しかし，血圧計さえあれば判断できる簡便な方法ですので，現在でも参考になる場面もあると思います．

b 抗菌薬，抗真菌薬，抗ウイルス薬をどう使い分けるか

✓感染源の微生物を推定すれば使用すべき薬剤が決まる

感染症診療において重要なことは，感染臓器がどこにあるのかを可能な限り把握することです．感染臓器が特定できれば，推定される微生物がわかり，自ずと使用すべき抗菌薬は決まります．**表1**に一般的に使用されている抗菌薬，抗真菌薬，抗ウイルス薬のカバーする微生物，使用される頻度の高い疾患をまとめました．

ただ，敗血症のガイドラインでは，敗血症がほぼ確実であると判断されれば，

表1　主な抗菌薬，抗真菌薬，抗ウイルス薬の種類と使い分け

抗菌薬	【ペニシリン系】 • アンピシリン：連鎖球菌，腸球菌の一部(*Enterococcus faecalis*)，リステリア菌，感受性のある大腸菌に使用．経験的治療*ではなく，菌種・感受性が同定されてから使用 • アンピシリン・スルバクタム：メチシリン感受性黄色ブドウ球菌(MSSA)，連鎖球菌，腸球菌の一部(E. faecalis)，腸内細菌の一部，嫌気性菌に使用．市中誤嚥性肺炎や歯原性感染症などに使用 • ピペラシリン・タゾバクタム：MSSA，連鎖球菌，腸球菌の一部(*E. faecalis*)，腸内細菌，嫌気性菌に使用．腹腔内感染症，院内肺炎や院内尿路感染症に使用 【セフェム系】 • セファゾリン：MSSA の第一選択薬．他に連鎖球菌や感受性のある大腸菌に使用．皮膚軟部組織感染症(蜂窩織炎)に使用 • セフトリアキソン：MSSA，連鎖球菌，腸内細菌に使用．市中肺炎や市中尿路感染症に使用 • セフェピム：MSSA，連鎖球菌，腸内細菌，緑膿菌，AmpC 産生菌に使用．院内肺炎や院内尿路感染症，カテーテル関連血流感染症(バンコマイシンと併用)に使用 【カルバペネム系】 • メロペネム：MSSA，連鎖球菌，腸内細菌，緑膿菌，AmpC 産生菌，ESBL(extended-spectrum beta-lactamase)産生菌，嫌気性菌に使用．院内発症の重症感染症に使用 【抗 MRSA(メチシリン耐性黄色ブドウ球菌)薬】 • バンコマイシン：MRSA，腸球菌に使用．経験的治療では，β-ラクタム薬と併用して使用 【ニューキノロン系】 • レボフロキサシン：レジオネラ，耐性緑膿菌，AmpC 産生菌に使用 【マクロライド系】 • アジスロマイシン：非定型肺炎(マイコプラズマ，クラミドフィラ，レジオネラ)に使用 【抗嫌気性菌薬】 • メトロニダゾール：嫌気性菌に使用
抗真菌薬	• ホスフルコナゾール：感受性のあるカンジダ属に使用．中枢神経に移行する薬剤ですので，カンジダ眼内炎で使用 • ミカファンギン：カンジダ菌血症の経験的治療に使用．中枢神経や尿路への移行が悪い薬剤 • リポソーマルアムホテシリン B：クリプトコックス髄膜炎やカンジダによる感染性心内膜炎(フルシトシンと併用)，ムーコル症で使用
抗ウイルス薬	敗血症のガイドラインでは，初期治療に抗ウイルス薬の使用を推奨していない．敗血症の主な原因がウイルスであることはまれなためである • アシクロビル：単純ヘルペス脳炎や帯状疱疹ウイルス髄膜炎で使用 • ガンシクロビル：サイトメガロウイルス感染症で使用 • ペラミビル：重症インフルエンザ感染症で使用 • レムデシビル：新型コロナウイルス感染症で使用(後述)

*経験的治療：臨床的に原因微生物が何かを推定し，菌種の同定や感受性結果が判明する前に，それらを適切にカバーする抗菌薬を行うこと．これに対して，原因微生物が特定された後に行う治療を標的治療と呼ぶ

ショックを合併してもしていなくても，理想的には1時間以内に抗菌薬を投与すべきであると推奨されているので，診断のために治療が遅れてもいけません．

よって，感染臓器が特定できない場合と，特定できている場合に分けて抗菌薬選択を解説していきます．

C 感染臓器が特定できない場合，どう使い分けるか

● 市中発症のとき

市中細菌感染症の多くが，肺炎，尿路感染症，胆道感染症，皮膚軟部組織感染症のいずれかです．感染臓器がはっきりせず，臓器不全やショックを起こす病態として，トキシックショック症候群（原因菌は，黄色ブドウ球菌や溶血性連鎖球菌）が鑑別にあがります．体幹に淡い皮疹（紅斑）が広がっていることもありますが，すぐ消失することもあるので，皮疹がなくても除外できません．よってこの黄色ブドウ球菌や連鎖球菌も含めて，市中感染症で頻度の高い微生物（大腸菌などの腸内細菌も含む）をカバーします．

> セフトリアキソン＋バンコマイシン

野外活動歴があり，体幹および四肢に皮疹がある場合は，リケッチア感染症（日本紅斑熱，ツツガムシ病）も鑑別になりますので，上記の処方にミノサイクリンを追加します．

● 院内発症のとき

院内発症で身体所見や画像所見から感染巣が特定できない場合，多くは血管留置カテーテル関連の血流感染症を疑います．よってMRSA（メチシリン耐性黄色ブドウ球菌）を想定したグラム陽性球菌と，緑膿菌を代表とする医療関連感染症の原因菌となるグラム陰性桿菌をターゲットにします．

> セフェピム＋バンコマイシン（＋ミカファンギン）
> 　または
> メロペネム＋バンコマイシン（＋ミカファンギン）

ESBL（基質特異性拡張型βラクタマーゼ）産生菌までカバーする必要がある場合は**セフェピム**（➡ p.157）でなく**メロペネム**（➡ p.160）を投与します．

● 抗真菌薬の併用を考えるとき

①広域抗菌薬を長期投与，②中心静脈カテーテルから高カロリー輸液を投与，③喀痰や尿などの複数箇所の培養からカンジダ属が検出，④大腿静脈に中心静脈カテーテ

ル留置などの状況では，カンジダ属も原因となります(Clin Infect Dis **49**：1-45, 2009)ので，抗真菌薬(**ミカファンギン**)(➡ p.176)を併用します．

d 感染臓器が特定できている場合，どう使い分けるか

● 肺炎を疑う場合

・市中肺炎：重症の場合は特に肺炎球菌やレジオネラを想定します．

セフトリアキソン＋アジスロマイシン

・院内肺炎：緑膿菌を含めた医療関連のグラム陰性桿菌を想定します．

セフェピム
　または
ピペラシリンタゾバクタム

広域抗菌薬を投与中に発症した場合，ESBL 産生菌までカバーします．

メロペネム

・新型コロナウイルス(SARS-CoV-2)による肺炎

入院患者で抗ウイルス薬(**レムデシビル**)(➡ p.186)の投与を考慮するのは，酸素投与をしていて，人工呼吸管理や ECMO(extracorporeal membrane oxygenation)管理を必要としない人(NIH ガイドライン 2022)です．COVID-19(coronavirus disease 2019)の病態は，ウイルス増殖期(発症から 1 週間ぐらいまで)と免疫異常(炎症)期(発症から 1 週間以降)に分けられます．重症肺炎が起こるのは，免疫異常期ですので，この時期に抗ウイルス薬を投与しても効果は期待できず，抗炎症薬[ステロイドや抗インターロイキン-6(IL-6)受容体抗体など]が治療の主体となります．

オミクロン株では重症肺炎に至る症例が激減しており，レムデシビルの投与は，軽症例の重症化予防目的に使用されることが多くなっています．

● 尿路感染症を疑う場合

(1) 市中発症のとき

大腸菌が原因菌としてもっとも多いですが，ESBL 産生大腸菌が増加しているため，敗血症性ショックを疑うような重症例では，カルバペネム系抗菌薬(**メロペネム**，➡ p.160)を投与すべきです．ショックを伴わない敗血症では，**セフトリアキソン**(➡ p.154)を投与します．

(2) 院内発症のとき

緑膿菌を代表とする医療関連グラム陰性桿菌やESBL産生大腸菌のカバーを行うために，敗血症性ショックを疑うような重症例では，市中発症例と同様にカルバペネム系抗菌薬(メロペネム)を投与すべきです．ショックを伴わない敗血症では，**セフェピム**(➡ p.157)や**ピペラシリン・タゾバクタム**(➡ p.148)を選択します．

● カテーテル関連血流感染症を疑う場合

表皮ブドウ球菌や黄色ブドウ球菌が代表的ですが，院内で発症する疾患ですので，緑膿菌を代表とする医療関連グラム陰性桿菌も原因となります．

> セフェピム＋バンコマイシン

また，前述のように①広域抗菌薬を長期投与，②中心静脈カテーテルから高カロリー輸液を投与，③喀痰や尿などの複数箇所の培養からカンジダ属が検出，④大腿静脈に中心静脈カテーテル留置などの状況では，カンジダ属も原因となりうるので，抗真菌薬を追加します．

・カンジダ属も疑う場合(先行抗菌薬がない)

> セフェピム＋バンコマイシン＋ミカファンギン

・カンジダ属も疑う場合(広域抗菌薬投与中)

> メロペネム＋バンコマイシン＋ミカファンギン

● 胆管炎を疑う場合

(1) 市中発症のとき

大腸菌や肺炎桿菌などの腸内細菌が原因菌として多いです．大腸菌に対するアンピシリン・スルバクタムの感受性が低下しているので，敗血症や敗血症性ショックを疑う場合は下記抗菌薬を選択します．

> ピペラシリン・タゾバクタム

(2) 院内発症のとき

上記の腸内細菌以外に緑膿菌やエンテロバクター属などの医療関連グラム陰性桿菌を想定します．

ピペラシリン・タゾバクタム
　または
メロペネム

腸球菌の関与を疑う場合は上記に**バンコマイシン**(➡ p.162)を追加します．

● 二次性腹膜炎を疑う場合

消化管穿孔による二次性腹膜炎が代表的です．

(1) 市中発症のとき

腸内細菌および嫌気性菌をカバーします．

ピペラシリン・タゾバクタム

(2) 院内発症のとき

上記以外に緑膿菌を代表とする医療関連グラム陰性桿菌をカバーしますが，もともとMRSAを保菌している場合にはMRSAのカバーを，上部消化管穿孔や再発性の消化管穿孔，カンジダ属を複数保菌している場合にはカンジダ属のカバーも考慮します．

ピペラシリン・タゾバクタム
　または
メロペネム
　＋
MRSAをカバーする場合……バンコマイシン
カンジダ属をカバーする場合……ミカファンギン

● 感染性心内膜炎を疑う場合

治療期間が4〜6週間と長く，抗菌薬による副作用(皮疹や発熱)などが出たときに代替薬を考えるうえで，できる限り原因菌を同定してから治療を開始したほうがよい疾患です．しかし，心不全が進行しているなど全身状態が悪い場合は，原因菌を想定して経験的治療を行います．基本的に黄色ブドウ球菌，表皮ブドウ球菌，連鎖球菌，腸球菌の頻度が高いので，これらの微生物を想定します．

(1) 自己弁の感染性心内膜炎の場合

セフトリアキソン+バンコマイシン

(2) 人工弁の感染性心内膜炎の場合

バンコマイシン+ゲンタマイシン(+リファンピシン)

リファンピシン(経口抗菌薬)は，血液培養が陰性化してから投与します．

黄色ブドウ球菌や表皮ブドウ球菌による人工弁感染性心内膜炎のときに，リファンピシンを併用します．初期から投与しない理由は，菌量が多いときに投与すると，リファンピシンの耐性化が急速に起こるためです．

● 細菌性髄膜炎を疑う場合

基本的には市中発症の疾患です．院内発症は，脳外科術後の発熱，意識障害などをきたしているときに考慮します．なお，中枢病変には抗菌薬は移行しにくいため，通常より高用量で投与します．

(1) 市中発症のとき

成人では肺炎球菌がもっとも多いですが，高齢者や免疫不全者では，リステリア菌(*Listeria monocytogenes*)も鑑別となります．

・50 歳未満

セフトリアキソン(高用量)+バンコマイシン

・50 歳以上または免疫不全者

リステリア菌をカバーするため，**アンピシリン**(➡ p.142)を追加します．

セフトリアキソン(高用量)+バンコマイシン+アンピシリン

年齢に関わらず，意識変容や意識障害が強い場合には，単純ヘルペス脳炎を疑い，上記に**アシクロビル**(➡ p.180)を追加します．

(2) 院内発症のとき

表皮ブドウ球菌や MRSA のほか，緑膿菌を代表とする医療関連グラム陰性桿菌をカバーします．

セフェピム＋バンコマイシン

e セフェピムとピペラシリン・タゾバクタムとメロペネムはどう使い分けるか

いずれも広域抗菌薬の代表的薬剤で，ICU や CCU で使用頻度が高いです．3 剤ともグラム陽性球菌(メチシリン耐性表皮ブドウ球菌や MRSA を除く)および緑膿菌を含めたグラム陰性桿菌を広くカバーしていますが，少しずつカバーする微生物が異なります．

(1) 腸球菌の場合

・腸球菌の一部をカバーしているのはピペラシリン・タゾバクタムのみ

ピペラシリン・タゾバクタム(➡ p.148)は腹腔内感染症(胆管炎や二次性腹膜炎など)の際に問題になる腸球菌(*Enterococcus faecalis*)をカバーしています．

(2) 嫌気性菌の場合

・セフェピムは嫌気性菌のカバーが弱い

嫌気性菌のなかで特にバクテロイデス属(下部消化管に存在する)は，セフェピムでカバーできません．よって腹腔内感染症に対してセフェピム単剤では治療しません．

(3) AmpC や ESBL 産生菌の場合

AmpC や ESBL は β-ラクタマーゼという β-ラクタム系抗菌薬を分解する酵素です．

そのため，これらの酵素を産生する細菌は，多くのペニシリン系抗菌薬やセフェム系抗菌薬を分解して効果を失くしてしまいます．

AmpC を産生する代表的な細菌は，*Enterobacter cloacae* や *Klebsiella aerogenes* (以前は *Enterobacter aerogenes* と呼ばれていました)，*Citrobacter freundii* です．

ESBL を産生する代表的な細菌は，大腸菌や *Klebsiella pneumoniae* です．

AmpC 産生菌の第一選択薬はセフェピムです(メロペネムでも治療できます)．

ESBL 産生菌の第一選択薬はメロペネムです．

AmpC 産生菌および ESBL 産生菌のいずれに対しても，ピペラシリン・タゾバクタムでの治療は推奨されません．

(4) 副作用

セフェピムは，腎機能障害がある患者に対して使用すると脳症を起こすリスクが高まります(Open Forum Infect Dis **4**：ofx170，2017)．発症時期は開始後平均 5 日程度です．

ピペラシリン・タゾバクタムは，**バンコマイシン**(➡ p.162)と併用すると，開始後 3～5 日目で急性腎障害のリスクが高まることが報告されています．

4 観察・ケアのポイント

敗血症の治療効果を判定するには，どうしても白血球数やC反応性タンパク(CRP)などの炎症マーカーに目を向けることが多いですが，臓器特異的なパラメータを指標にするのがよいです．肺炎ならば呼吸状態が改善しているか(人工呼吸器からのウィーニングが進んでいるか，P/F比が改善しているかなど)，菌血症による敗血症性ショックであれば，循環動態が改善しているか(昇圧薬が減量できているか，乳酸値が下がってきているか)をフォローしていきます．

また，抗菌薬投与中の合併症として，アレルギーや *Clostirdioides difficile*(CD)腸炎があげられます．

アレルギーについては，初回投与1時間以内に起こる即時型アレルギー(アナフィラキシー)に注意し，じんま疹様の膨疹や血圧低下，呼吸困難，消化器症状が起こらないか観察します．投与1〜2週後に体幹・四肢に起こる皮疹(斑状丘疹性紅斑)は，遅延型アレルギーを疑います．

CD腸炎は抗菌薬により腸内細菌叢が乱れることで，腸管内に保菌していたCDが毒素を産生するようになり，腸炎を起こす疾患です．抗菌薬開始から2週以内に起こることが多いですが，それ以降でも出現します．CDはアルコールで滅菌されず，長期間環境表面に残存するため，接触感染予防策が必要になります．

そのほかに，細菌感染症で原因微生物が同定されれば，薬剤感受性結果に基づいて適切な抗菌薬に狭域化(de-escalation)することも重要です．広域抗菌薬を長期間投与すると，腸内細菌叢のバランスが崩れ，相対的に，薬剤耐性菌が選択されて増加しやすい環境を作ってしまいます．

(南　建輔)

参考文献

- Singer M et al：The Third International Consensus Definitions for Sepsis and Septic Shock (Sepsis-3). JAMA **315**：801-810, 2016
- Evans L et al：Surviving sepsis campaign：international guidelines for management of sepsis and septic shock 2021. Intensive Care Med **47**：1181-1247, 2021
- Mermel LA et al：Clinical practice guidelines for the diagnosis and management of intravascular catheter-related infection：2009 Update by the Infectious Diseases Society of America. Clin Infect Dis **49**：1-45, 2009
- NIH COVID-19 Treatment Guidelines：Therapeutic Management of Hospitalized Adults With COVID-19. Last updated：Feb 24, 2022.
  https：//www.covid19treatmentguidelines.nih.gov/management/clinical-management/hospitalized-adults--therapeutic-management/ (2024年8月19日閲覧)
- Appa AA et al：Characterizing Cefepime Neurotoxicity：A Systematic Review. Open Forum Infect Dis **4**：ofx170, 2017

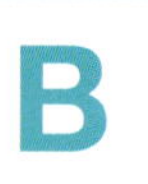

B 敗血症に対応する主な薬剤

抗菌薬

アンピシリン

注：0.25 g，0.5 g，1 g，2 g

商品名：ビクシリン注射用 1g

■ どんな薬か―製剤の特徴

- 細胞壁合成を阻害することで殺菌的に作用する.
- グラム陽性球菌および一部のグラム陰性桿菌に抗菌スペクトルを有する.
- 抗菌スペクトルが狭域なため，原因菌が判明してから使用することが多い.
- 主に腎臓から排泄される.

■ 製剤の効き方

- 有効性は，投与開始 3 日後を目安に評価する
- PK-PD パラメータ：time above MIC（TAM）．薬剤の濃度が最小発育阻止濃度（minimum inhibitory concentration：MIC）を超えている時間
- 半減期：0.98 時間

■投与後の観察・モニタリング

【作　用】

- 有効性は臓器非特異的パラメータのみでは評価せず，各感染症における臓器特異的パラメータや微生物学的検査の結果を確認して総合的に評価する．

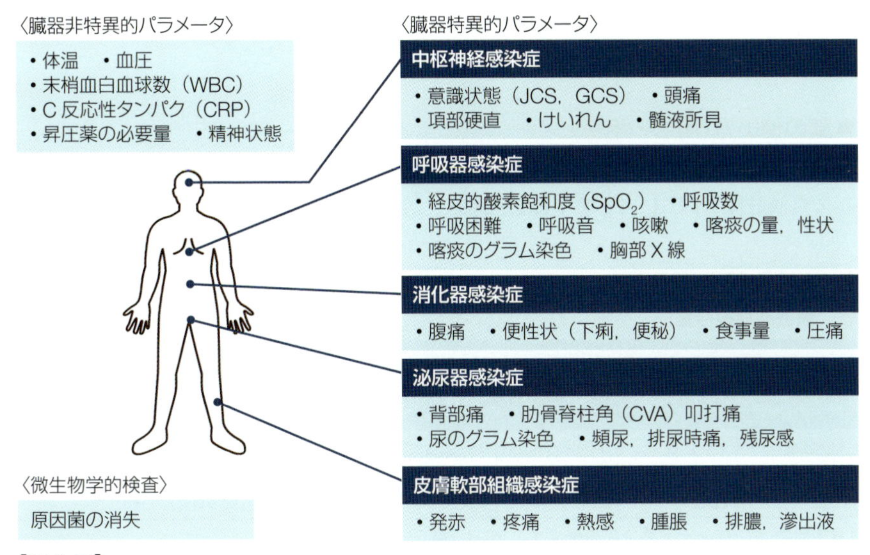

【副作用】

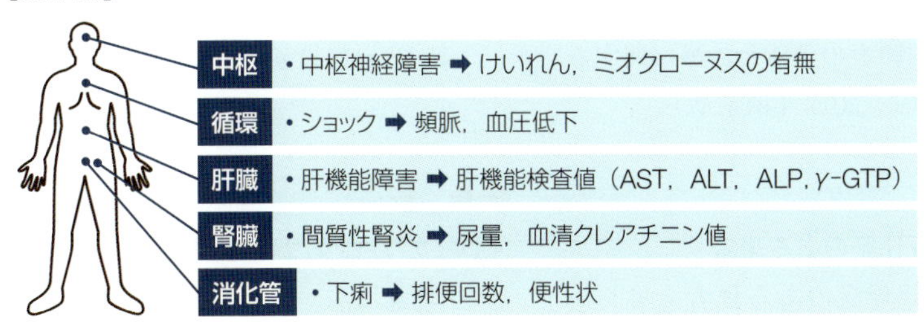

■特徴的な副作用

- 中枢神経障害：中枢神経系における抑制性神経伝達物質であるγ-アミノ酪酸(GABA)受容体への結合阻害作用がけいれんの原因と考えられている．脳内に薬剤が蓄積した際にけいれんが誘発されるおそれがあるため，腎障害で排泄能が低下した患者では注意する．
- アナフィラキシー：アナフィラキシーは，即時型アレルギー反応に分類され，投与直後から1時間以内に発症することが多い．重症例では，血圧低下，呼吸困難などが生じる．医薬品が誘因となることも多く，なかでも抗菌薬の占める割合は高い．ペニシリン系にアレルギーがある場合は，アズトレオナムまたはクリンダマイシンやバンコマイシンなど系統の異なる抗菌薬を選択する(Lancet **393**：183-198, 2019)．
- 下痢：抗菌薬投与により正常な腸内細菌叢が乱れ，腸管内の浸透圧上昇や水分吸収障害が原因で生じる．また，抗菌薬に耐性のある病原菌が増殖し，それらの産生する毒素などが原因で生じる．
- 間質性腎炎：アレルギー反応による尿細管間質性腎炎が考えられている．腎障害のほかに，発疹，発熱，好酸球増加などが生じる．

■薬の使い方(用法・用量)

【添付文書】

・点滴静注：1日1～4gを1日1～2回に分けて投与．敗血症には通常より大量を使用する．

【ガイドライン・論文】

表　腎機能別投与量

腎機能正常	クレアチニンクリアランス				血液透析	持続的腎代替療法(CRRT)
	＞50～90	30～50	10～30	＜10		
1～2g 4～6時間ごと	1～2g 4～6時間ごと	1～2g 6～8時間ごと	1～2g 8～12時間ごと	1～2g 12時間ごと	1～2g 12時間ごと(透析後)	1～2g 8～12時間ごと

［日本語版 サンフォード感染症治療ガイド2023（第53版）より作成］

- 細菌性髄膜炎診療ガイドライン2014
- 感染性心内膜炎の予防と治療に関するガイドライン(2017年改訂版)

・点滴静注：1回2gを4時間ごと(1日12g)に投与する．

■禁　忌

- 過敏症の既往歴のある患者
- 伝染性単核球症のある患者：アレルギー反応，特に皮膚発疹が高率に発現することが報告されている．

■主な配合変化

- 5%ブドウ糖液で溶解した場合，経時的に力価が低下

■希　釈

- 1V(アンピシリン2g)＋50～100mL(生理食塩水)

■薬剤師からのアドバイス

- *Enterococcus faecalis* に対しては感受性が良好で第一選択薬になります．
- リステリア菌に対して良好な感受性を示すため，リステリア菌の関与が疑われる高齢者や免疫不全患者の髄膜炎では経験的治療に使用します．

Q 血液透析と持続的血液透析のときで投与のタイミングが異なるのはなぜですか？

A 透析は体内の余分な水分や老廃物を体外に除去する治療法で，腎機能が破綻した患者にはかかすことができません．しかし，薬物治療においては，血液中の薬剤が除去されることが問題になります．透析で除去されやすい薬剤は，分子量が小さい，分布容積が小さい，タンパク結合率が低いなどの特徴を有し，"透析性のある薬剤"と呼ばれます．抗菌薬や抗真菌薬，抗ウイルス薬の多くは，これらの特徴を有するため，透析の影響を考慮した投与量および投与タイミングの調節が必要となります．

血液透析(hemodialysis：HD)は，時間当たりの透析効率が高く，3～5時間の血液浄化を週2～3日実施します．透析性のある薬剤は**HDによって血液中の薬物の30～50%が除去されてしまう**ため，基本的にHD**直前やHD中には投与せず，HD終了を待って投与します**．次回のHDまでは自身の生理機能で薬物を排泄しなければならないため，投与量及び投与回数は腎不全患者に準じます．

一方，持続的血液透析(continuous hemodialysis：CHD)は，時間当たりの透析効率が低い分，24時間持続的な血液浄化を連日実施します．透析性のある薬剤は，**CHD中24時間持続的に体外へ除去されてしまうため，CHD中でも投与します**．投与量および投与回数は腎不全患者よりも増えます．

（宮田慎也，今浦将治）

参考文献

- 平田純生ほか(編)：透析患者への投薬ガイドブック，改訂第3版，じほう，2017
- Pistolesi V et al：A guide to understanding antimicrobial drug dosing in critically ill patients on renal replacement therapy. Antimicrob Agents Chemother **63**：e00583-519, 2019

アンピシリン・スルバクタム

注：0.75 g，1.5 g，3 g

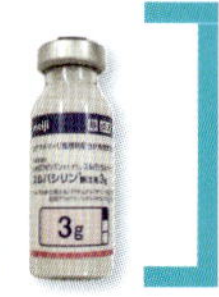

商品名：スルバシリン静注用

■どんな薬か―製剤の特徴

- アンピシリンは細胞壁合成を阻害することで殺菌的に作用する．
- スルバクタムはβ-ラクタマーゼを阻害することでアンピシリンの不活化を防ぐ．
- スルバクタムを配合することで，抗菌スペクトルはアンピシリン単剤よりも拡大している．
- 経験的治療にも，標的治療にも幅広く使用する．
- 主に腎臓から排泄される．

■製剤の効き方

- 有効性は，投与開始3日後を目安に評価する
- PK-PD パラメータ：TAM
- 半減期：1時間(アンピシリン)，1時間(スルバクタム)

■投与後の観察・モニタリング

【作　用】

- 有効性は，臓器非特異的パラメータのみでは評価せず，各感染症における臓器特異的パラメータや微生物学的検査の結果を確認して総合的に評価する．
- アンピシリンを参照

【副作用】

- アンピシリンを参照

■薬の使い方(用法・用量)

【添付文書】

・静注，点滴静注：1回3 g，1日2回投与する．

・重症例では1回3 g，1日4回を上限とする．

【ガイドライン・論文】

表　腎機能別投与量

腎機能正常	クレアチニンクリアランス			血液透析	持続的腎代替療法(CRRT)
	≧30	15～29	5～14		
1.5～3 g 6時間ごと	1.5～3 g 6時間ごと	1.5～3 g 12時間ごと	1.5～3 g 24時間ごと	1.5～3 g 24時間ごと (透析後)	3 g 12時間ごと

［日本語版 サンフォード感染症治療ガイド2023（第53版）より作成］

■禁　忌

- 過敏症の既往歴のある患者
- 伝染性単核球症のある患者：アレルギー反応，特に皮膚発疹が高率に発現することが報告されている．

■主な配合変化

- 5% ブドウ糖液で溶解した場合，経時的に力価が低下する．

■希　釈

- 1V（3 g：アンピシリン 2 g/スルバクタム 1 g）＋ 50～100 mL（生理食塩水）

■薬剤師からのアドバイス

- 嫌気性菌を含む広域な抗菌スペクトルを有するため，中等症～重症の市中肺炎，重症度および耐性菌リスクの低い誤嚥性肺炎，市中発症の軽症～中等症の腹腔内感染症などの経験的治療に使用します．緑膿菌には抗菌スペクトルを有さないことに注意しましょう．
- ナトリウム含有量が 3 g（1 バイアル）あたり 10.05 mEq と β-ラクタム系薬のなかでは多く，最大で 1 日 40.2 mEq（2.3 g 塩分相当）の負荷になります．ナトリウム制限を要する高血圧や心不全の患者にはナトリウム負荷になるので注意しましょう．

ピペラシリン・タゾバクタム

静注用・配合静注用：2.25 g，4.5 g
配合点滴静注用バッグ：2.25 g，4.5 g

商品名：タゾピペ配合静注用

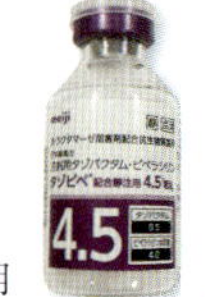

■ どんな薬か―製剤の特徴

- ピペラシリンは細胞壁合成を阻害することで殺菌的に作用する．
- タゾバクタムはβ-ラクタマーゼを阻害することでピペラシリンの不活化を防ぐ．
- ピペラシリンはグラム陽性球菌および緑膿菌を含むグラム陰性桿菌に抗菌スペクトルを有する．
- タゾバクタムを配合することで，抗菌スペクトルはピペラシリン単剤よりも拡大している．
- カルバペネム系抗菌薬に匹敵するほどの広域な抗菌スペクトルを有し，主に経験的治療に使用される．
- 主に腎臓から排泄される．

■ 製剤の効き方

- 有効性は，投与開始3日後を目安に評価する．
- PK-PD パラメータ：TAM
- 半減期：0.8 時間(ピペラシリン)，0.8 時間(タゾバクタム)

■ 投与後の観察・モニタリング

【作　用】

〈臓器非特異的パラメータ〉

- 体温　・血圧
- 末梢血白血球数（WBC）
- C 反応性タンパク（CRP）
- 昇圧薬の必要量　・精神状態

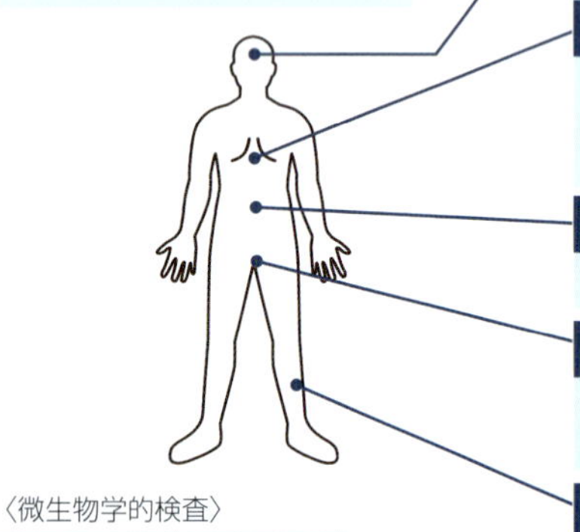

〈臓器特異的パラメータ〉

中枢神経感染症

- 意識状態（JCS，GCS）　・頭痛
- 項部硬直　・けいれん　・髄液所見

呼吸器感染症

- 経皮的酸素飽和度（SpO_2）　・呼吸数
- 呼吸困難　・呼吸音　・咳嗽　・喀痰の量，性状
- 喀痰のグラム染色　・胸部 X 線

消化器感染症

- 腹痛　・便性状（下痢，便秘）　・食事量　・圧痛

泌尿器感染症

- 背部痛　・肋骨脊柱角（CVA）叩打痛
- 尿のグラム染色　・頻尿，排尿時痛，残尿感

皮膚軟部組織感染症

- 発赤　・疼痛　・熱感　・腫脹　・排膿，滲出液

〈微生物学的検査〉

原因菌の消失

【副作用】

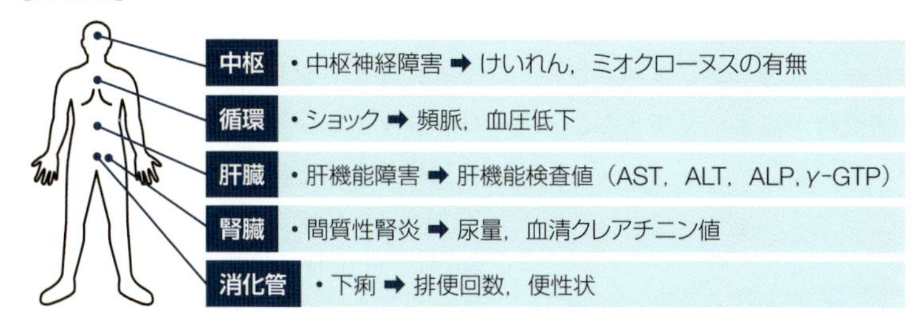

■ 特徴的な副作用

- 中枢神経障害：脳内に薬剤が蓄積した際にけいれんが誘発されるおそれがあるため，腎障害で排泄能が低下した患者では注意する．
- アナフィラキシー：ペニシリン系にアレルギーがある場合は，アズトレオナムまたはクリンダマイシンやバンコマイシンなど系統の異なる抗菌薬を選択する（Lancet **393**：183-198, 2019）．
- 下痢：抗菌薬投与により正常な腸内細菌叢が乱れ，腸管内の浸透圧上昇や水分吸収障害が原因で生じる．また，抗菌薬に耐性のある病原菌が増殖し，それらの産生する毒素などが原因で生じる．
- 間質性腎炎：アレルギー反応による尿細管間質性腎炎が考えられている．腎障害のほかに，発疹，発熱，好酸球増加などが生じる．

■ 薬の使い方（用法・用量）

【添付文書】

・点滴静注：1 回 4.5 g，1 日 3 回投与する．

• 発熱性好中球減少症または肺炎

・症状，病態に応じて 1 日 4 回まで増量可．

【ガイドライン・論文】

表　腎機能別投与量

	腎機能正常	クレアチニンクリアランス			血液透析	持続的腎代替療法（CRRT）
		＞40	20～40	＜20		
緑膿菌以外	3.375 g 6 時間ごと	3.375 g 6 時間ごと	2.25 g 6 時間ごと	2.25 g 8 時間ごと	2.25 g 12 時間ごと （透析後）	2.25 g 6 時間ごと
緑膿菌	4.5 g 6 時間ごと	4.5 g 6 時間ごと	3.375 g 6 時間ごと	2.25 g 6 時間ごと	2.25 g 8 時間ごと （透析後）	4.5 g 8 時間ごと

［日本語版 サンフォード感染症治療ガイド 2023（第 53 版）より作成］

■禁　忌

- 過敏症の既往歴のある患者
- 伝染性単核球症の患者：アレルギー反応，特に皮膚発疹が高率に発現することが報告されている．

■希釈

- 1V（4.5 g：ピペラシリン 4 g/タゾバクタム 0.5 g）＋ 50～100 mL（生理食塩水）

■混注時の注意点

- 溶解後に溶液量が増える．
- 1 バイアル（4.5 g）を生理食塩水 10 mL で溶解後，溶解液量は 13.1 mL に増える．そのため，0.5 バイアルなどの半端量を調製する際は秤取量に注意する．

■薬剤師からのアドバイス

- 緑膿菌や嫌気性菌を含む広域な抗菌スペクトルを有するため，重症感染症や耐性菌の関与が考慮される医療関連感染症などの経験的治療に使用します．耐性菌対策の観点から長期に使用する薬剤ではないため，漫然と投与しないように注意しましょう．
- バンコマイシンとの併用は急性腎障害の発症リスクを高めることが報告されています（Crit Care Med **46**：12-20, 2018）．併用時には尿量や血清クレアチニン値を確認し，腎機能の変化に注意しましょう．
- 点滴時間を延長する，あるいは持続点滴静注する施設もあるかもしれません．これは，3 時間以上の点滴静注または 24 時間の持続点滴静注のほうが，20～60 分の点滴静注に比べて，患者の死亡率が低かったとの報告があるためです（Clin Infect Dis **56**：272-82, 2013）．
- ナトリウム含有量は 4.5 g（1 バイアル）あたり 9.39 mEq と β-ラクタム系薬のなかでは多く，最大で 1 日 37.56 mEq（2.2 g 塩分相当）の負荷になります．ナトリウム制限を要する高血圧や心不全の患者にはナトリウム負荷になるので注意しましょう．

セファゾリン

注：0.25 g，0.5 g，1 g，2 g

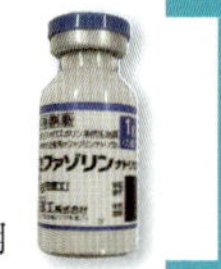

商品名：セファゾリンナトリウム注射用

■ どんな薬か―製剤の特徴

- 第一世代セフェム系薬である．
- 細胞壁合成を阻害することで殺菌的に作用する．
- グラム陽性球菌に強い抗菌活性を示す．
- 一部のグラム陰性桿菌に抗菌活性を示す．
- 主に腎臓から排泄される．

■ 製剤の効き方

- 有効性は，投与開始 3 日後を目安に評価する．
- PK-PD パラメータ：TAM
- 半減期：2.46 時間

■ 投与後の観察・モニタリング

【作　用】

〈臓器非特異的パラメータ〉

- 体温　・血圧
- 末梢血白血球数（WBC）
- C 反応性タンパク（CRP）
- 昇圧薬の必要量　・精神状態

〈臓器特異的パラメータ〉

中枢神経感染症
- 意識状態（JCS，GCS）　・頭痛
- 項部硬直　・けいれん　・髄液所見

呼吸器感染症
- 経皮的酸素飽和度（SpO_2）　・呼吸数
- 呼吸困難　・呼吸音　・咳嗽　・喀痰の量，性状
- 喀痰のグラム染色　・胸部 X 線

消化器感染症
- 腹痛　・便性状（下痢，便秘）　・食事量　・圧痛

泌尿器感染症
- 背部痛　・肋骨脊柱角（CVA）叩打痛
- 尿のグラム染色　・頻尿，排尿時痛，残尿感

皮膚軟部組織感染症
- 発赤　・疼痛　・熱感　・腫脹　・排膿，滲出液

〈微生物学的検査〉

原因菌の消失

【副作用】

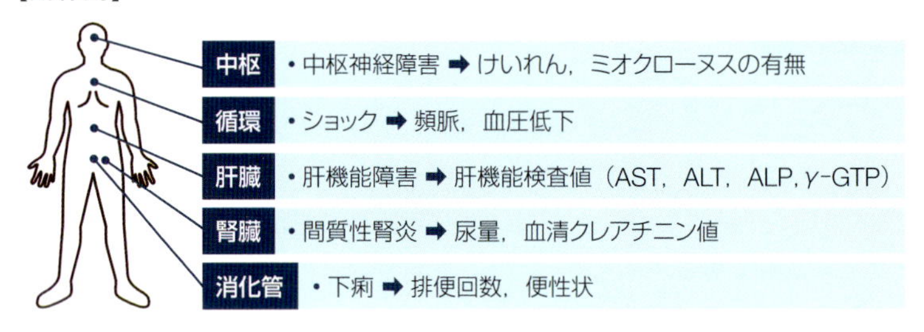

■特徴的な副作用

- 中枢神経障害：脳内に薬剤が蓄積した際にけいれんが誘発されるおそれがあるため，腎障害で排泄能が低下した患者では注意する．
- アナフィラキシー：ペニシリン系にアレルギーがある場合，セフェム系の交差反応の頻度は2%以下とされるが，共通の側鎖構造をもつ場合は危険性が高い（Lancet **393**：183-198, 2019）ので注意する．セファゾリンはペニシリン系と共通の側鎖構造がないため，ペニシリンアレルギーの患者にも投与できる（JAMA Surg **156**：e210021, 2021）．
- 下痢：抗菌薬投与により正常な腸内細菌叢が乱れ，腸管内の浸透圧上昇や水分吸収障害が原因で生じる．また，抗菌薬に耐性のある病原菌が増殖し，それらの産生する毒素などが原因で生じる．
- 間質性腎炎：アレルギー反応による尿細管間質性腎炎が考えられている．腎障害のほかに，発疹，発熱，好酸球増加などが生じる．

■薬の使い方（用法・用量）

【添付文書】

・点滴静注：1日1.5～3 gを3回に分けて投与する．

・症状が特に重篤な場合は1日5 gまで増量可．

【ガイドライン・論文】

表　腎機能別投与量

腎機能正常	クレアチニンクリアランス			血液透析	持続的腎代替療法（CRRT）
	＞50～90	10～50	＜10		
1～2 g 8時間ごと	1～2 g 8時間ごと	0.5～2 g 8～12時間ごと	0.5～1 g 24時間ごと	0.5～1 g 24時間ごと（透析後）	1～2 g 12時間ごと

［日本語版 サンフォード感染症治療ガイド2023（第53版）より作成］

■禁　忌

- 過敏症の既往歴のある患者

■希　釈

- 1～2V（セファゾリン 1 g）＋50～100 mL（生理食塩水）

■薬剤師からのアドバイス

- メチシリン感受性黄色ブドウ球菌（meticillin-susceptible *Staphylococcus aureus*：MSSA）感染症治療の第一選択薬です．ただし，髄液への移行性が不良なので，中枢神経感染症には使用できません．
- 清潔創手術においては皮膚常在菌が手術部位感染の問題となるため，周術期の予防的抗菌薬としてセファゾリンを使用します．ただし，β-ラクタム系薬アレルギーの患者には，クリンダマイシンやバンコマイシンを選択します（日化学会誌 **64**：153-232, 2016）．

セフトリアキソン

注：0.5 g，1 g

商品名：セフトリアキソンナトリウム静注用

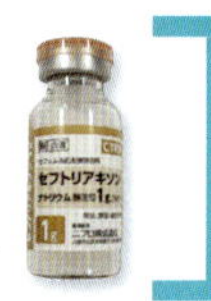

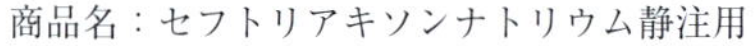

■どんな薬か―製剤の特徴

- 第三世代セフェムである．
- 細胞壁合成を阻害することで殺菌的に作用する．
- グラム陰性菌に強い抗菌活性を示す
- 一部のグラム陽性菌に抗菌活性を示す
- 尿中に約 55%，胆汁中に約 45% 排泄されるため腎機能障害のある人にも使いやすい．

■製剤の効き方

- 有効性は，投与開始 3 日後を目安に評価する．
- PK-PD パラメータ：TAM
- 半減期：7～8 時間

■投与後の観察・モニタリング

【作　用】

〈臓器非特異的パラメータ〉

- 体温　・血圧
- 末梢血白血球数（WBC）
- C 反応性タンパク（CRP）
- 昇圧薬の必要量　・精神状態

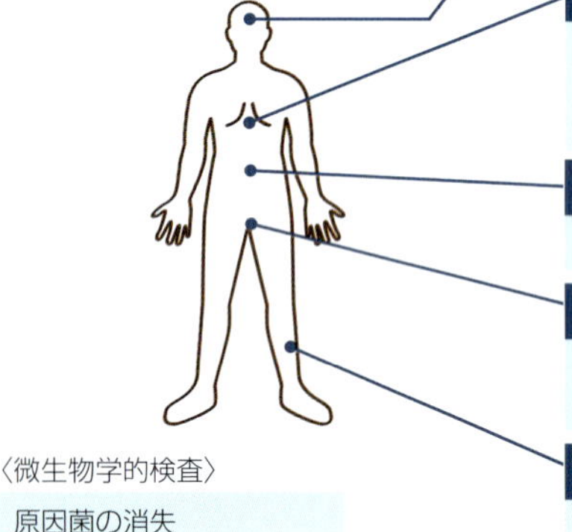

〈微生物学的検査〉

原因菌の消失

〈臓器特異的パラメータ〉

中枢神経感染症

- 意識状態（JCS，GCS）　・頭痛
- 項部硬直　・けいれん　・髄液所見

呼吸器感染症

- 経皮的酸素飽和度（SpO_2）　・呼吸数
- 呼吸困難　・呼吸音　・咳嗽　・喀痰の量，性状
- 喀痰のグラム染色　・胸部 X 線

消化器感染症

- 腹痛　・便性状（下痢，便秘）　・食事量　・圧痛

泌尿器感染症

- 背部痛　・肋骨脊柱角（CVA）叩打痛
- 尿のグラム染色　・頻尿，排尿時痛，残尿感

皮膚軟部組織感染症

- 発赤　・疼痛　・熱感　・腫脹　・排膿，滲出液

【副作用】

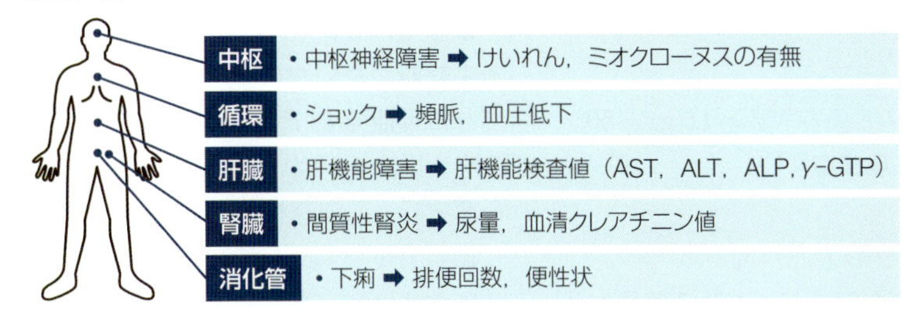

■特徴的な副作用

- 「注射用セファゾリンナトリウム」を参照.
- アナフィラキシー：セフトリアキソンはセフォタキシムやセフェピムと共通の側鎖構造があるため，セフェム系薬同士の交差反応性アレルギーにも注意する（Lancet **393**：183-198, 2019).
- 偽胆石症：一過性に胆石や胆嚢内沈殿物を形成することがあり，胆嚢炎や膵炎を合併した報告もある（IDCases **27**：62-64, 2017). セフトリアキソンを中止することにより，これらは自然経過で消失する. 危険因子として1日2g以上の投与，長期投与，絶食，脱水，低アルブミン血症などがある.

■薬の使い方（用法・用量）

【添付文書】

・静注，点滴静注：1日1～2gを1回または2回に分けて投与する.

- **難治性または重症感染症**

・1日4gまで増量可.

【ガイドライン・論文】

- 細菌性髄膜炎診療ガイドライン2014

・点滴静注：1回2gを12時間ごとに投与する.

表 腎機能別投与量

腎機能正常	クレアチニンクリアランス			血液透析	持続的腎代替療法(CRRT)
	＞50～90	10～50	＜10		
1～2g 12～24時間ごと					

［日本語版 サンフォード感染症治療ガイド2023（第53版）より作成］

■禁 忌

- 過敏症の既往歴のある患者
- 高ビリルビン血症の低出生体重児，新生児

■主な配合変化

- カルシウムを含有する注射剤または輸液と同時に投与しないこと. 国外で新生児に同一経路から同時に投与した場合に肺や腎臓などに生じた結晶による

死亡例が報告されている．

希　釈

- 1～2V（セフトリアキソン 1.0 g）＋ 50～100 mL（生理食塩水）

薬剤師からのアドバイス

- 腸内細菌群などのグラム陰性菌に有効ですが，緑膿菌には有効ではありません．市中発症の敗血症，肺炎，尿路感染症などの経験的治療にも，標的治療にも幅広く使用します．
- 髄液への移行性がよいため，中枢神経感染症にも使用できます．
- 半減期が長いため，1 日 1 回のみの投与が可能です．
- 胆汁排泄率が高い薬剤であり，腎機能障害時や血液透析時でも用法用量の調節が不要です．ただし，重篤な肝機能障害時には，セフトリアキソンと同等のスペクトルを有し，腎排泄型であるセフォタキシムを代替薬として使用することがあります．

セフェピム

注：0.5 g，1 g

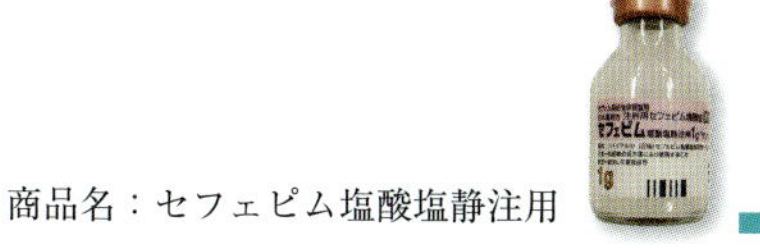

商品名：セフェピム塩酸塩静注用

■ どんな薬か―製剤の特徴

- 第四世代セフェム系薬である.
- 細胞壁合成を阻害することで殺菌的に作用する.
- グラム陽性菌からグラム陰性菌まで，広域な抗菌スペクトルを有する.
- 緑膿菌に対して抗菌活性を示す.
- 主に腎臓から排泄される.

■ 製剤の効き方

- 有効性は，投与開始3日後を目安に評価する.
- PK-PD パラメータ：TAM
- 半減期：1.8 時間

■ 投与後の観察・モニタリング

【作　用】

〈臓器非特異的パラメータ〉

- 体温　・血圧
- 末梢血白血球数（WBC）
- C 反応性タンパク（CRP）
- 昇圧薬の必要量　・精神状態

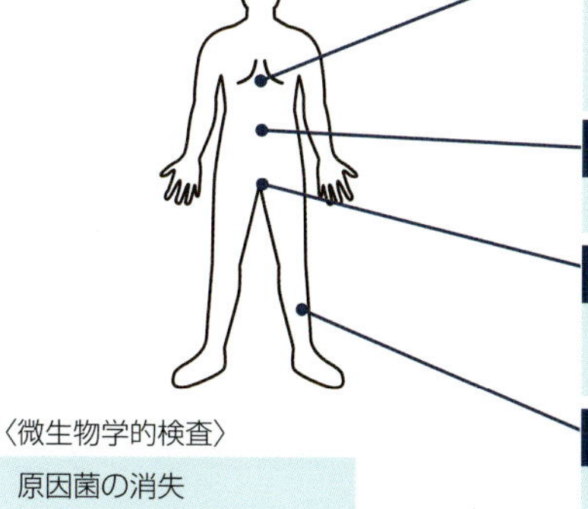

〈微生物学的検査〉

原因菌の消失

〈臓器特異的パラメータ〉

中枢神経感染症
- 意識状態（JCS，GCS）　・頭痛
- 項部硬直　・けいれん　・髄液所見

呼吸器感染症
- 経皮的酸素飽和度（SpO_2）　・呼吸数
- 呼吸困難　・呼吸音　・咳嗽　・喀痰の量，性状
- 喀痰のグラム染色　・胸部 X 線

消化器感染症
- 腹痛　・便性状（下痢，便秘）　・食事量　・圧痛

泌尿器感染症
- 背部痛　・肋骨脊柱角（CVA）叩打痛
- 尿のグラム染色　・頻尿，排尿時痛，残尿感

皮膚軟部組織感染症
- 発赤　・疼痛　・熱感　・腫脹　・排膿，滲出液

【副作用】

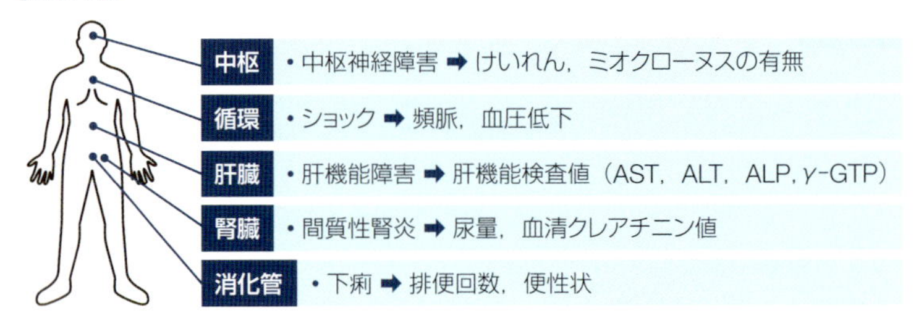

特徴的な副作用

- アナフィラキシー：セファゾリンナトリウムを参照．セフェピムはセフォタキシムやセフトリアキソンと共通の側鎖構造があるため，セフェム系同士の交差反応性アレルギーにも注意する（Lancet **393**：183-198, 2019）．
- 脳症：典型的な症状は意識障害，不穏，非けいれん性てんかん重積などであり，使用開始数日後に生じる．セフェピムを中止することにより，症状は改善することが多い．セフェピムの過剰投与は発症リスクを高めるとされ，特に腎機能障害時には過剰投与に注意する（Open Forum Infect Dis **10**：ofx170, 2017）．

薬の使い方（用法・用量）

【添付文書】

・静注，点滴静注：1日1～2gを2回に分割して投与する．

- **難治性または重症感染症**

・1日4gまで増量可．

【ガイドライン・論文】

- 細菌性髄膜炎診療ガイドライン2014
- 発熱性好中球減少症（FN）診療ガイドライン，改訂版第2版，2017

・点滴静注：1回2gを8時間ごとに投与する．

表　腎機能別投与量

腎機能正常	クレアチニンクリアランス				血液透析	持続的腎代替療法（CRRT）
	＞60	30～60	11～29	＜10		
2g 8時間ごと	2g 8～12時間ごと	2g 12時間ごと	2g 24時間ごと	1g 24時間ごと	1g 24時間ごと（透析後）	2g 12～24時間ごと

［日本語版 サンフォード感染症治療ガイド2023（第53版）より作成］

■禁　忌

- 過敏症の既往歴のある患者

■希　釈

- 1～2V（セフェピム 1.0 g）＋ 50～100 mL（生理食塩水）

■薬剤師からのアドバイス

- 腎障害患者では脳症に注意し，意識レベルの変化やけいれん症状の有無を観察しましょう．
- 緑膿菌を含む広域な抗菌スペクトルを有するため，重症感染症や耐性菌の関与が考慮される医療関連感染症などの経験的治療に使用します．
- 発熱性好中球減少症の経験的治療では，カルバペネム系やピペラシリン・タゾバクタムと並んで第一選択薬になります．
- セフェピムは，AmpC 型 β-ラクタマーゼで分解されないため AmpC 型 β-ラクタマーゼ過剰産生菌（たとえばエンテロバクター属など）に対して使用することができます（Semin Respir Crit Care Med **36**：56-73, 2015）．一方，第一～三世代のセフェム系薬は分解されてしまうため使用できません．

（宮田慎也，今浦将治）

メロペネム

点滴用バイアル：0.25 g，0.5 g
点滴用キット：0.5 g

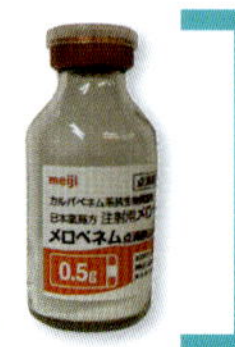

商品名：メロペネム点滴静注用

■どんな薬か―製剤の特徴

- カルバペネム系薬である．
- 細菌の細胞壁を合成阻害することにより抗菌作用を有する．
  - ・細菌のペニシリン結合タンパクに結合し，細菌の細胞壁合成を阻害
- 類似薬との比較：好気性，嫌気性を問わずほとんどのグラム陽性，陰性菌に対して抗菌作用をもつ．
- 強力な抗グラム陰性桿菌活性をもつ．
- 主に腎臓から排泄される薬剤のため透析時，腎障害時には用量調節が必要である．

■製剤の効き方

- メロペネムは時間依存型抗菌薬である．
- 時間依存型抗菌薬はMIC以上の濃度を保たせることで抗菌作用を発現する．同じ投与量の場合は，投与回数を増やしたほうが投与直前の血中濃度（トラフ値）が上昇しMIC以上の濃度になりやすい．
- 効果発現時間：血中濃度がMICを超えた時点
- 半減期：1.05時間

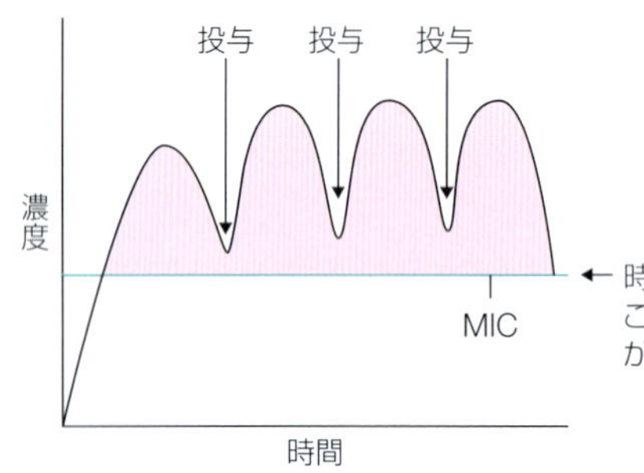

■投与後の観察・モニタリング

【作 用】

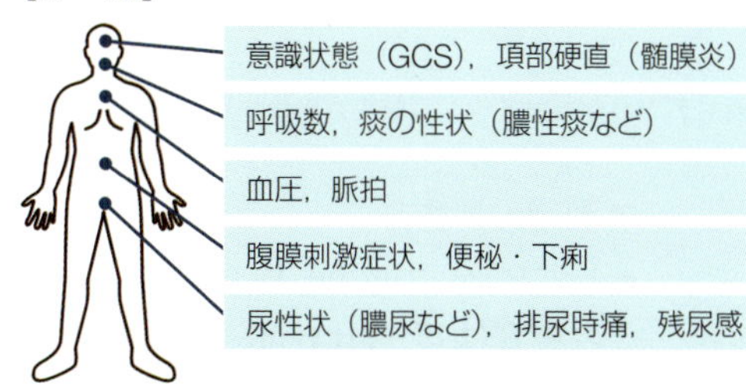

- 感染巣によって特徴的な症状を観察する必要がある．たとえば，肺炎であれば痰の性状など
- 抗菌薬開始後，上記症状の改善などを評価していく

【副作用】

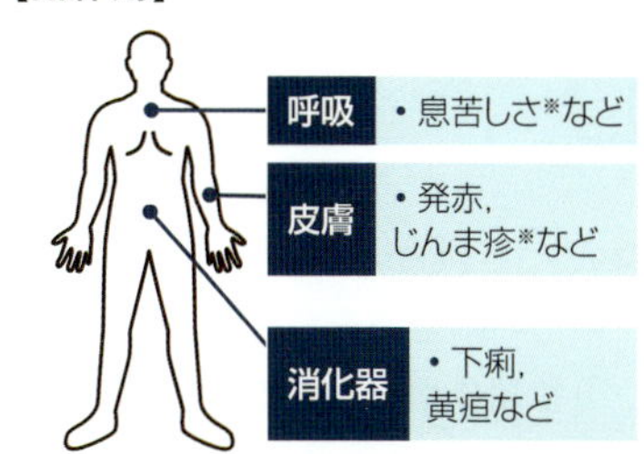

※アナフィラキシー症状やアレルギー症状

■特徴的な副作用

- ペニシリンとの交差反応性アレルギーがあるため，ペニシリンアレルギーがある場合は注意が必要である．

■薬の使い方（用法用量）

【添付文書】

- **重症・難治性感染症**
  - ・点滴静注：1回1g，1日3g，30分以上かけて投与する．
- **膿性髄膜炎**
  - ・点滴静注：1回2g，1日6g，30分以上かけて投与する．

【ガイドライン・論文】

- 日本版敗血症診療ガイドライン2020（J-SSCG 2020）
  - ・1回1gを8時間ごとに投与する．
- **髄膜炎**
  - ・点滴静注：1回2gを8時間ごとに投与する．

■相互作用

- 併用禁忌：バルプロ酸ナトリウム（バルプロ酸の血中濃度が低下し，てんかんの発作が再発することがある）

■主な配合変化

【側管投与不可】

- アミカシン，人免疫グロブリン（献血ヴェノグロブリン，献血ベニロン），炭酸水素ナトリウム注（メイロン8.4%），乳酸リンゲル液（ラクテック），ブドウ糖加酢酸リンゲル液（ヴィーンD（直後））

■混注時の注意点

- 5%ブドウ糖液で溶解する場合は，安定性の観点から2時間以内に投与する．

■薬剤師からのアドバイス

- 長期間の使用で耐性菌発現リスクがあります．治療初期にメロペネムを投与（経験的治療）した場合は，感染巣，原因菌が特定でき次第可及的速やかにほかの抗菌薬に変更することが勧められます．
- メロペネムに感受性がある多剤耐性菌やESBLs産生菌，AmpC産生菌が原因の感染症に対して用います．

バンコマイシン

注：0.5 g，1 g

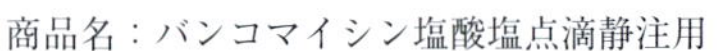
商品名：バンコマイシン塩酸塩点滴静注用

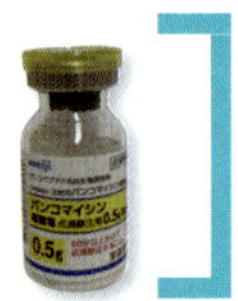

■どんな薬か—製剤の特徴

- 細菌の細胞壁を合成阻害することにより抗菌作用を有する．
  - ・β-ラクタム系薬やメロペネムとは作用機序が異なり，細胞壁合成酵素の基質に結合して細胞壁合成を阻害
- 類似薬との比較：グラム陽性球菌に対して抗菌作用があり，主にMRSA（メチシリン耐性黄色ブドウ球菌）やメチシリン耐性コアグラーゼ陰性ブドウ菌などに対して使用される．
- 主に腎臓から排泄される薬剤のため透析時，腎障害時には用量調節が必要である．

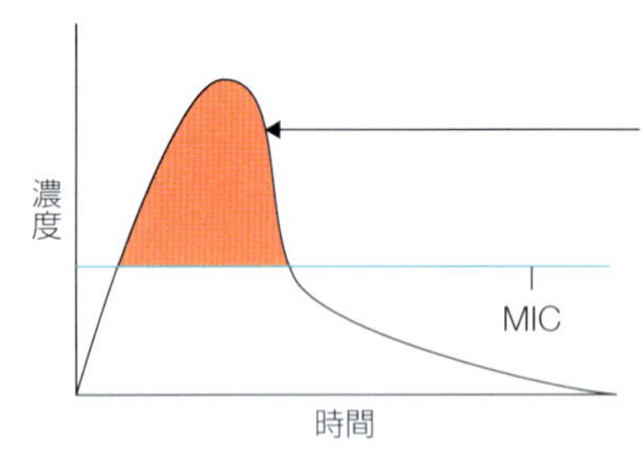

赤色部分がAUC/MICにあたる．
バンコマイシン投与の際にAUC/MIC≧400で抗菌作用が得られる．血中濃度を測定しAUC/MIC≧400に保つことが重要である

- 効果発現時間：トラフ値10 μg/mL以上またはAUC/MIC ≧ 400
- 半減期：4〜6時間

■製剤の効き方

- トラフ値を10 μg/mL以上，または重症の場合は15〜20 μg/mLに管理する．『抗菌薬TDM臨床実践ガイドライン2022』では，トラフ値ではなくAUC/MICで投与量を調整するよう推奨している．具体的にはAUC/MIC ≧ 400を目標とし，腎障害発現リスクを低下させるためにはAUC/MIC ≧ 600にならないように管理を推奨している．
  - ・トラフ値：薬を投与する直前の血中濃度のこと．つまり最低血中濃度
  - ・AUC/MIC：最高血中濃度をMICで割った値で，有効性の指標．

■投与後の観察・モニタリング

【作　用】

- メロペネムを参照

【副作用】

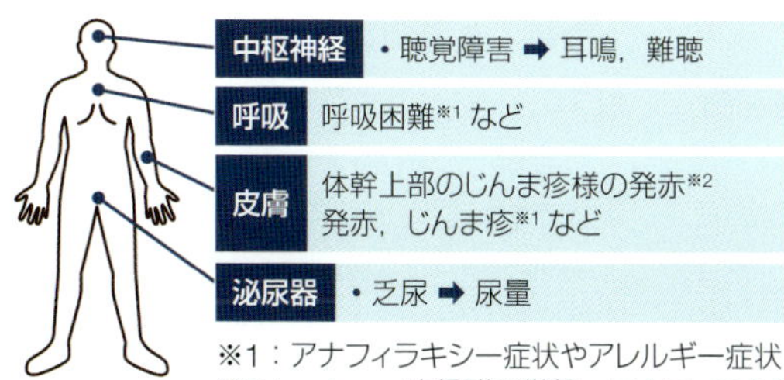

※1：アナフィラキシー症状やアレルギー症状
※2：red man症候群の徴候，アナフィラキシー症状とは違い体幹上部の発赤．気管支けいれんなどが現れたらアナフィラキシー症状と考える．

■特徴的な副作用

- red man 症候群：体幹部上部の発赤やじんま疹
- 腎障害：トラフ値 20 μg/mL 以上，AUC/MIC ≧ 600 で起こりやすいとされている．
- 聴覚障害，発熱

■薬の使い方(用法・用量)

【添付文書】

・点滴静注：1 日 2 g を 1 回 0.5 g　6 時間ごと，または 1 回 1 g を 12 時間ごとに分割して投与する．

【ガイドライン・論文】

- 日本版敗血症診療ガイドライン 2020 (J-SSCG 2020)
  - ・初回ローディング：25〜30 mg/kg，その後，維持量(腎機能正常)：15〜20 mg/kg/回　12 時間ごとに点滴静注．

■主な配合変化

【側管投与不可】

- ヒドロコルチゾンコハク酸エステル，セフォゾプラン，ミカファンギンナトリウム，イミペネム・シラスタチンナトリウム

■希　釈

- 0.5 g では 50 mL，1 g では 100 mL に希釈する．

■薬剤師からのアドバイス

- バンコマイシンは治療域と中毒域といわれる副作用が発現しやすい血中濃度が近いため，副作用予防として，バンコマイシンを 3〜5 回目投与前にトラフ値を測定し，血中濃度を確認することが重要です．
- 最近のトレンドとして AUC/MIC によるモニタリングが推奨され，トラフ値だけでなく，ピーク値(投与終了 1〜2 時間以内)も必要であり，今後は 2

ポイント採血が必要になっていく可能性があります．ピーク値を測定することでAUC/MICが正確にもとめられるため，副作用発現率を少なくできると考えられています．

- そのため，採血ポイントが重要なため採血時間と投与時間の記録を正確に行うことが大切になります．
- 治療域内でも腎障害の発症リスクがあるため，尿量減少などが顕著の場合は医師，薬剤師に情報提供をしましょう．

Q バンコマイシンは投与時間や量の管理が厳密なのはなぜですか？

A バンコマイシン静脈注射後10分ほどして発生するred man症候群とよばれる体感上部の発赤がよく知られています．これは急速にバンコマイシンを投与したときに生じるヒスタミン放出が原因です．**red man症候群を防ぐためにはバンコマイシンを1時間以上かけて投与**し，**投与速度は1g/時間を超えないように投与**することが重要です．そのため投与時間が厳密に管理されています．

（阿部和正，玉造竜郎）

レボフロキサシン

点滴静注：500 mg/20 mL
点滴静注バッグ：500 mg/100 mL

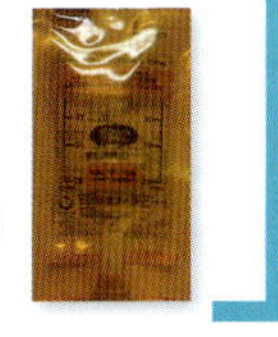
商品名：レボフロキサシン点滴静注バッグ

どんな薬か―製剤の特徴

- 細菌の DNA 合成に必要な酵素を阻害することにより抗菌作用を有する．
  - ・細菌の DNA ジャイレースおよびトポイソメラーゼⅣに作用し，DNA 複製を阻害
- 緑膿菌などのグラム陰性桿菌に抗菌活性がある．
- レジオネラ菌に対して抗菌作用がある．
- 主に腎臓から排泄される薬剤のため，透析時，腎障害時には用量調節が必要である．

製剤の効き方

- レボフロキサシンは濃度依存性の抗菌薬である．
- 濃度依存の抗菌薬は最高血中濃度 (C_{max}) が高いほど抗菌力が強くなる (C_{max}/MIC が高いほど抗菌力高い)．血中濃度を高く保つため単回投与を行う．
- 半減期：8.05 時間

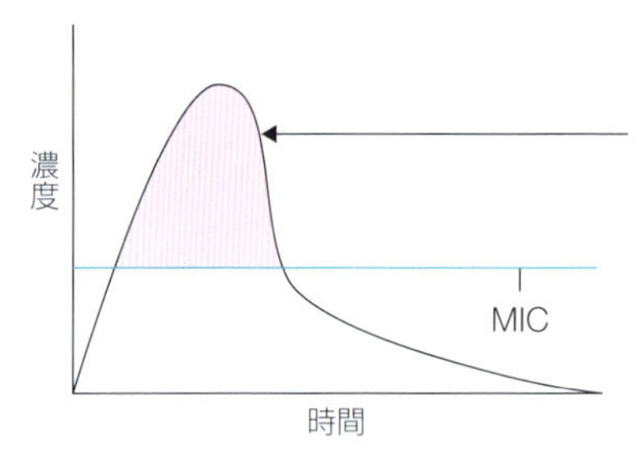

濃度依存型抗菌薬のレボフロキサシンは，C_{max} が高いほど抗菌作用が強くなる．
そのため単回投与で C_{max} を上げる必要がある．

投与後の観察・モニタリング

【作　用】

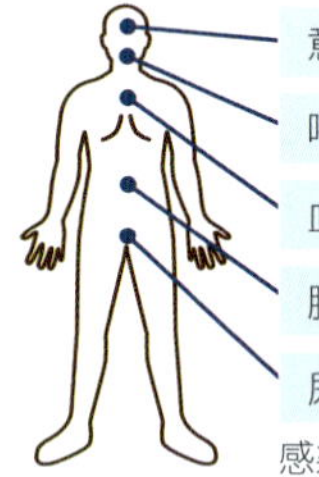

意識状態（GCS）
呼吸数，痰の性状（膿性痰など）
血圧，脈拍
腹膜刺激症状，便秘・下痢
尿の性状（膿尿など）排尿時痛，残尿感

感染巣によって特徴的な症状をモニタリングする必要がある．
抗菌薬開始後，上記症状の改善などを評価していく．

【副作用】

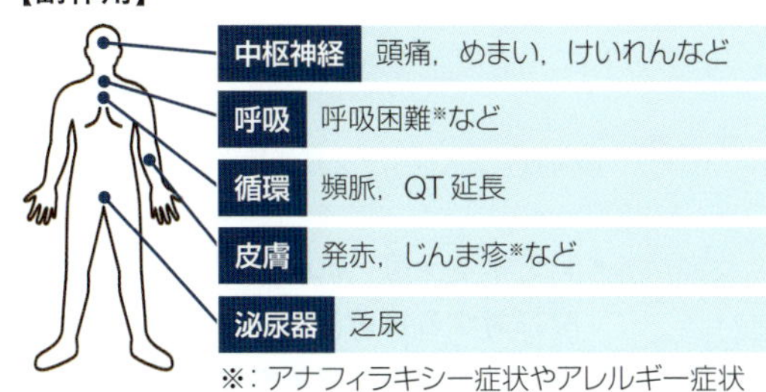

■ 特徴的な副作用

- 中枢神経症状：高齢者に多くみられる．主に頭痛，めまい，不眠
- けいれん：ロキソプロフェンなどのNSAIDsと併用することによってけいれん発作を起こしやすくなる．
- 光線過敏症
- QT 延長

■ 薬の使い方（用法・用量）

【添付文書】

・点滴静注：500 mg を 1 日 1 回，約 60 分間かけて投与する．

【ガイドライン・論文】

- 日本版敗血症診療ガイドライン 2020（J-SSCG 2020）
  ・点滴静注：500～750 mg を 24 時間ごとに投与する．

■ 禁　忌

- レボフロキサシンまたはオフロキサシンに対し過敏症の既往歴のある患者
- 妊婦または妊娠している可能性のある女性
- 小児など

■ 主な配合変化

【側管投与不可】

- ヒドロコルチゾンコハク酸エステル，メチルプレドニゾロンコハク酸エステル，プレドニゾロンコハク酸エステル，セフメタゾール，テイコプラニン，ミカファンギン，ヘパリンなど．

■ 薬剤師からのアドバイス

- レボフロキサシンは子宮内胎児発育遅延など胎児に有害な影響を及ぼすおそれがあるため，妊婦に対しては使用禁忌です．
- 小児に対しても発育不全などのおそれがあるため使用禁忌です．
- レボフロキサシンは特に緑膿菌に強い抗菌作用がありますが，長期使用で耐性菌の発現リスクが上昇してしまうため，2 週間以上使用する場合は注意が必要です．

アジスロマイシン

注：500 mg

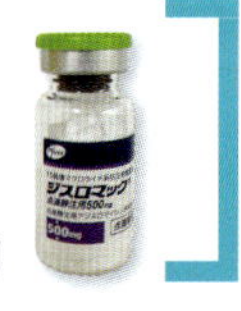

商品名：ジスロマック点滴静注用

■どんな薬か—製剤の特徴

- 細菌のリボソームに結合してタンパク合成を阻害することにより抗菌作用を有する．
  - ・細菌の 70S リボソームの 50S サブユニットと結合し，タンパク合成を阻害する．
- レジオネラ菌・抗酸菌，マイコプラズマに対する抗菌活性がある．
- 大腸菌など腸内細菌や緑膿菌，嫌気性気に対しては無効である．
- 主に肝代謝のため，腎機能による投与量の調節は必要ない．

■製剤の効き方

- 効果発現時間：血中濃度が MIC を超えた時点から
- 効果持続時間：5 日間投与で 10 日間効果が持続
- 半減期：89.7 時間

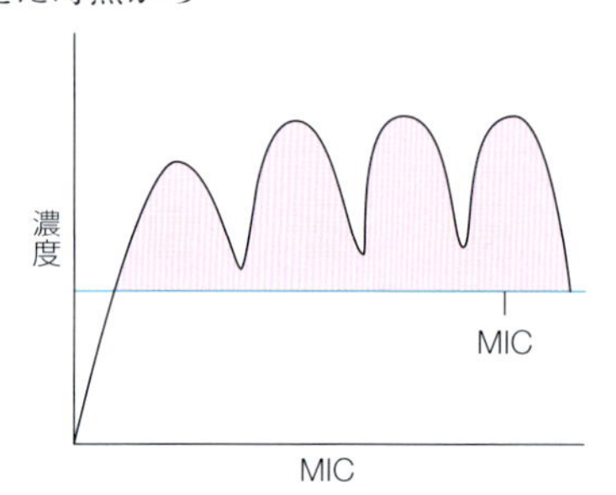

アジスロマイシンはメロペネムと同じ時間依存型抗菌薬であるが，半減期が長いため単回投与で MIC 以上の濃度を保つことができる

■投与後の観察・モニタリング

【作　用】

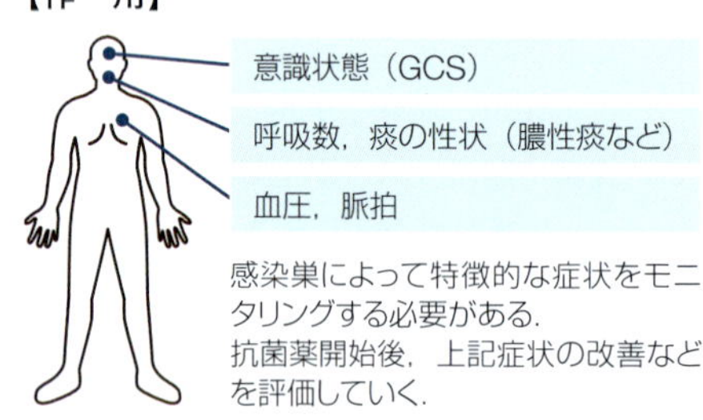

【副作用】

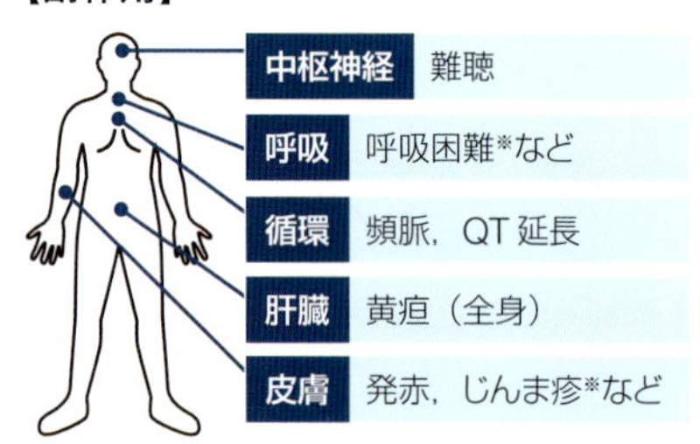

※：アナフィラキシー症状やアレルギー症状

■特徴的な副作用

- 比較的副作用は少ないが，肝障害やQT延長に伴うトルサード・ド・ポワント，難聴など．

■薬の使い方(用法・用量)

【添付文書】

・点滴静注：500 mg(力価)を1日1回，2時間かけて投与する．

【ガイドライン・論文】

- 日本版敗血症診療ガイドライン2020(J-SSCG 2020)
  ・点滴静注：500 mgを24時間ごとに投与する．

■希　釈

- 1Vを注射用水4.8 mLに溶解した液を，5%ブドウ糖液で1 mg/mLになるように希釈する．
- 心負荷，静脈炎予防のため1 mg/mLに希釈し，2時間かけて投与する．

■薬剤師からのポイント

- エリスロマイシンで多くみられた消化器症状を改善した薬剤で，副作用が少なく，他の薬剤との相互作用が少ないです．しかしQT延長の副作用があるため，心電図変化の確認が必要になります．
- レジオネラ，マイコプラズマなど非定型肺炎に用いられることが多い薬剤です．

メトロニダゾール

注：500 mg/100 mL

商品名：アネメトロ点滴静注用

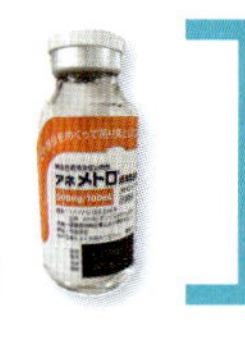

■ どんな薬か―製剤の特徴

- 細菌の DNA の切断作用により抗菌作用を有する．
- 嫌気性菌に広い抗菌作用をもつため，腹腔内感染などに使用する．
- アメーバ赤痢などに使用する．

■ 製剤の効き方

- 主に肝代謝のため，腎機能による用量調節は必要ない．
- 効果発現時間：最高血中濃度到達時間（T_{max}）：0.32 時間
- 半減期：12.4 時間

■ 投与後の観察・作用モニタリング

【作　用】

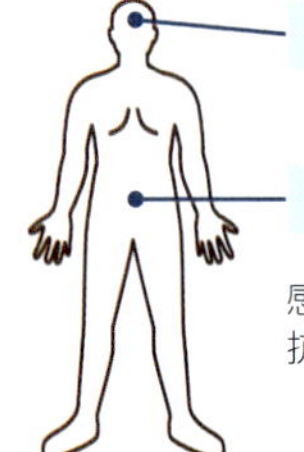

意識状態（GCS），項部硬直

腹膜刺激症状，便秘・下痢

感染巣によって特徴的な症状を観察する必要がある．
抗菌薬開始後，上記症状の改善などを評価していく．

【副作用】

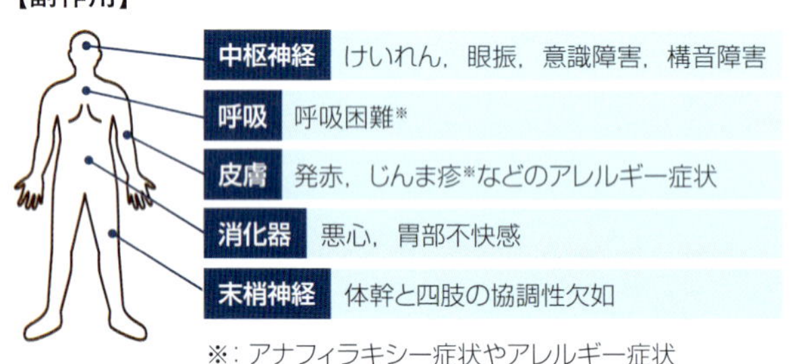

※：アナフィラキシー症状やアレルギー症状

■ 特徴的な副作用

- メトロニダゾール脳症（けいれん，小脳性運動失調）：中止により消失する．
- 可逆性末梢神経障害
- 消化器症状（悪心，胃部不快感）：副作用の発現頻度としてはもっとも多い．

■薬の使い方(用法・用量)

【添付文書】

・点滴静注：1回500 mgを1日3回投与する．

- **難治性または重症感染症**

・点滴静注：1回500 mgを1日4回投与する．

【ガイドライン・論文】

- 日本版敗血症診療ガイドライン2020(J-SSCG 2020)

・点滴静注：1回500 mgを8時間ごとに投与する．

■混注時の注意点

- 析出などはないが，多くの薬剤と配合することで残存率(配合することで残存する有効成分の割合)が低下する：たとえば，セフトリアキソン，ソルメドロール，ヘパリンなど．

■薬剤師からのアドバイス

- 腹腔内感染，肝膿瘍など嫌気性菌の感染が疑われる場合に，他の抗菌薬で好気性グラム陽性菌をカバーしながら使用します．
- *Clostridioides difficile* 感染症(CDI)は抗菌薬使用に伴う下痢や腸炎の原因となります．抗菌薬投与中においては症状および便中の抗原，毒素のモニタリングが必要です．治療にはメトロニダゾール(経口，点滴)や経口バンコマイシンを用います．

(阿部和正，玉造竜郎)

抗真菌薬

ホスフルコナゾール

注：100 mg/1.25 mL，200 mg/2.5 mL，400 mg/5 mL

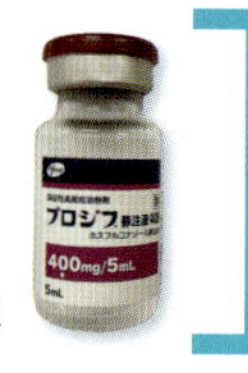

商品名：プロジフ静注液

どんな薬か―製剤の特徴

- アゾール系薬である．
- 真菌の細胞膜を構成するエルゴステロール生合成を阻害し，抗真菌作用を示す．
- フルコナゾールのプロドラッグ(体内で代謝され効果発現する薬)で，水溶性を高めることにより液量を1/40とし，ローディング投与(速やかに効果を発現させるため維持量よりも増量し投与すること)を可能にしている．
- カプセル製剤は簡易懸濁が可能である．
- 主に尿中に排泄される．
- 同じアゾール系薬のボリコナゾールとは違い，アスペルギルス属には無効である．
- 適応となる代表的な真菌：カンジダ属(*C. krusei* および *C. glabrata* は除く)，クリプトコッカス属

製剤の効き方

- 半減期：30時間
- 濃度依存性であり，最高血中濃度(C_{max})に依存して効果を示す．そのため，1回量を増やすことが効果的である
- 透析で除去されやすく，血中濃度が低下するためより大量投与が必要である．

投与後の観察・モニタリング

【作　用】

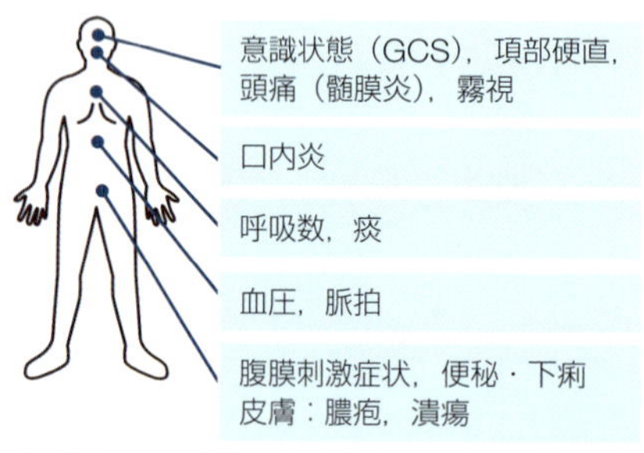

感染巣によって特徴的な症状をモニタリングする必要がある．たとえば，肺炎であれば痰の性状など．

【副作用】

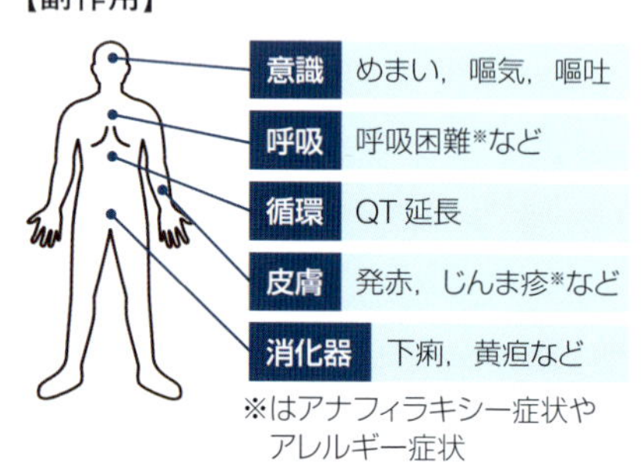

※はアナフィラキシー症状やアレルギー症状

■特徴的な副作用

- 心室頻拍，QT 延長からの心室性不整脈などが現れることがある．
- 肝機能障害の悪化，嘔気・嘔吐，下痢がみられることがある．

■薬の使い方(用法・用量)

【添付文書】

- カンジダ症
  - 点滴静注：50～100 mg(重症では 400 mg まで)を維持用量として 1 日 1 回投与．ただし，初日，2 日目は維持用量の倍量として，100～200 mg(重症では 800 mg まで)を投与する．

クレアチニンクリアランス(mL/分)	用量
＞50	通常用量
≦50	半量
透析患者	透析後に通常用量

【ガイドライン・論文】

- 侵襲性カンジダ症の診断・治療ガイドライン，2013
  - 初日，2 日目は 800 mg を 1 日 1 回，3 日目以降は 400 mg を 1 日 1 回
  - 腎機能に応じて投与量の調節が必要である．

■相互作用

- 併用禁忌：トリアゾラム，アゼルニジピン，オルメサルタン：アゾール系抗真菌薬には CYP2C9，CYP2C19，CYP3A4 の阻害作用があり，これらで代謝される薬剤の効果増強を起こすことがある．

■投与時の注意点

- 10 mL/ 分を超えない速度で投与する．

■薬剤師からのアドバイス

- 半減期が長く効果発現に時間がかかるため，初日・2 日目は維持量の倍量を投与しましょう(ローディング投与)．
- 薬物相互作用が多いので必要があれば薬剤師に確認しましょう．
- 経口薬の吸収がとてもよいため経口スイッチ治療が可能です(下痢などの吸収に問題がない場合に限る)．
- 眼内や中枢神経への移行性は良好なので眼内炎や髄膜炎で使用されます．

ボリコナゾール

注：200 mg

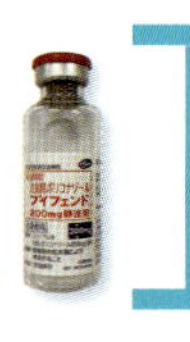

商品名：ブイフェンド静注用

どんな薬か—製剤の特徴

- アゾール系薬である．
- 真菌の細胞膜を構成するエルゴステロール生合成を阻害し，抗真菌作用を示す．
- 錠はコーティングされているため粉砕することで簡易懸濁可能．またドライシロップ製剤がある．
- 主に肝臓で代謝され，便中に排泄される．
- 適応となる代表的な真菌：カンジダ属（*C. krusei* および *C. glabrata* は除く），アスペルギルス属，クリプトコッカス属

製剤の効き方

- 半減期：6 時間
- 濃度依存性であり，C_{max} に依存して効果を示す．そのため血中濃度をモニタリングしつつ 1 回量を増やすことが効果的である．

投与後の観察・モニタリング

【作　用】

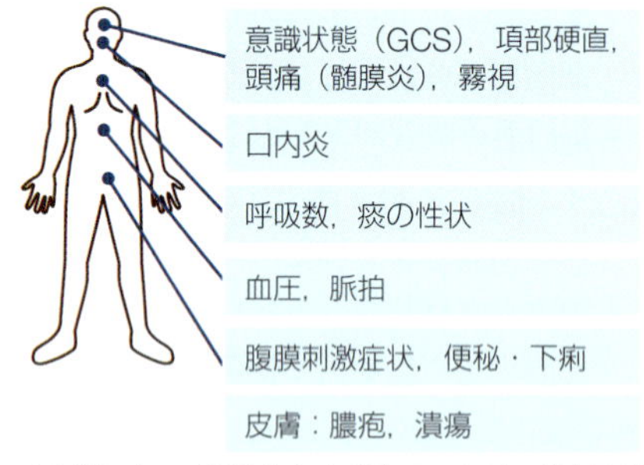

感染巣によって特徴的な症状をモニタリングする必要がある．たとえば，肺炎であれば痰の性状など．

【副作用】

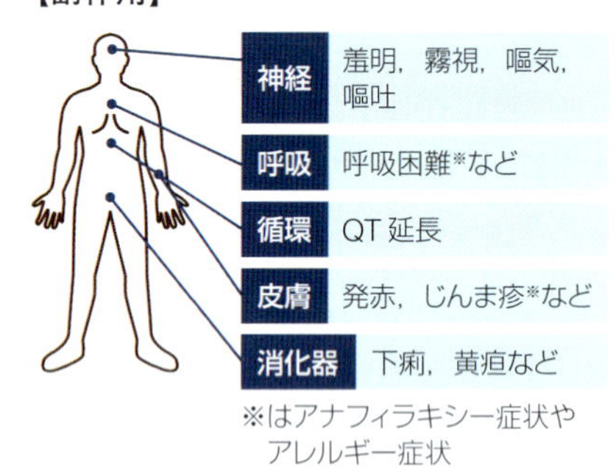

※はアナフィラキシー症状やアレルギー症状

特徴的な副作用

- 羞明，霧視，視覚障害などの眼障害が現れ，投与中止後も症状が持続することがある．
- QT 延長からの心室性不整脈が現れることがある．
- 肝機能障害，消化器症状：肝障害は投与開始 1〜2 週間以内に起こりやすい．
- （注射のみ）重篤な腎障害が現れることがあるので，BUN，血清クレアチニン，尿量などの観察を行う．

薬の使い方(用法・用量)

【添付文書】

・点滴静注：初日は6 mg/kgを1日2回，2日目以降は1回3〜4 mg/kgを1日2回投与する．

相互作用

- 併用禁忌：リファンピシン，カルバマゼピン，フェノバルビタール，トリアゾラム，スボレキサント，リバーロキサバン，アゼルニジピン，オルメサルタン：アゾール系抗真菌薬にはCYP2C9，CYP2C19，CYP3A4の阻害作用があり，これらで代謝される薬剤の効果増強を起こすことがある．

調製時の注意点

- 1バイアル(200 mg)につき注射用水19 mLで溶解する[10 mg(力価)/mL]．必要量をとり生理食塩水に希釈(0.5〜5 mg/mL)して，点滴静注する．

薬剤師からのアドバイス

- 半減期が長く効果発現に時間がかかるため，初日はローディング投与しましょう．
- 薬物相互作用が多いので必要があれば薬剤師に確認しましょう．
- 経口薬の吸収がとてもよいため経口スイッチ治療が可能です(下痢などの吸収に問題がない場合に限る)．
- 注射薬の添加剤であるスルホブチルエーテルβ-シクロデキストリンナトリウムは腎尿細管に対して毒性を有しており，推算糸球体濾過量(eGFR) 30 mL/分/1.73 m^2 未満では排泄できず蓄積するため投与しないことが望ましいです．
- 眼内や中枢神経への移行性は良好なので眼内炎や髄膜炎で使用されます．
- 肝障害を防ぐため，投与直前の血中濃度を測定しトラフ値1〜4 μg/mLを目標としましょう．

ミカファンギン

注：25 mg，50 mg，75 mg

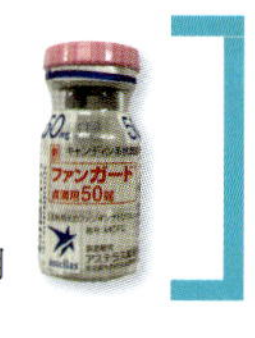

商品名：ファンガード点滴用

どんな薬か―製剤の特徴

- キャンディン系薬である．
- 真菌の細胞壁を構成する 1.3-β-D グルカン生合成を阻害し，抗真菌作用を示す．
- 主に肝臓で代謝され，便中に排泄される．
- 適応となる代表的な真菌：カンジダ属（*C. parapsilosis* は除く），アスペルギルス属

製剤の効き方

- タンパク結合率：99%
- 半減期：14 時間
- 濃度依存性であり，C_{max} に依存して効果を示す．そのため，1 回量を増やすことが効果的である

投与後の観察・モニタリング

【作　用】

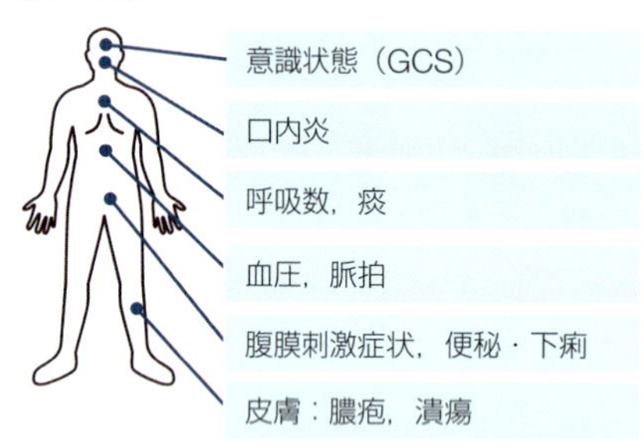

感染巣によって特徴的な症状をモニタリングする必要がある．たとえば，肺炎であれば痰の性状など．

【副作用】

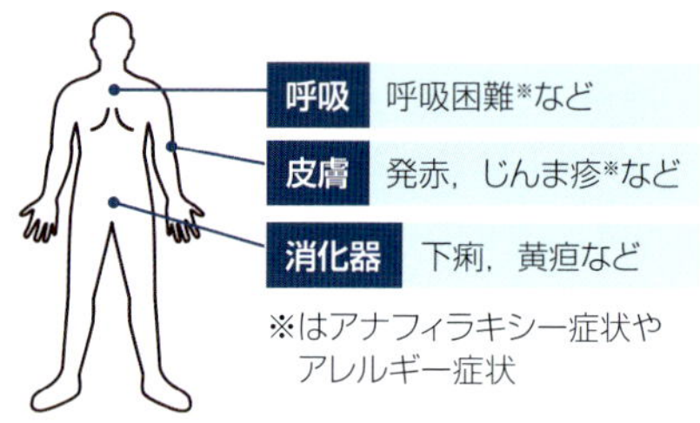

※はアナフィラキシー症状やアレルギー症状

特徴的な副作用

- 肝機能障害が現れることがある．

薬の使い方（用法・用量）

【添付文書】

・点滴静注：50～150 mg を 1 日 1 回．1 日 300 mg を上限とする．

・点滴静注：予防投与には 50 mg を 1 日 1 回．

【ガイドライン・論文】

- 侵襲性カンジダ症の診断・治療ガイドライン，2013
  - ・点滴静注：100 mg を 1 日 1 回．
- 深在性真菌症の診断・治療ガイドライン，2015
- アスペルギルス症

・点滴静注：150 mg を 1 日 1 回.

■ 調製時の注意点

- 生理食塩水，ブドウ糖液に溶解し，75 mg 以下では 30 分以上，75 mg を超えて投与する場合は 1 時間以上かけて行う.
- 溶解時には泡立ちやすく，泡が消えにくいので強くふり混ぜないようにする.

■ 主な配合変化

【側管投与不可】

- ドブタミン，ミダゾラム，ナファモスタット，ニカルジピン

■ 薬剤師からのアドバイス

- ローディング投与は不要です(カスポファンギンは必要).
- アスペルギルス属に有効です.
- 眼内や中枢神経，尿路への移行性は不良です．これらの感染症を疑う場合はアゾール系薬やポリエンマクロライド系薬を選択しましょう.
- アゾール系薬と異なり，相互作用を示す薬剤は少ないです.
- ICU でカンジダ血症を疑う際の第一選択薬です.
- 副作用が少なく使いやすいです.

アムホテリシンBリポソーム製剤

注：50 mg

商品名：アムビゾーム点滴静注用

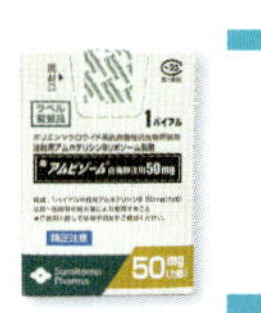

どんな薬か─製剤の特徴

- ポリエンマクロライド系薬である．
- 真菌の細胞膜成分であるエルゴステロールおよびエピステロールと結合することにより細胞膜の透過性を高め，細胞質成分を漏出させて抗真菌作用を示す．
- 主に肝臓で代謝され，便中に排泄される．
- ほとんどの真菌をカバーするが，副作用が多いので注意が必要である．
- リポソーム化（アムホテリシンBを膜で覆い病巣にのみ届けること）することで腎毒性を軽減している．
- 適応となる代表的な真菌：カンジダ属，クリプトコッカス属，アスペルギルス属，ムーコル属

製剤の効き方

- 半減期：10時間
- 濃度依存性であり，C_{max}に依存して効果を示す．そのため，1回量を増やすことが効果的である

投与後の観察・モニタリング

【作　用】

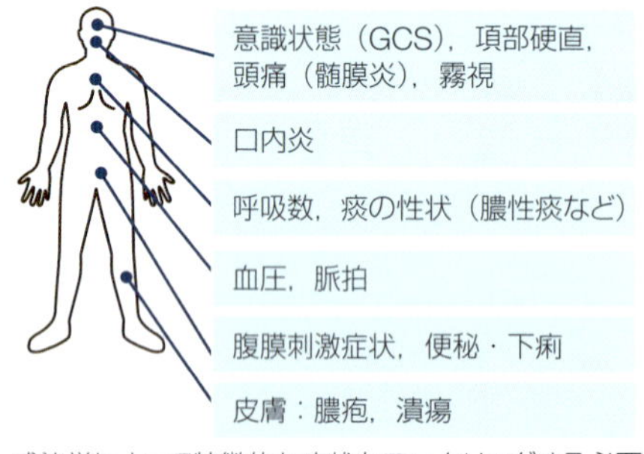

感染巣によって特徴的な症状をモニタリングする必要がある．たとえば，肺炎であれば痰の性状など．

【副作用】

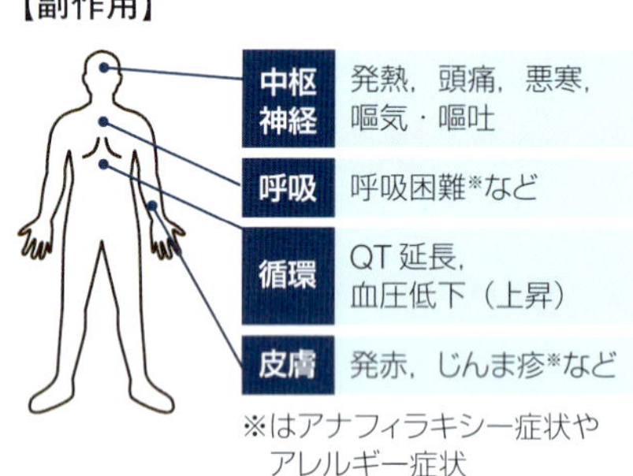

※はアナフィラキシー症状やアレルギー症状

特徴的な副作用

- 腎機能障害，黄疸が現れることがある．BUN，血清クレアチニン，尿量などの観察を行う．
- 静脈炎をきたすことがあるので，皮膚所見に注意する．
- 投与初期の注入時に発熱・悪寒などを起こしやすいため，まずは2時間かけて投与し，認容性を確認する．あらかじめジフェンヒドラミンやアセトアミ

ノフェンなどを予防投与することも効果的である.

■薬の使い方(用法・用量)

【添付文書】

・点滴静注：2.5 mg/kg(重症では 5 mg/kg まで)を1日1回，1～2時間以上かけて投与する

■禁 忌

- 白血球輸注中の患者：輸注中または直後にアムホテリシンBを投与した患者に急性肺機能障害がみられた.

■調製時の注意点

- 1バイアル(50 mg)につき注射用水 12 mL で溶解(直ちに振とうし，均一な黄色の半透明な液になるまで激しく振り混ぜる)する[4 mg(力価)/mL]. 添付の専用フィルターを用いて必要量を濾過し，必ず5% ブドウ糖液で希釈する.
- 投与時にインラインフィルターを使用しないこと(目詰まりを生じることがある).
- 他の薬物とは混合しないこと. また，すでに留置されている静注ラインは 5% ブドウ糖液にあらかじめ置き換える.

■薬剤師からのアドバイス

- 腎障害の副作用がありますが，腎排泄の薬剤ではないため腎機能の低下があっても減量は行いません.
- 薬効低下のおそれがあるため，DEHP(可塑性)を含む PVC(ポリ塩化ビニル)製の輸液セットの使用を避けましょう.
- 眼内や中枢神経への移行性は良好です.
- リポソーム化されていない製剤としてアムホテリシンBデオキシコール酸塩(ファンギゾン注射用)があります. 静注以外に気管内投与などが可能ですが，用法・用量が異なるため注意しましょう.
- カリウムやマグネシウムが低下する副作用が顕著です. 副作用のモニタリングに注意してください.

(今中翔一)

抗ウイルス薬

アシクロビル

注：250 mg/10 mL

商品名：ゾビラックス点滴静注用

■ どんな薬か—製剤の特徴

- アシクロビルリン酸誘導体に変換され，ウイルスのDNA鎖を阻害し，抗ウイルス作用を示す．
- 錠剤はコーティングされていないため簡易懸濁が可能である．散剤がある．
- 主に尿中に排泄される．
- 適応となる代表的なウイルス：単純ヘルペスウイルス(HSV)，水痘・帯状疱疹ウイルス(VZV)

■ 製剤の効き方

- 半減期：2.6時間
- 時間依存性(投与回数を増やすと効果的)

■ 投与後の観察・モニタリング

【作　用】

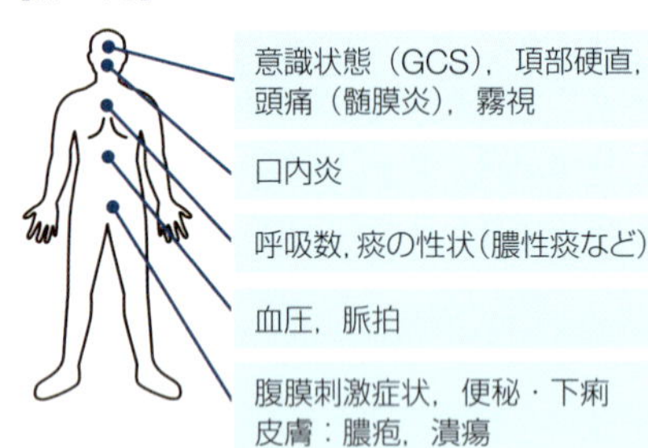

感染巣によって特徴的な症状をモニタリングする必要がある．たとえば，肺炎であれば痰の性状など．

【副作用】

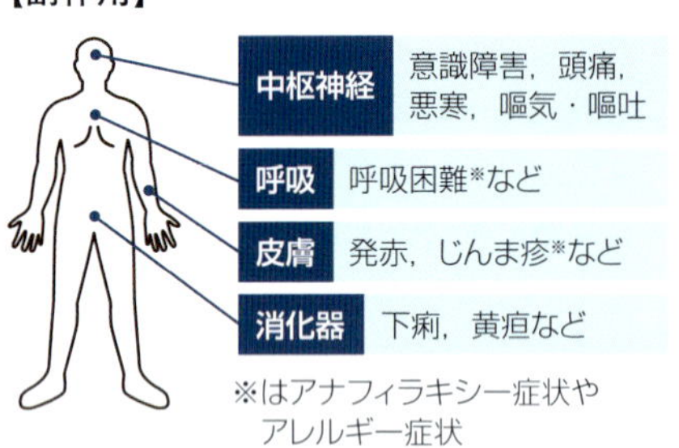

※はアナフィラキシー症状やアレルギー症状

■ 特徴的な副作用

- 意識障害・頭痛・脳症
  ➡ JCS，GCS，RASS
- 腎障害
  ➡ BUN，血清クレアチニン，尿量
- 静脈炎➡皮膚所見
- 静注時の血管炎・血管痛に注意が必要である．

■ 薬の使い方(用法・用量)

【添付文書】

・点滴静注：5 mg/kg(重症では

10 mg/kgまで)を1日3回，8時間ごとに1時間以上かけて投与する．

・腎機能に応じて投与量の調節が必要である．

クレアチニンクリアランス(mL/分/1.73m²)	1回量	投与間隔(時間)
＞50	通常用量	8
25〜50	通常用量	12
10〜25	通常用量	24
0〜10	半量	24

【ガイドライン・論文】

- 単純ヘルペス脳炎診療ガイドライン2017
  - ・点滴静注：10 mg/kgを1日3回，8時間ごとに1時間以上かけて投与する．

主な配合変化

- アルカリ性製剤(pH 10.4)のため酸性薬剤[ブロムヘキシン(ビソルボン注)，シプロフロキサシン点滴静注など]と配合変化を起こす．

調製時の注意点

- 250 mgあたり100 mL以上の輸液で希釈し，1時間以上かけて投与する．
- ただし輸液量を絞る必要がある場合は施設により濃度を高くする場合もある．

薬剤師からのアドバイス

- 透析で除去されやすいです．
- 腎機能障害患者や帯状疱疹への使用の際は，アシクロビルの血中濃度が上昇しアシクロビル脳症になりやすいため意識障害に注意しましょう．特に投与開始後，1〜5日で出現することが多いです．
- 経口薬もありますが吸収率が悪い(20%)ため，より多くの投与量が必要です．

ガンシクロビル

注：500 mg

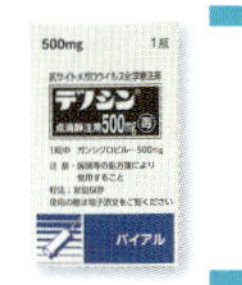

商品名：デノシン点滴静注用

どんな薬か―製剤の特徴

- ガンシクロビルリン酸誘導体に変換され，ウイルスのDNA鎖を阻害し，抗ウイルス作用を示す．
- 錠剤は催奇形性，発がん作用があり粉砕や簡易懸濁不可．ドライシロップ製剤を選択する．
- 主に尿中に排泄される．
- 免疫不全患者などに対するサイトメガロウイルス感染症の第一選択薬である．

製剤の効き方

- 半減期：3.6 時間
- 時間依存性（投与回数を増やすと効果的）

投与後の観察・モニタリング

【作　用】

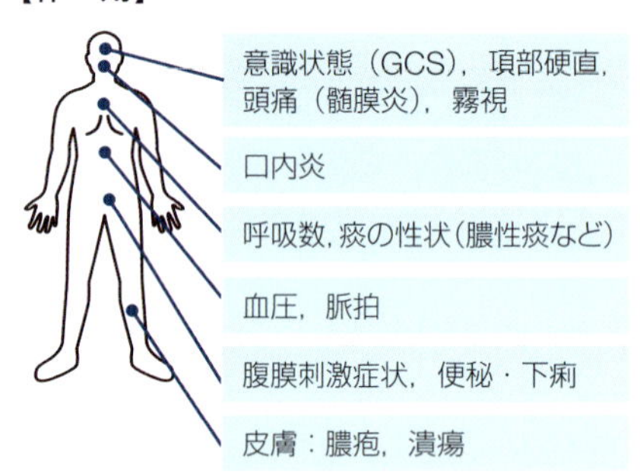

感染巣によって特徴的な症状をモニタリングする必要がある．たとえば，肺炎であれば痰の性状など．

【副作用】

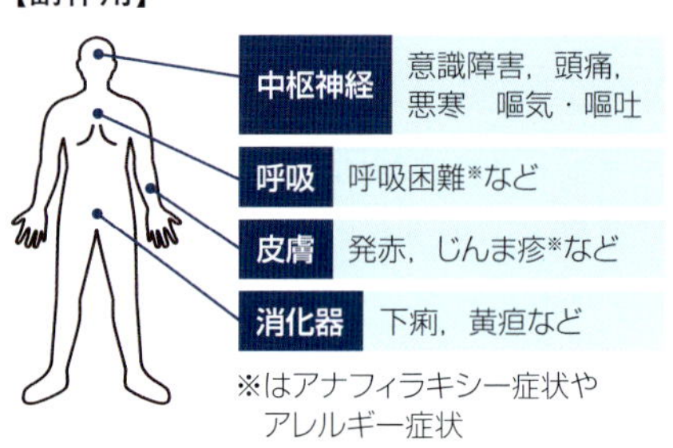

※はアナフィラキシー症状やアレルギー症状

特徴的な副作用

- 中枢神経症状（頭痛，幻覚，振戦，けいれん）
- 骨髄抑制，血球減少：白血球数，血小板数，赤血球数
- 腎障害：BUN，血清クレアチニン，尿量
- 静注時の血管炎・血管痛に注意が必要である．

薬の使い方（用法・用量）

【添付文書】

・点滴静注；成人にはガンシクロビル5 mg/kg（重症では10 mg/kgまで）を1日2回，12時間ごとに1時間以上かけて投与する．

■主な配合変化

- アルカリ性製剤(pH 11)のため酸性薬剤[ブロムヘキシン(ビソルボン注), シプロフロキサシン点滴静注など]と配合変化を起こす.

■調製方法

- 1バイアル(500 mg)を注射用水10 mLに溶解し, 1バイアルあたり100 mLの輸液で希釈して調製し, 1時間以上かけて点滴静注.
- 発がん性, 強アルカリの観点から繰り返し直接手で触れたり, 吸入または眼の中へ入れないよう取り扱いに十分に注意する. 可能であればゴム手袋, 防護メガネなどの着用が望ましい.

■薬剤師からのアドバイス

- 経口薬としてバルガンシクロビル(バリキサ450 mg/錠)があります.
- 腎機能に応じて投与量の調節が必要です.

ペラミビル

バイアル：150 mg/15 mL
バッグ：300 mg/60 mL

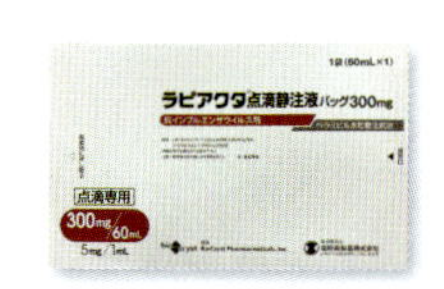

商品名：ラピアクタ点滴静注用

どんな薬か―製剤の特徴

- オセルタミビルと同様にノイラミニダーゼを選択的に阻害し，新しく形成されたウイルスの感染細胞からの遊離を阻害することによりウイルスの増殖を抑制する．
- 主に尿中に排泄される．

製剤の効き方

- 半減期：20 時間
- 経口での吸収がとても悪いため静注薬として使用されている．

投与後の観察・モニタリング

【作　用】

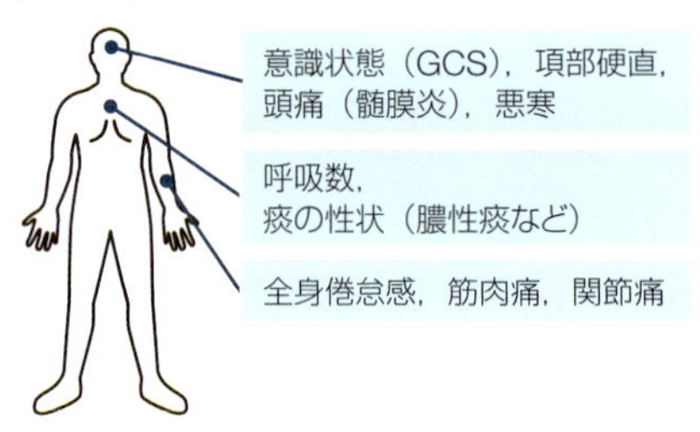

感染巣によって特徴的な症状をモニタリングする必要がある．たとえば，肺炎であれば痰の性状など．

【副作用】

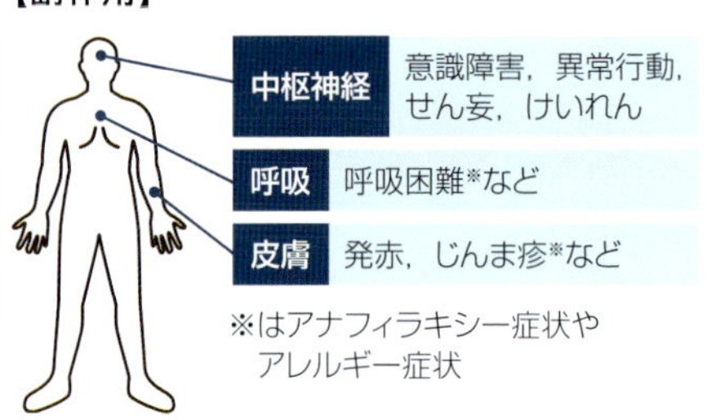

特徴的な副作用

- 悪心➡嘔吐回数，下痢➡便回数
- 腎障害が現れることがある．BUN，血清クレアチニン，尿量などの観察を行う．

薬の使い方（用法・用量）

【添付文書】

・点滴静注：300 mg を 15 分以上かけて単回投与する．
・点滴静注：合併症などにより重症化するおそれがある患者：1 日 1 回 600 mg を 15 分以上かけて単回投与するが，症状に応じて連日反復投与できる．
・腎機能に応じて投与量の調節が必要である．

クレアチニンクリアランス（mL/分）	1 回量	
	通常	重症例
≧ 50	300 mg	600 mg
30〜50	100 mg	200 mg
10〜30	50 mg	100 mg

【ガイドライン・論文】

- 米国 CDC における抗インフルエンザ薬の推奨用量と期間
  - ・点滴静注：1 日 1 回 600 mg を 15 分以上かけて単回投与する.

■ 薬剤師からのアドバイス

- 経口薬や吸入薬が使用困難な例，重症例に優れた効果を発揮します.
- 重症例では連日投与が必要です.
- 症状発現から 48 時間経過後に投与を開始した場合の有効性に関するデータは限られています.
- 予防投与では使用しません.

レムデシビル

注：100 mg

商品名：ベクルリー点滴静注用

■どんな薬か—製剤の特徴

- SARS-CoV-2 治療薬
- 細胞内でヌクレオシド三リン酸型の活性代謝物になり RNA 鎖を阻害する．
- 主に尿中に排泄される．

■製剤の効き方

- 半減期：1 時間
- PK/PD のデータなし

■投与後の観察・モニタリング

【作　用】

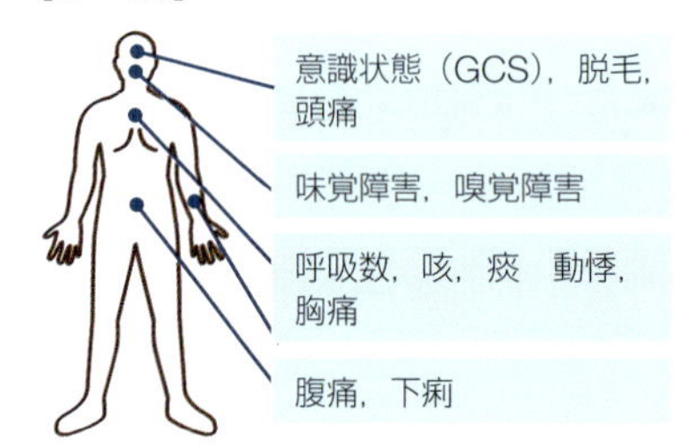

【副作用】

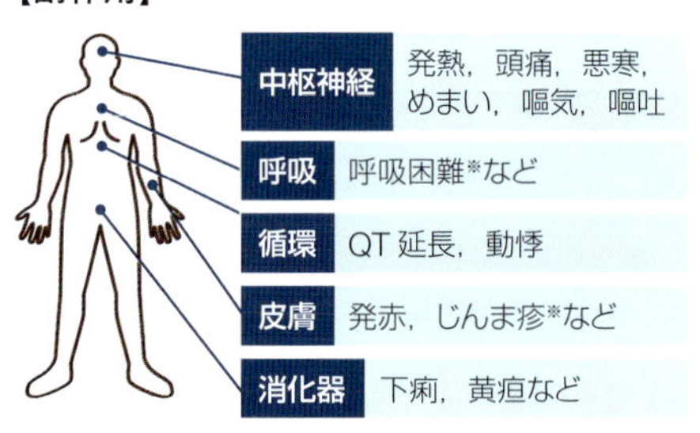

※はアナフィラキシー症状やアレルギー症状

■特徴的な副作用

- 消化器症状として悪心，肝機能異常，消化器症状が現れることがある．
- 腎障害が現れることがある．BUN，血清クレアチニン，尿量などの観察を行う．

■薬の使い方（用法・用量）

【添付文書】

・点滴静注：投与初日に 200 mg を，投与 2 日目以降には 100 mg を 1 日 1 回投与する．

・通常，肺炎では 5 日間投与し，総投与期間は最長 10 日まで．

・重症化予防では 3 日間投与する．

■調製方法

- 1 バイアル（100 mg）を注射用水 19 mL に溶解し，生理食塩水で全量 100 mL または 250 mL に調製する．

■薬剤師からのアドバイス

- ALT が基準範囲上限の 5 倍以上の患者（臨床試験で肝機能障害の報告あり）には投与を避けましょう．
- 添加剤であるスルホブチルエーテル

β-シクロデキストリンナトリウムは腎尿細管に対して毒性を有しており，eGFR 30 mL/分/1.73 m^2 未満では排泄できず蓄積するため，投与を避けましょう．

（今中翔一）

4

イン・アウトバランスを適正化させる

――輸液，輸血，利尿薬

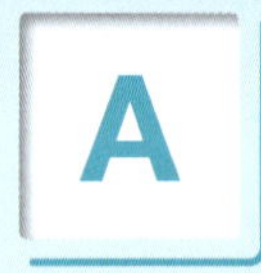

A イン・アウトバランスに対応する

A-1 イン・アウトバランスを評価する

1 治療・ケアの全体像

図1のフローチャートに沿って対応します．

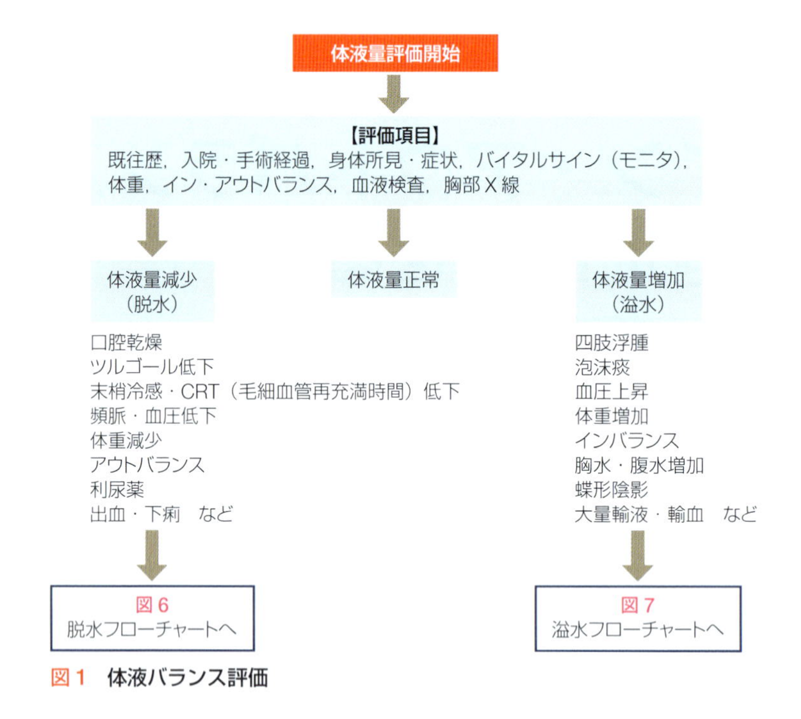

図1　体液バランス評価

2 薬物療法を始める前に看護師がすべきこと

不適切な輸液管理は各臓器にさまざまな影響を及ぼします．たとえば，過剰な輸液は脳であれば脳浮腫，肺では肺水腫や呼吸仕事量の増大，心臓では心嚢水貯留や拡張障害，腎臓では腎うっ血，肝臓では肝うっ血，腸管では腸管浮腫や吸収障害などを生じさせます．

敗血症においても，過剰な輸液は死亡率を上昇させ，逆に輸液を制限するとICU入室期間が短縮することが示されています．そのため，正確で迅速なイン・アウトバランスの観察や評価が重要です．しかし，観察や評価方法のゴールドスタンダードはなく，施設や患者にあわせて行っているというのが現状です．

●いつイン・アウトバランスを評価(アセスメント)するか

多くの電子カルテでは，輸液指示から輸液量が自動で入力されます．しかし，尿量やドレーン量は看護師が観察し直接入力します．注意すべき点は，電子カルテによるバランスの自動計算の時間と看護師の観察・入力の時間がずれると，カルテ上で正確なイン・アウトバランスの評価ができないことです．マンパワーに余裕があれば輸液量と尿量，ドレーン量などすべて看護師が入力するほうが正確な評価ができます．また観察のタイミングは，病態の変化が大きい患者や薬剤投与量の変更を行った患者では，「30分〜1時間ごと」が一般的です．

●イン・アウトバランスの評価は体液量の評価

イン・アウトバランスの評価は，輸液量や尿量だけでなく，発汗や不感蒸泄など数値では表せない体液喪失の評価も含まれます．その指標となるのが体重です．体重はICUの高機能ベッドであればベッド上で測定が可能です．毎日同じ条件で測定できる環境を作り，体重の変化もバランス評価として考えます．

3 基礎知識——体液分布と調節

イン・アウトバランスを評価するときには，体の体液分布と調節の方法を知る必要があります．

a 体液分布(割合)と電解質

成人男性の場合，体の40%は筋肉や脂肪，骨などで構成されています．残りの60%は水分(体液)で構成されています．成人女性では55%，高齢者は50%と年齢とともに減少します．一方，新生児は80，乳児70%と体液が多く構成されています．体内の体液分布をみてみると，40%が細胞内液であり20%が細胞外液(間質液15%，血漿5%)です(図2)．

細胞内液：間質：血漿＝40%：15%：5%＝8：3：1　※8：3：1は覚えましょう

普段輸液している部位は細胞外液に当たる血漿(血管内)ですが，ここから体内に移

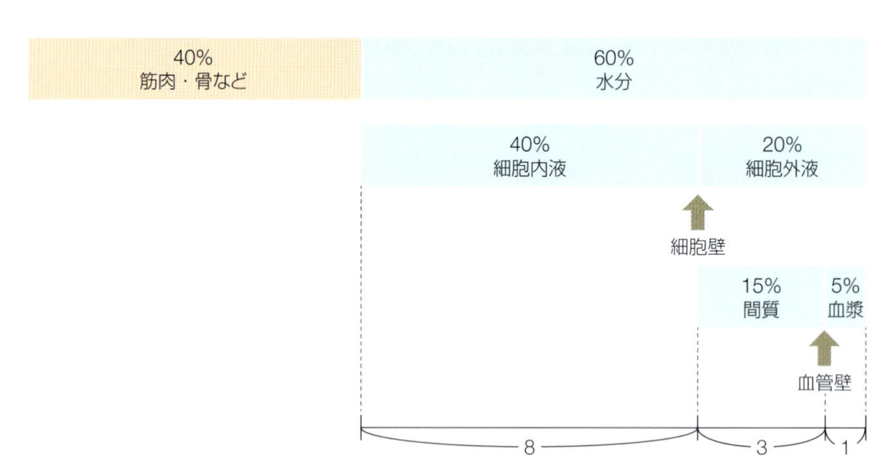

図 2　体内の水分分布

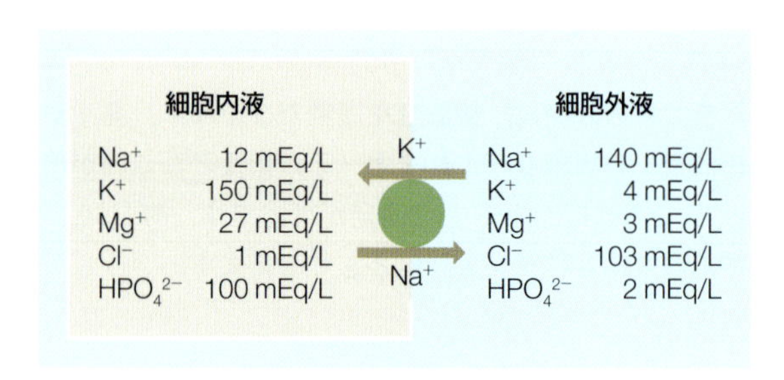

図 3　細胞内液・細胞外液の電解質濃度

動・分布します．輸液製剤の種類によって分布の配分が変わるので，目的に応じた製剤の選択が求められます(図 2)．

体液中の主な電解質は，ナトリウム(Na)，カリウム(K)，クロール(Cl)，マグネシウム(Mg)です．細胞には細胞膜があるので，この膜によって細胞内液や細胞外液中の電解質濃度が厳密にコントロールされています(図 3)．

b 3 つの体液調節機構

体液の調節機構は主に 3 つあります(図 4)．

1 つ目は「量」が関与しています．体液量が増加し血管内水分量が多くなると，腎血流が増えて糸球体濾過量が増加する一方，抗利尿ホルモンの分泌低下が起こり尿細管での再吸収が減少して尿量が増加します．

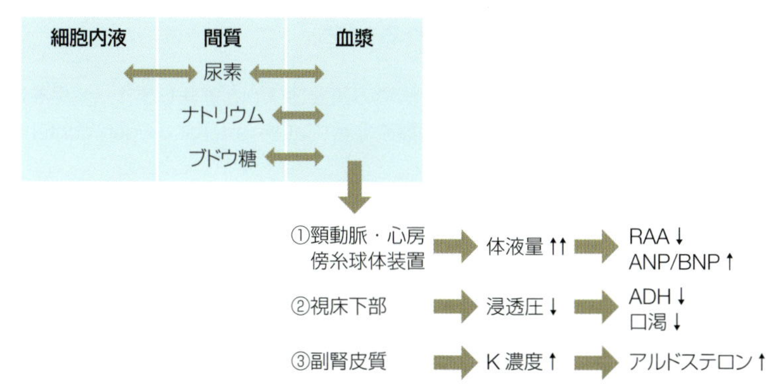

図 4　体液バランスと維持機能

RAA：レニン・アンジオテンシン・アルドステロン
ANP：心房性ナトリウム利尿ペプチド
BNP：脳性ナトリウム利尿ペプチド
ADH：抗利尿ホルモン

2つ目は「血漿浸透圧」であり，下記に示すように血中Naと血糖，尿素窒素(BUN)が関与しています．

血漿浸透圧＝2 × Na ＋血糖 /18 ＋ BUN/2.8

高い血漿浸透圧を保つにはNaがもっとも影響しますが，血糖も関わっています．高血糖のときには尿中に糖が排泄され，尿の浸透圧が高くなるためこれを下げるように水の再吸収が抑制されて多尿になります．一方血漿にはアルブミンなどの膠質(コロイド)も含まれ，血漿の容量維持にはこれらによる膠質浸透圧が大きく関わっています．

3つ目は，細胞外液の電解質です．たとえば細胞外液のK濃度は，細胞内液のK濃度と比較して低くなっていますが，K濃度が高くなるとNa-Cl共輸送体を抑制してNaの再吸収が抑制され尿量が増加します．

C 体液量を評価する意味

ICUで行う輸液は，循環血液量を増やすのではなく，主に循環血液量の減少によるショックを避ける目的で行われています．ショックとは，組織に酸素が運ばれない状態を指し，酸素の供給と需要のバランスが崩れていることを意味します．組織に酸素を運ぶためには，循環血液量を含めた体液量を評価することが非常に重要です．

メモ　酸素はどのように運ばれるか？

「DO_2」とは，oxygen delivery のことで酸素の運搬（供給）を意味します．酸素を運ぶためには，心拍出量（CO）と，血液の中の酸素の量（CaO_2＝arterial oxygen content）をかけ合わせると算出できます．

DO_2（mL/分）＝CO（L/分）×CaO_2（mL/dL）×10

心拍出量（CO）は下記の式で考えることができます．

CO（L/分）＝SV（mL）×心拍数（回/分）÷1,000

「CO」は，心臓の1回拍出量（SV）と心拍数をかけることで算出できます．1回拍出量（SV）は，前負荷，後負荷，収縮力によって規定されます．この3つのなかで，1つでも欠けるとSVが減少することになります．

次に，CaO_2 の式を以下に表します．

CaO_2（mL/dL）＝1.34 × Hb（g/dL）×SaO_2÷100＋0.0031×PaO_2（mmHg）

「CaO_2」は，ヘモグロビンが運ぶ酸素の量（1.34×Hb×SaO_2÷100）と血漿に溶けている酸素の量（0.0031×PaO_2）を加算することで表されます．この式から後者の割合はかなり小さいことが理解できます．酸素を運ぶには，ヘモグロビンがとても重要です．

上記の結果，酸素の運搬は，前負荷，後負荷，収縮力，心拍数，ヘモグロビン，酸素量が重要です．体液量の評価は，このなかの前負荷を評価するために行います．

4 輸液をどう使うか——処方意図と使い分け

輸液の目的は，①循環血液量が足りないことに対する輸液，②電解質異常に対する輸液，③酸塩基平衡に対する輸液です．輸液製剤は，「番号（1号液や3号液など）」や，「通称（生理食塩水や酢酸リンゲル液など）」で表現されています（図5）．輸液の特徴を知り輸液後の体液分布をイメージしましょう．

a 細胞外液とブドウ糖液はどう使い分けるか

✓循環血液量を増やしたいときは細胞外液を使い，細胞内の脱水にはブドウ糖液を使う

細胞内や細胞外への水分の移動は血漿浸透圧が関係しています．血漿量（循環血液量）を増やしたいとき（等張性脱水：出血など）は，細胞外液製剤（生理食塩水，リンゲル液）を選択します．細胞外液製剤は，NaやK，Clなど細胞外液の濃度に近くなっており，「等張」輸液です．生理食塩水は，NaとCl濃度が高く，Kが入っていないと

〈輸液 1,000 mL 投与した場合の分布〉

体液分布

細胞内液	細胞外液	
	間質液	血漿
8	3	1

細胞外液の場合

		3	1
		750 mL	250 mL
			↓ 250 mL

1 号液の場合

	8	3	1
生理食塩水 600 mL		450 mL	150 mL
ブドウ糖液 400 mL	267 mL	100 mL	33 mL
			↓ 183 mL

3 号液の場合

	8	3	1
生理食塩水 330 mL		247 mL	83 mL
ブドウ糖液 670 mL	447 mL	167 mL	56 mL
			↓ 139 mL

5% ブドウ糖液の場合

8	3	1
667 mL	250 mL	83 mL
		↓ 83 mL

図 5 輸液の種類

いう特徴があるため，高 K 血症や高度腎不全の症例で循環血液量の補正に使われます．ただし，Cl 濃度が高いため，大量輸液では高 Cl 性の代謝性アシドーシスを生じることがあります．一方，長期間の脱水で細胞内の脱水が示唆されるとき(高張性脱水：水分摂取できていない患者など)は，細胞内への分布を促すためブドウ糖液を選択します．ブドウ糖液は，電解質が入っていないため，血漿浸透圧による濃度勾配を作りません．そのため，細胞外液および細胞内液に均等に広がります．高 Na 血症の患者の Na 値補正にもブドウ糖液は有効です．

メモ **蒸留水はなぜ輸液に用いないのか？**

蒸留水は，電解質を含まないため血管内に投与すると急激に血漿浸透圧を低下させ，赤血球のなかに水分が移動して破裂させ，溶血を生じます．したがって，安全な輸液としては使用できません．

b 1号液と3号液はどう使い分けるか

✓1号液は開始液として，3号液は維持液として使う

1号液は溶解しているNaやClが生理食塩水の3/5の濃度です．Kの含有がなく，細胞外のみならず細胞内の補正に適しているため，「開始液」と呼ばれています．

3号液は，細胞外液とブドウ糖液のちょうど中間の電解質組成であり，1/3が細胞外液に，2/3が細胞内液に分布するため，細胞内外の分布に沿って水の移動が行われます．そのため，「維持液」と呼ばれています．ただし，Na濃度が低く，K濃度が高いため，低Na血症や高K血症を引き起こすことがあります．

c アルブミン投与に関する留意点

アルブミン製剤にはNaOHおよびNaClが含まれているので，大量に投与するとNa濃度が上昇することがあります．また以前はアルブミン製剤を投与すると間質から血管内へ水分が移動するといわれてきましたが，近年は血管壁を介する水の移動は一方向であり，間質から血管内ではなく，間質からリンパを介して血管内に戻るというグリコカリックモデルが提唱されています(Cardiovasc Res **87**：300-310，2010)．投与したあるアルブミンの半減期は15時時間と短く，投与4時間ほどで20～30%のアルブミンが喪失されます．

d 輸血療法に関する留意点

輸血療法は，赤血球製剤(➡ p.208)，新鮮凍結血漿製剤(➡ p.214)，濃厚血小板製剤(➡ p.212)があります．

赤血球製剤は，血液や血球の保存液を含有する代わりに血漿成分の大部分を除去しています．そのため，1単位140 mLに対し，ヘマトクリット(Ht)50～55%ほどと濃縮しています．保存液70 mLほどが含有され，赤血球自体は70 mLです．投与した赤血球製剤のうち，どれだけのボリュームが血管内にとどまるかは不明ですが，赤血球製剤の投与量は，2単位製剤(280 mL)に含まれるヘモグロビン(Hb)量(およそ

53 g)から予測上昇 Hb 値を算出して決定します．たとえば体重 50 kg の成人の場合，赤血球製剤 2 単位を投与すると予測上昇 Hb 値は 1.3～1.5 g/dL となり，Hb の目標値に向けて投与量を決定します(➡ p.209)．

新鮮凍結血漿製剤は，白血球の大部分を除いた血漿成分と保存液を混合し凍結させた製品であり，1 単位のなかには 19 mEq の Na が含有されています．輸液製剤に換算すると，145 mEq/L ほどの Na 濃度になります．

濃厚血小板製剤は，白血球の大部分を除いた製剤に保存液が含有され，1 単位 20 mL です．

新鮮凍結血漿製剤と濃厚血小板製剤も，投与後どれくらいのボリュームが血管内にとどまるかは不明です．新鮮凍結血漿製剤は凝固因子の補充を目的として 8～12 mL/kg を投与し，その後止血効果や凝固因子の値を採血で確認しながら投与量を決定します．濃厚血小板製剤は血小板減少に対する補充のために投与し，体重 50 kg の成人に 10 単位投与するとおよそ 4 万/μL 増加することが示されています．目標値を決めて投与量を計算してもよいのですが，実務的には成人で通常 10 単位を投与します．一方，赤血球製剤，新鮮凍結血漿製剤，濃厚血小板製剤は，血漿浸透圧や膠質浸透圧への影響が大きく，体液量を評価しながら投与する必要があります．

e 急速輸液には細胞外液を使うことが多い

敗血症性ショックなどに対する急速輸液において，アルブミンなどの膠質液やヒドロキシエチルデンプン含有製剤(HES 製剤)といった人工膠質液を積極的に使用すべきというエビデンスはありません．そのため，現在では細胞外液(晶質液)を用いることが多くなっています．

体液量の評価を行い循環血液量が不足していると判断した場合，500 mL を 30 分で投与します．そして，以後も 30 分おきに体液量の評価を行います．急速投与の終了のタイミングは，バイタルサインが改善したときや中心静脈圧(CVP)が上昇したときです．細胞外液は，30 分経過すると血管内から間質へ分布し，2 時間後には均一に分布します．そのため急速投与終了後 2 時間以内にバイタルサインが再度悪化する可能性がありますので，注意して観察します．

5 観察・ケアのポイント

a 複数の指標を用いて総合的に評価する

体液量を 1 つの指標で評価することはむずかしく，複数の指標を用いて総合的に判断します．評価指標は，静的指標と動的指標，機能試験です．静的指標は，中心静脈圧(central venous pressure：CVP)や下大静脈径，左室拡張末期容積であり，動的指標は，下大静脈径の呼吸性変動，1回拍出量変動(stroke volume variation：SVV)，脈圧変動(pulse pressure variation：PPV)，収縮期血圧変動(systolic pressure variation：SPV)です．機能試験は，受動的下肢挙上試験(passive leg raising test：PLR)です．最近は静的評価より動的評価が有効とされ，PLRは臨床でも活用されています．PLRは臥位のままで下肢を45°挙上し，血圧の上昇や心拍出量の増加をみる試験ですが，下肢挙上により300 mLほど静脈灌流が増加するとされ輸液の必要性を判定するのに有効です．ここで注意すべき点は，血圧を上げるために下肢挙上を行うのではなく，あくまで静脈灌流量の増加に対する心拍出量(CO)，1回心拍出量(SV)の増加を判断する試験であることです．COやSVは心エコーを使用して評価を行い，15%の増加をカットオフ値として輸液負荷の可否を判断します．

b 尿量の評価でわかるのは体液バランスだけではない

体液バランスの観察では輸液量の計算や評価に加えて排泄，特に尿量の観察が必須です．

腎臓を流れる血液の血漿成分は，糸球体を通過するときに毛細血管から多くの量が濾過されます．これが原尿です．原尿は150 L/日にも達しますが，近位尿細管，ヘンレループ，遠位尿細管，集合管を通過するうちに99%が再吸収され，尿として1.5 L/日ほどが排泄されます．この過程において水分以外にも不要な物質を分泌・排泄し，必要な物質は再吸収されます．前出の通り尿量は血漿浸透圧や体液量，K値で変化します．たとえば血漿浸透圧が低ければ，遠位尿細管への抗利尿ホルモン(ADH)の作用が減弱し，尿の再吸収が抑制され希釈尿となります．反対に痛みや身体ストレス，低血糖，低酸素血症や高二酸化炭素血症などではADHの分泌が増加して尿量が減少します．ADHの半減期は10〜25分と短く，直近の状況を鋭敏に反映している可能性があります．一方，こういったストレスの多いICUの環境では尿量が低下しやすく，利尿薬を投与する頻度が高くなりがちです．

c 輸血療法時に注意すべき重大な合併症

輸血療法の合併症としてアナフィラキシーは重大です．ほかにも輸血関連循環過剰負荷(transfusion associated circulation overload：TACO)も重篤な合併症の1つです．その病態は，輸血による過剰な循環血液量の増加であり，心不全のような症状を呈します．ICUでは6%にTACOを発症するという報告もあります(Transfusion **51**：338-343，2011)．危険因子は，高齢，左心不全，腎不全，輸血の急速投与，多い輸血量，輸血前の正の体液バランスなどです．輸血後6時間以内に発症し，呼吸困難や頻脈，高血圧，肺水腫，低酸素血症などの症状が現れます．また，同様の合併症に輸血関連急性肺水腫(transfusion related acute lung injury：TRARI)があります．TRARIは，輸血後6時間以内に発症する非心原性肺水腫で多くは1～2時間以内に発症します．症状は低酸素血症や肺水腫，発熱，低血圧，チアノーゼなどであり，TACOとよく似た症状で鑑別は困難です．輸血後の合併症にはじんま疹などのアレルギー反応といった軽微なものが多いのですが，生命に関わる重大な合併症もあることを念頭に置いて観察しましょう．

参考文献

- SAFE Study Investigators：A comparison of albumin and saline for fluid resuscitation in the intensive care unit. N Engl J Med **350**：2247-2256, 2004
- Guidet B et al：Assessment of hemodynamic efficacy and safety of 6% hydroxyethylstarch 130/0.4 vs 0.9% NaCl fluid replacement in patients with severe sepsis : the CRYSTMAS study. Crit Care **16**：R94, 2012
- Li G et al：Incidence and transfusion risk factors for transfusion-associated circulatory overload among medical intensive care unit patients. Transfusion. **51**：338-343, 2011

A-2 脱水に対応する

1 治療・ケアの全体像

図6のフローチャートに沿って対応します．

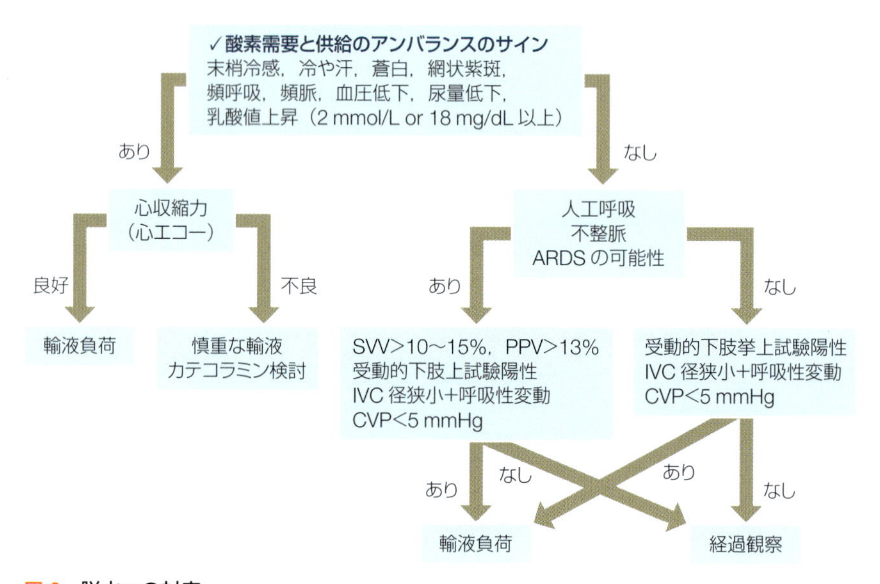

図6　脱水への対応

SVVはフロートラックセンサー®とビジオモニター®（両者ともEdwards Lifesciences社製）から得られるパラメータでAラインの動脈圧波形から測定される
SVVやPPV以外にも心拍出量や1回拍出量などが測定できる

2 薬物療法を始める前に看護師がすべきこと

心電図や動脈ライン，血行動態モニタリング装置などの客観的指標も重要ですが，同時に患者の身体所見が重要です．脱水のサインは看護師の日々のケアのなかでも頻繁に観察できます．たとえば，口腔や皮膚の観察で口腔粘膜の乾燥や皮膚のツルゴールの低下を認めれば脱水を疑います．さらに，毛細血管再充満時間(capillary refilling time：CRT)の延長，起立性低血圧(体位変換時の血圧低下)，濃縮尿などを観察します．

ICU入室前の情報も非常に重要です．生活状況として水分や食事摂取ができていたか，排泄の量や頻度などの情報が脱水をアセスメントするヒントになります．可能であればICU入室前のオリエンテーションで患者や家族から生活状況などの情報をしっかり聞き取りましょう．

a 脱水のタイプを評価(アセスメント)する

●細胞外液と細胞内液のどちらが不足しているかをアセスメントする

脱水は体液の喪失を示しますが，体液は細胞外液と細胞内液から成り，どちらの容量がより喪失しているかを考えなければいけません．細胞外液の喪失と細胞内液の喪失は症状も補正方法も異なるため鑑別が必要です．すべての脱水は細胞外液の喪失を伴いますが，急激な脱水では細胞内液の喪失を伴わないこともあります．

b 細胞外液が不足するとき

細胞外液の喪失は，「volume depletion」または「hypovolemia」といわれています．この病態はNaと体液量が同時に減少します．細胞外液の喪失の症状には，Naの喪失スピードが関係しています．急激に喪失する場合(出血など)は血圧が短時間に低下し，緩徐である場合は血圧の低下は緩やかです．

c 細胞内液が不足するとき

細胞内液の喪失は，「dehydration」と呼ばれます．この病態ではまず細胞外液の水分が喪失し，細胞外液中のNa濃度が徐々に上昇します．その結果として細胞内液から細胞外液へ水分の移動が起こり，細胞内液が減少します．

●Naの増減を評価(アセスメント)する

体液量を考えるときには，体液量だけではなく，Naの増減も意識すべきです．また前出のように細胞内液，細胞外液のどこで不足しているかをアセスメントします．

脱水は，低張性脱水，等張性脱水，高張性脱水に分類されます．低張性脱水は，水分とNaが多く喪失した状態であり，Naの少ない水分が補給されたときに起こります．Na濃度が低下することから低張性と呼ばれ，一時的に細胞外から細胞内へ水分が移動して細胞内液は増加，細胞外液が減少します．等張性脱水は，Naと水分の喪失が同じ割合で起こります．浸透圧は変化しませんが，循環血液量が減少し循環不全を引き起こす可能性があります．高張性脱水は，Naより水分が多く喪失された状態で，結果としてNa濃度と浸透圧は上昇し，水分が細胞内から細胞外へ移動します．そのため，過度な循環変動は起こりません(**表1**)．

表1 細胞内液と細胞外液の喪失の病態と輸液

どこに足りないか？	何が足りないか？	どんなとき？	輸液
細胞外液のみ	等張液	循環血液量減少	細胞外液
細胞内液＞細胞外液	低張液	高Na血症 口渇	ブドウ糖液
細胞内液＝外液の不足	等張液	高血糖 長期の飢餓状態	細胞外液

メモ **分類別の症状**

●低張性脱水

低張性脱水ではNaの喪失が主たる病態です．細胞外液の浸透圧が低下することで，細胞内に水分が移動し脱水となります．Naが低いことによる細胞外液の喪失では，血圧低下，顔面蒼白，四肢冷感など末梢循環不全などの症状を引き起こします．Naの喪失が進むと，細胞内液が増加し細胞機能が低下し，特に脳や神経の症状が観察できます．具体的には頭痛や倦怠感，脱力感だけでなく，意識障害，けいれんを起こします．

●等張性脱水

等張性脱水は，Naと水分が同程度喪失します．代表的なものは下痢です．細胞外液が減少するため，血圧が低下する場合があります．

●高張性脱水

細胞外液の喪失が主たる原因である高張性脱水は，水分を多く喪失する状態でNaの上昇に加えて水不足の症状が強く出ます．日常における脱水の多くは高張性脱水で，発汗や尿，消化管液などの喪失で起こります．血漿浸透圧が上昇することで細胞内液の脱水も生じるため，口渇や尿量・発汗減少，めまいや起立性低血圧を起こしやすい特徴があります．

d 脱水の程度を評価（アセスメント）する

●皮膚・粘膜症状を評価（アセスメント）する

(1) 皮膚ツルゴールが低下していないか

脱水の症状の1つとして皮膚ツルゴールの低下を観察します．手の甲を軽くつまんで，皮膚の戻りを観察します．2秒以上の時間を要する場合は，ツルゴールの低下があると判断し脱水を示唆する所見となります．高齢者では若年者より皮膚が伸びる可能性がありますので前胸部で行います．

(2) 口腔粘膜が乾燥していないか

粘膜の乾燥は口腔粘膜を観察します．口腔粘膜はツルゴールより年齢の影響を受けませんが，寝起きでは乾燥しやすく口腔内環境の影響を受けます．事前にシェーグレン症候群や唾石症，唾液腺腫瘍といった唾液分泌に関連する疾患の確認も必要です．患者本人の口渇の有無も重要な情報です．

(3) CRT は延長しないか

毛細血管再充満時間（capillary refilling time：CRT）は末梢循環を評価する指標ですが，脱水などによる循環障害で延長します．方法は患者の中指の爪甲を医療者が自身の爪先で5秒圧迫し，爪床の赤みが回復するまでの時間を測定します．男性は2秒，女性は3秒，高齢者は4秒以内が正常です．

● 循環動態を評価（アセスメント）する

循環血液量の減少を伴う体液喪失では血圧の低下により交感神経が活性化します．また腎臓では，傍糸球体装置が血流低下を感知し，レニンはレニン・アンジオテンシン・アルドステロン系を活性化しますが，アンジオテンシンⅡは血管収縮を行い，アルドステロンは Na の再吸収と K の排泄を促進して循環血液量の維持を行います．

初期は脈拍が増加する程度ですが，脱水が進むと起立性低血圧を起こします．ただし，β遮断薬の内服もしくは持続投与は，脱水の代償である頻脈が起こりにくくなるため注意が必要です．ICU では体位変換などで容易に血圧変動することになります．この変動は収縮期血圧の変動も重要ですが，拡張期血圧の変動も観察しなければいけません．拡張期血圧の 15 mmHg 以上の低下は有意な変動とみなしましょう．

● 検査データを評価（アセスメント）する

尿比重＞1.020 や尿浸透圧＞500 mOsm/L などは脱水として評価できます．血液のヘマトクリットやアルブミンなどは相対的評価です．血中尿素窒素（BUN）は腎臓で排泄されますが，脱水のときには再吸収される量が増加して上昇します．脱水により腎機能が悪化している場合（腎前性腎不全）は，クレアチニン（Cre）も上昇しますが，BUN の上昇に対して Cre の上昇は軽度となり，BUN/Cre 比は上昇します．BUN/Cre 比が 10〜20 以上であれば脱水を疑います．ただし，消化管出血や BUN の産生が増加する状況（高タンパク製剤の投与やアミノ酸製剤の投与，タンパク異化の亢進）でも BUN/Cre 比は上昇するので鑑別が必要です．

3 輸液をどう使うか——処方意図と使い分け

➡「A-1 イン・アウトバランスを評価する」，p.194 を参照．

A-3 溢水に対応する

1 治療・ケアの全体像

図 7 のフローチャートに沿って対応します．

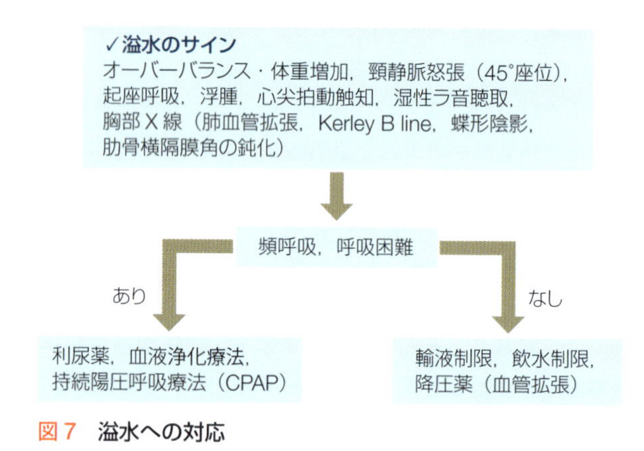

図 7　溢水への対応

● 過剰輸液の弊害

近年，過剰輸液の弊害が注目されています．これには，2 つ理由があります．1 つ目は，間質に水分が蓄積すること(浮腫)，2 つ目は，静脈圧が上昇することにより臓器血流のうっ滞(うっ血)が起こることです．脳であれば頭蓋内圧の上昇につながり，腎臓であれば糸球体濾過量の低下を起こします．そのほかにも過剰な輸液による弊害は，Hb の低下や凝固障害，電解質異常とさまざまなものがあります．ARDS や敗血症においても過剰な輸液は予後を悪化させるという報告があります(N Engl J Med **354**：2564-2575, 2006)．術後患者でも輸液の制限を推奨する報告があります(Ann Surg **238**：641-648, 2003)．

2 薬物療法を始める前に看護師がすべきこと

a 溢水の有無・程度を評価(アセスメント)する

体液が増加する場合，細胞内液のみ増えることはまれです．最初に細胞外液である血漿が増加し，その次に間質に余分な水分が溢れ出ていきます．言い換えれば，細胞外液量が著しく増加した状態を溢水と表現できます.

● X 線画像でアセスメントする

細胞外液が増加した状態では血管内にある血漿も増加します. 心臓の前負荷が増え, 心臓の拡張期の心室容積も増加します. このとき, 胸部単純 X 線画像では心胸郭比の拡大を認めますが, 肺のうっ血所見の有無を確認することが大切です. うっ血の X 線像は, 肺血管陰影の拡張や小葉間隔壁肥厚(Kerley の B line), 蝶形陰影(butterfly shadow)などで確認します. さらに, 両側の胸水貯留を表す肋骨横隔膜角(costophrenic-angle)の鈍化(dull)といったサインは見逃さないようにしましょう.

● 溢水の症状を評価(アセスメント)する

(1) 視診：頸静脈の怒張, 呼吸困難のアセスメント

頸静脈の怒張の有無を観察しますが, その際は体位に注意しましょう. 臥位では正常でも頸静脈が怒張しますので, 45° の半座位で観察します. 45° の半座位で頸静脈が怒張していれば, CVP は 15～20 cmH_2O 以上と推測できます. 左胸部の心尖拍動が正常より外側にあれば心拡大を疑い, 起座呼吸や臥位での呼吸困難の増悪なども溢水の所見です.

(2) 触診：浮腫のアセスメント

浮腫を確認しますが, わかりやすい部位は前脛骨面と足背です. しかし, 臥位の患者では, 臀部や背部にも浮腫を認めます. 前脛骨面を 5 秒圧迫し, もとに戻るのに 40 秒以内であれば低アルブミン血症, 40 秒以上であれば毛細血管圧の上昇が考えられます.

(3) 聴診：無気肺・肺水腫のアセスメント

呼吸音と心音の聴診を行います. 循環血液量が増加すると, 胸水が溜まり肺のコンプライアンスが低下し, 圧排性の無気肺を生じます. 加えて, 肺うっ血により肺の間質に水分が漏れ出し, 溢水が進行すると肺水腫へと移り変わるため, 聴診では初期に fine crackle が聞かれた後に coarse crackle が聴取されます. 無気肺を生じた場合は呼吸音が減弱・消失します. また, 心雑音があれば何らかの心疾患の関与が示唆されますが, 雑音が聴こえる最大点の部位と強さを聞き取りましょう. 収縮期の雑音か拡張期の雑音かの聴き分けも重要で, 収縮期の雑音は大動脈弁狭窄症や僧帽弁閉鎖不全で聴取でき, 拡張期の雑音は大動脈弁閉鎖不全症や三尖弁閉鎖不全で聴取できます.

(4) イン・アウトバランス, 体重のアセスメント

毎日のイン・アウトバランスや体重測定にも注意しましょう. ICU 患者の場合, タンパクの異化亢進により, 体重は通常減少していきます. しかし, 体重が変わらない, もしくは増加しているということは, 体液量が多くなっていると推測できます.

3 利尿薬はどう使うか——処方意図と使い分け

a フロセミドとカルペリチドはどう使い分けるか？

✓フロセミドが即効的に利用を促すのに対し，カルペリチドは持続投与によって尿量を増やす

フロセミド(➡ p.218)には即効性があり，利尿を促したいときの第一選択薬です．即効性があることからも，溢水による急性呼吸不全や慢性心不全の増悪に効果的です．ただし，低カリウム血症に陥りやすいため，血液ガス分析などでK値を定期的にチェックする必要があります．一方，カルペリチド(➡ p.224)は持続投与される薬剤であり，血管拡張作用により腎血流を増加させ尿量を増やします．そのため，腎障害の患者にも使用しやすいといえます．持続投与のため，即効性はありませんが，急激な循環血液量の低下をきたさないため，ゆっくり体液のコントロールをしたいときに有用です．血管拡張作用により血圧が低下することがあり，血圧のモニタリングが必要です．

b フロセミドとトルバプタンはどう使うか？

✓フロセミドの効果が不十分なときに使う

トルバプタン(➡ p.222)は，腎臓で水分の排泄を促すことで尿量を増加させます．第一選択薬としての使用ではなく，フロセミドに抵抗性がある場合や，効果が不十分のときに使用を検討します．心不全やSIADHなどでNaが低い状況で使用しやすい特徴があります．トルバプタンは自由水の排泄を促すため，高Na血症を生じやすいことに注意しましょう．

（森　一直）

メモ　尿が出ない？　利尿薬，もしくは輸液？

急性腎障害(Acute Kidney Injury：AKI)という言葉を聞いたことがあると思います．急性腎不全の原因は，①腎前性，②腎性，③腎後性の3つに分けることができます．

「尿量低下＝利尿薬」とステレオタイプに薬剤が投与された経験はありませんか？ここで考えるべきことは「なぜ尿量が低下しているか」ということです．急性腎不全の原因と一緒で，3つの視点から尿量低下の原因を考えます．①循環血液量の低下や血圧の低下，②腎臓機能の低下，③尿の出口がつまりかけているなどをチェックしましょう．循環血液量が低下している時には輸液が必要であり，利尿薬の投与はかえって腎機能の悪化や循環の悪化をきたすことがあり一般的には禁忌です．

参考文献

- (ARDS) Clinical Trials Network, Wiedemann HP et al：Comparison of two fluid-management strategies in acute lung injury. N Engl J Med **354**：2564-2575, 2006
- Brandstrup B et al：Effects of intravenous fluid restriction on postoperative complications：comparison of two perioperative fluid regimens：a randomized assessor-blinded multicenter trial. Ann Surg **238**：641-648, 2003
- Myles PS et al：Restrictive versus liberal fluid therapy for major abdominal surgery. N Engl J Med **378**：2263-2274, 2018

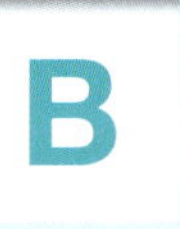

イン・アウトバランスを適正化させる主な薬剤

輸血用血液製剤

赤血球液

赤血球液・照射赤血球液・洗浄赤血球液・解凍赤血球液・照射洗浄赤血球液
照射解凍赤血球液

■どんな薬か―製剤の特徴

- 赤血球は酸素を運搬．肺で酸素を受け取った赤血球はそれを全身の組織へ供給する．組織が排出する二酸化炭素を肺へと運搬する．
- 赤血球液はヘマトクリット50～55%，Hb 20 g/dL，2単位製剤で容量280 mLと酸素運搬に必要な赤血球と血管内ボリュームを同時に増加させることができる．

■投与後の観察・モニタリング

【作　用】

- 投与前後のHb，ヘマトクリット，乳酸値と血圧，心拍数，呼吸数などの改善の程度を比較する．

【副作用】

- 少なくとも輸血開始後約5分間は患者の観察を十分に行い，約15分経過した時点で再度観察すること．
- 観察項目：血圧，脈拍，体温，酸素飽和度(SpO_2)，皮膚症状(じんま疹など)
- 輸血による副作用と考えられる症状を認めた場合はただちに輸血を中止し，医師に報告し，輸血セットを交換して生理食塩水または細胞外液類似輸液剤の点滴に切り替えるなどの適切な処置を行う．

■薬の使い方(用法・用量)

【添付文書】

- ろ過装置を具備した輸血用器具を用いて，静脈内に必要量を輸注する．
- 成人：通常，最初の10～15分間は1分間に1 mL程度で行い，その後は1分間に5 mL程度で行う．
- うっ血性心不全が認められない低出生体重児の場合，通常，1～2 mL/kg(体重)/時の速度を目安とする．なお，輸血中は患者の様子を適宜観察する．

【ガイドライン・論文】

- 厚生労働省：血液製剤の治療方針(2017)
  - ・赤血球濃厚液の投与によって改善さ

れるHb値は，以下の計算式から求められる．

$$予測上昇 Hb 値(g/dL) = \frac{投与 Hb 量(g)}{循環血液量(dL)}$$

$$循環血液量(dL) = \frac{70\ mL/kg(体重 1\ kg あたりの循環血液量) \times 体重(kg)}{100}$$

混注時の注意点

- 輸血用血液製剤は単独投与が原則．ほかの薬剤との混注は避ける．全血製剤や赤血球製剤では，特にブドウ糖液やカルシウムイオンを含む乳酸加リンゲル液，またカルシウム剤などとの混注は避ける．
(理由)①カルシウムイオンの入っている輸液剤やカルシウム剤と血液を混合すると，凝固が起こりフィブリンが析出する．
(理由)②ブドウ糖液と血液を混合すると，赤血球が凝集したり赤血球の膨化による溶血が起こる．やむを得ず同一ラインで輸血を行う場合には，輸血前後に生理食塩水を用いてラインをフラッシュ(リンス)する．

薬剤師からのアドバイス

- 赤血球液各論：効能効果，有効期間などが異なります．

	有効期間	効能または効果	使用上の注意
赤血球液	採血後 21 日間	• 血中赤血球不足またはその機能廃絶	• あらかじめ 15～50 Gy の放射線を照射すること
照射赤血球液	採血後 21 日間	• 低下した酸素運能を向上させ，酸素需給バランスの改善し，末梢循環系へ十分な酸素を供給します． • 赤血球不足またはその機能廃絶	
洗浄赤血球液	製造後 48 時間	• 貧血症または血漿成分などによる副作用を避ける場合の輸血	
解凍赤血球液	製造後 4 日間	• 貧血または赤血球の機能低下	• あらかじめ 15～50 Gy の放射線を照射すること
照射洗浄赤血球液	製造後 48 時間	• 貧血症または血漿成分などによる副作用を避ける場合の輸血	
照射解凍赤血球液	製造後 4 日間	• 貧血または赤血球の機能低下	

照射赤血球の添付文書の「警告」

- 「本剤では放射線を照射しない製剤よりも保存に伴い上清中のカリウム濃度が増加することが認められており，放射線を照射した赤血球製剤を急速輸血および人工心肺の充填液として使用した際に一時的な心停止を起こした症例がまれに(0.1% 未満)報告されている．胎児，低出生体重児，新生児，腎障害患者，高カリウム血症の患者および急速大量輸血を必要とする患者等は高カリウム血症の出現・増悪をきたす場合があるので，照射日を確認して速やかに使用するなどの対処を行うこと」
- 各種製剤の特徴
  - ・放射線照射：移植片対宿主病を予防する目的で 15～50 Gy の放射線を照射されています．放射線照射を行わない製剤よりも保存時間経過によるカリウムの上昇が大きいため，新生児，交換輸血・体外循環を受ける小児，緊急な急速輸血が必要な患者に対し，放射線照射後の保存期間の長い赤血球製剤を使用する場合にはカリウム吸着フィルターの使用を考慮する必要があります．同様に腎不全，高カリウム血症を合併している患者にも考慮します．
  - ・洗浄赤血球液：生理食塩水にて洗浄し，血漿，白血球，血小板を除去しており，血漿などによる発熱反応，アレルギー，アナフィラキシー反応を起こす場合に使用されます．
  - ・解凍赤血球液：まれな血液型で使用されます．

Q　輸血は単独ルートがよいといわれるのはなぜですか？

A　**血液製剤には保存液が用いられていることが多く，血液製剤と他の輸液を同一ラインで施行すると保存液の配合変化が起こります**．カルシウムイオンの入っている輸液剤やカルシウム剤を血液製剤と混合すると，凝固が起こりフィブリンが析出します．またブドウ糖液と血液製剤を混注すると，赤血球が凝集したり赤血球の膨化による溶血が起こります．ビタミン剤と血液製剤を混注すると，赤血球製剤が変色します．

中心静脈ラインの側管から血液製剤を投与することによって，血液製剤のラインに薬剤が逆流して血液バック内に凝塊が生じる可能性や，末梢輸液ラインの側管からカルシウムを含む末梢静脈栄養用輸液の点滴を行い，輸液が逆流して血液バックのチューブ内に凝集物が形成されたことがあります．

やむを得ず同一ラインで輸血を行う場合には，輸血前後に生理食塩水を用いてラインをフラッシュしてください．

（石田明子，原　直己）

参考文献

- 岩尾憲明：看護現場の疑問にこたえる Q & A でわかる輸血ケア，医歯薬出版，2018

Q　輸血はなぜ末梢ルートが第一選択になるのでしょうか？

A　添付文書には「ろ過装置を具備した輸血用器具を用いて，静脈内に必要量を輸注する」とあります．

輸血は末梢血管から投与が原則です．**カテーテル関連血流感染のリスク因子や，輸液が残っている場合は凝固やライン閉塞の原因となる可能性があるため**です．

やむを得ず中心静脈ラインから輸血する場合には，輸血用血液製剤と高カロリー輸液との配合変化が問題となります．高カロリー輸液には各種薬剤が含まれているため血液製剤との混注は避けるべきで，①輸血は単独で行う，②輸液・血液製剤切替え時の生理食塩水によるラインフラッシュが必要となります．そのため，ラインはなるべく短いものを選択するのが望ましいです．

また，中心静脈ラインにフィルターがセットされている場合は，非常に細かいフィルター（ポアサイズ0.2 μmまたは0.45 μm）を使用しているため，目詰まりを防止するため，フィルターを通さずに血液製剤を輸血する必要があります．さらに，中心静脈カテーテルを介する急速大量輸血時では，冷たい血液が心臓に直接灌流されることから心停止の危険性がありますので，輸血速度にも注意が必要です．

（石田明子，原　直己）

血小板輸液

照射濃厚血小板 HLA・照射洗浄血小板 HLA・濃厚血小板 HLA

■どんな薬か一製剤の特徴

- 血小板は傷ついた血管内皮下組織のコラーゲンに粘着し，活性化して，血小板同士で凝集することで血管を塞ぎ止血に至る．
- 血小板輸血は，血小板成分を補充することにより止血を図り，または出血を防止する

■投与後の観察・モニタリング

【作　用】

- 血小板輸血後10分から1時間，翌朝または24時間後の補正血小板増加数(CCI)を確認する．通常の合併症などのない場合には，血小板輸血後10分～1時間のCCIは，少なくとも7,500/μL以上である．また，翌朝または24時間後のCCIは通常4,500/μL以上である．血小板輸血後10分～1時間のCCIが低値の場合は，抗HLA抗体の有無を調べることを推奨する．

$$\mathrm{CCI}(/\mu\mathrm{L}) = \frac{\text{輸血血小板増加数}(/\mu\mathrm{L}) \times \text{体表面積}(\mathrm{m}^2)}{\text{輸血血小板総数}(\times 10^{11})}$$

【副作用】

- 少なくとも輸血開始後約5分間は患者の観察を十分に行い，約15分経過した時点で再度観察する．
- 観察項目：血圧，脈拍，体温，SpO_2，皮膚症状(じんま疹など)
- 過量の輸血による量負荷や，急速投与による速度負荷などが原因で，輸血中または輸血終了後6時間以内に，心不全，チアノーゼ，呼吸困難，肺水腫などの合併症が現れることがある．
- 濃厚血小板 HLA：本剤の輸血1～2週間後に発熱，紅斑が出現し，引き続き下痢，肝機能障害，顆粒球減少症などを伴う移植片対宿主病による死亡例がまれに報告されている．

■薬の使い方(用法・用量)

【添付文書】

- ろ過装置を具備した輸血用器具を用いて，静脈内に必要量を輸注する．
  - ・成人：通常，最初の10～15分間は1分間に1mL程度で行い，その後は1分間に5mL程度で行う．

【ガイドライン・論文】

- 厚生労働省：血液製剤の治療方針(平成29年3月)
  - ・患者の血小板数，循環血液量，重症

度などから，目的とする血小板数の上昇に必要とされる投与量を決める．血小板輸血直後の予測血小板増加数(/μL)は以下の計算式により算出する．

$$予測血小板増加数(/\mu L) = \frac{輸血血小板総数}{循環血液量(mL)} \times 10^3 \times \frac{2}{3}$$

■ 主な配合変化

- 本剤と他の薬剤との混注は避ける．

■ 薬剤師からのアドバイス

①出血ないし出血傾向がみられる場合は，必要に応じて凝固・線溶系の検査などを行い，血小板数の減少または機能異常によるものではない場合(特に血管損傷)には，血小板輸血の適応とはなりません．

血小板数が2～5万/μLで止血困難な場合には，血小板輸血が必要．
血小板数が1～2万/μLでは，ときに重篤な出血をみることがあり，血小板輸血が必要となる場合がある．
血小板数が1万/μL未満ではしばしば重篤な出血をみることがあるため，血小板輸血が必要．

②有効期間が製剤により異なります．

照射濃厚血小板HLA：採血後4日間
照射洗浄血小板HLA：製造後48時間
濃厚血小板HLA：採血後4日間

③1～3の状態にある患者に対し，血小板濃厚液の輸血による副作用を防止する目的で，血小板を洗浄した後，患者に投与することが望ましいとされています．

1. アナフィラキシーショックなどの重篤な副作用が1度でも観察された場合
2. 種々の薬剤の前投与の処置などで予防できない，じんま疹，発熱，呼吸困難，血圧低下などの副作用が2回以上観察された場合
3. ABO血液型が不一致の輸血

④短時間に大量輸血した場合，クエン酸による血中カルシウム濃度の低下による症状(手足のしびれ，嘔気など)，アシドーシスが現れることがあります．輸血開始後は適宜患者の血清pHおよび電解質などを測定するとともに，これらの症状が現れた場合には輸血を中止し，適切な処置を行うことが必要です．

血漿輸液製剤

新鮮凍結血漿 LR120・新鮮凍結血漿 LR240

■どんな薬か―製剤の特徴

- 血漿は，各種タンパク質，ブドウ糖，脂質，金属イオン，電解質，ホルモン，ビタミンなどを含んでおり，特にそのなかのタンパク質は重要な働きをしている．
- 凝固因子の補充による治療的投与を主目的としている．
  - ・アルブミン：血液の浸透圧維持やさまざまな物質の運搬をする．
  - ・免疫グロブリン：病原体などに抵抗して体を守る．
  - ・多種の血液凝固因子：出血を止める．

■投与後の観察・モニタリング

【作　用】

- 投与前後の検査データのみならず，臨床所見の改善の程度を比較する．

【副作用】

- 少なくとも輸血開始後約5分間は患者の観察を十分に行い，約15分経過した時点で再度観察する．
- 観察項目：血圧，脈拍，体温，SpO_2，皮膚症状(じんま疹など)
- 過量輸血により容量負荷となり，心不全，チアノーゼ，呼吸困難，肺水腫などが現れることがある．

■薬の使い方(用法・用量)

【添付文書】

- 容器のまま30～37℃で融解し，ろ過装置を具備した輸血用器具を用いて，必要量を静注する．通常，使用量は1日200～400 mL，重篤(ショック，敗血症など)の場合は800 mLまでを基準とする．ただし，年齢および症状に応じて適宜増減する．
  - ・成人：通常，最初の10～15分間は1分間に1 mL程度で行い，その後は1分間に5 mL程度で行うこと．なお，輸血中は患者の様子を適宜観察する．

【ガイドライン・論文】

- 厚生労働省：血液製剤の治療方針(平成29年3月)
  - ・生理的な止血効果を期待するための凝固因子の最少の血中活性値は，正常値の20～30%程度である．
  - ・循環血漿量を40 mL/kg[70 mL/kg(1-ヘマトクリット/100)]とし，補充された凝固因子の血中回収率は目的とする凝固因子により異なるが，100%とすれば，凝固因子の血中レベルを約20～30%上昇させるのに必要な新鮮凍結血漿量は，理論的には8～12 mL/kg(40 mL/kgの20～30%)となる．

■主な配合変化

- 本剤と他の薬剤との混注は避ける．

■薬剤師からのアドバイス

①有効期間は採血後1年です．

②37℃を超える温度で融解した場合，タンパク変性を起こすことがあるので，厳格な温度管理が必要です．融解後は直ちに使用し，直ちに使用できない場合は，2～6℃で保存し，融解後24時間以内に使用します．融解後24時間の保存により血液凝固第Ⅷ因子の活性は約3～4割低下しますが，その他の凝固因子などの活性に大きな変化は認められません．

③抗凝固薬としてクエン酸を含んでおり，血中のカルシウムイオンとキレート結合するため，低カルシウム血症を起こすことがあります．必要な場合にはグルコン酸カルシウムなどカルシウム含有製剤を投与します．

Q 新鮮凍結血漿の大量投与時にはなぜカルシウム補正が必要になるのでしょうか？

A 新鮮凍結血漿(FFP)は抗凝固薬としてクエン酸を含有しています．投与により**血中のカルシウムイオンがクエン酸とキレートを結合し，イオン化カルシウムの低下を起こします**．よって大量にFFPを投与する際にはグルコン酸カルシウムを投与することでカルシウムの低下を防ぐことができます．

輸血開始後は適宜患者の電解質などを測定するとともに，手指のしびれ，嘔気などのカルシウム濃度の低下による症状が現れた場合には輸血を中止し，適切な処置を行いましょう．

(石田明子，原　直己)

参考文献

- 厚生労働省：血液製剤の治療指針(平成29年3月)

アルブミン製剤

献血アルブミネート(4.4%)(加熱人血漿タンパク)
献血アルブミン(5%，20%，25%)(人血清アルブミン)

どんな薬か—製剤の特徴

- アルブミンは，①水分を保持し血液を正常に循環させるための浸透圧の維持，②体内のさまざまな物質と結合し，これを目的地に運ぶ運搬作用がある．
- 血漿膠質浸透圧を維持することにより循環血漿量を確保すること，および体腔内液や組織間液を血管内に移行させることによって治療抵抗性の重度の浮腫を治療する．

製剤の効き方

- 最高血中濃度到達時間：直接静脈内に投与するため，投与直後に最高血中濃度に達する．

投与後の観察・モニタリング

【作　用】

- 投与直後の血清アルブミン濃度の目安：急性 3.0 g/dL 以上，慢性 2.5 g/dL 以上

【副作用】

- ショック・アナフィラキシー：呼吸困難，喘鳴，胸内苦悶，血圧低下，脈拍微弱，チアノーゼなどが認められた場合には投与を中止する．
- 心臓障害のある患者・循環血液量が正常ないし過多の患者：高張アルブミン製剤の使用時には急激に循環血漿量が増加するので，輸注速度を調整し，肺水腫，心不全などの発生に注意する．

薬の使い方(用法・用量)

【添付文書】

① 4.4% 製剤：1 回 250～500 mL を緩徐に静注または点滴静注．
投与速度は毎分 5～8 mL 以下とする．

② 5% 製剤：1 回 100～250 mL を緩徐に静注または点滴静注．

③ 25% 製剤：1 回 20～50 mL を緩徐に静注または点滴静注．

【ガイドライン・論文】

- 血液製剤の治療方針要約・アルブミン製剤の適正使用

必要投与量(g) = 期待上昇濃度(g/dL) × 循環血漿量(dL) × 2.5

・患者の病状に応じて，通常 2～3 日で分割投与する．
・期待上昇濃度は期待値と実測値の差，循環血漿量は 0.4 dL/kg，投与アルブミンの血管内回収率は 4/10 (40%) とする．

禁　忌

- 本剤の成分に対しショックの既往歴のある患者

■ 主な配合変化

- 5% ブドウ糖液，生理食塩水などの中性に近い輸液・補液以外の他剤との混合注射を避ける．

■ 混注時の注意点

- タンパク質と結合性のある薬剤と混合すると副作用やお互いの効力低下の原因となる可能性がある．また，タンパク質は酸・アルカリ性のどちらでも変性することが考えられ，副作用や効力低下の原因となる．そのため，中性域の輸液・補液以外との混合注射を避ける（注射薬調剤監査マニュアル 2023）．

■ 薬剤師からのアドバイス

①疾患によって使用する製剤濃度が異なります．

等張アルブミン	4.4w/v% および 5w/v%	①出血性ショック ②敗血症 ③人工心肺を使用する心臓手術 ④循環動態が不安定な体外循環実施時 ⑤凝固因子の補充を必要としない治療的血漿交換療法 ⑥重傷熱傷 ⑦循環血漿量の著明な減少を伴う急性膵炎など ⑧妊娠高血圧症候群 ⑨他の血漿増量剤が適応とならない病態
高張アルブミン	20w/v% および 25w/v%	①出血性ショック ②肝硬変に伴う難治性腹水に対する治療 ③難治性の浮腫，肺水腫を伴うネフローゼ症候群 ④凝固因子の補充を必要としない治療的血漿交換療法 ⑤低タンパク血症に起因する肺水腫あるいは著明な浮腫が認められる場合

②等張アルブミン製剤の大量使用はナトリウムの過大な負荷をまねくことがあります．

③高張アルブミン製剤の使用時には急激に循環血漿量が増加するので，輸注速度を調節し，肺水腫，心不全などの発生に注意しましょう．

④加熱人血漿タンパクの急速輸注(10 mL/分以上)により，血圧の急激な低下をまねくことがあります．

⑤ 20% アルブミン製剤 50 mL（アルブミン 10g）の輸注は約 200 mL の循環血漿量の増加に相当し，25% アルブミン製剤 50 mL（アルブミン 12.5g）の輸注は約 250 mL の循環血漿量の増加に相当します．

（石田明子，原 直己）

参考文献

- 石井伊都子（監修）：注射薬調剤監査マニュアル 2023，エルゼビア・ジャパン，2023

利尿薬

フロセミド

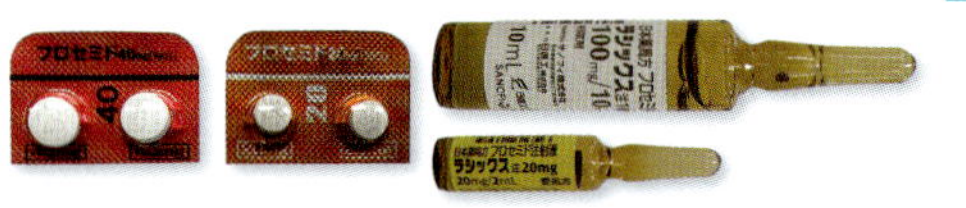

錠：10 mg，20 mg，40 mg
注：20 mg/2 mL，100 mg/10 mL

商品名：フロセミド錠，ラシックス注

どんな薬か―製剤の特徴

- 近位尿細管にあるヘンレループ係蹄の太い上行脚に作用し，$Na^+/K^+/2Cl^-$共輸送体を阻害して，NaCl，K^+の再吸収を抑制する．
- 他の利尿薬と比べ，短時間で効果が発揮され強力である．
- 用量依存的に薬効を発揮するため，1回量を増減させて使用する．
- 使用に伴いレニン分泌を刺激するため，アンジオテンシンⅡやアルドステロン産生を増大させるため，長期使用に伴いNaや水分を再吸収して心不全を悪化させると考えられている．
- ループ利尿薬（フロセミド）は尿細管腔側から作用するため，患者の腎機能によって薬効発現が影響を受ける．
- 簡易懸濁が可能である．
- 肝臓で一部代謝される以外，大部分は代謝されずに尿中に排泄される．

製剤の効き方

- 効果発現時間：【静注】約5分，【経口投与】30分～1時間
- 効果持続時間：【静注】約3時間，【経口投与】約6時間
- 半減期：【静注】約30分，【経口投与】約20分

投与後の観察・モニタリング

【作　用】

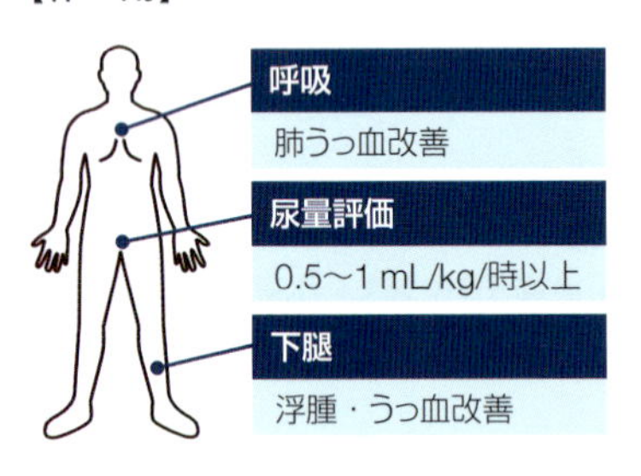

【副作用】

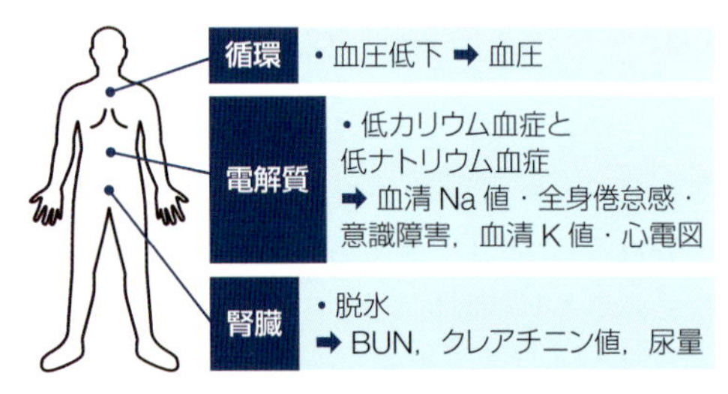

■特徴的な副作用

- 電解質異常：特に低カリウム血症と低ナトリウム血症に注意する．

■薬の使い方（用法・用量）

【添付文書】

・静注，筋注：1日1回20 mgを投与．静注時には緩徐に投与する．特に，大量静注の必要がある場合には，毎分4 mg以下となるよう投与速度を調節する．

【ガイドライン・論文】

- 急性・慢性心不全診療ガイドライン2017
  - ・10～120 mgを1回静注，もしくは1～2 mg/時で開始し，1～5 mg/時で持続投与する．

■禁　忌

- 無尿：効果が期待できない．
- 体液中のナトリウム，カリウムの明らかな減少：尿中のNa^+，K^+排泄促進に伴い，さらなる電解質異常を引き起こす可能性がある．

■主な配合変化

- ドブタミン注（ルート内結晶析出のおそれあり）
- ニカルジピン注（配合直後から白濁）
- ラジカット注（配合直後から白濁）
- カルペリチド注（配合直後白濁）

■希　釈

- フロセミド注20 mg＋生理食塩水50 mL
- 間欠静注：原液投与（10 mg/mL）
- 持続投与：生理食塩水もしくは5%ブドウ糖液で希釈（高用量投与時は原液投与も可能）

■混注時の注意点

- 塩基性薬剤なので，酸性薬剤との配合にて白濁変化するため，注意が必要である．

■薬剤師からのアドバイス

- 即効性があるため，臨床で汎用されています．
- 投与量は，投与後の尿量をモニターしながら調節していきます．1日投与量の上限は1,000 mgになります．
- 漫然使用により血管内脱水を増長する場合があるため，心機能・腎機能・体液量の評価を行いながら，継続の必要性の検討が必要になります．脱水状態での使用は，尿量は増加しますが腎虚血が進行して腎機能悪化のおそれがあります．
- 腎機能低下時は糸球体ろ過量が低下し，尿中分泌量も低下するため薬効が減弱します．通常の投与量より増量する必要があります．
- 点滴から経口投与に切り替える場合，一般的に2倍の投与量が必要になると考えられていますが，個人差が大きい点に注意が必要です．

カンレノ酸

注：100 mg，200 mg

商品名：カンレノ酸カリウム静注用

■どんな薬か―製剤の特徴

- 腎遠位尿細管のNa-K交換部位でアルドステロンに拮抗することにより，Na^+排泄による利尿効果とK^+排泄抑制作用を示す．
- 急性心不全に対して，フロセミドなどループ利尿薬に伴う低カリウム血症予防目的に併用されることが多い．
- 主に肝臓で代謝され，尿中および便中に排泄される．

■製剤の効き方

- 効果発現時間：約30分
- 半減期：9時間

■投与後の観察・モニタリング

【作　用】

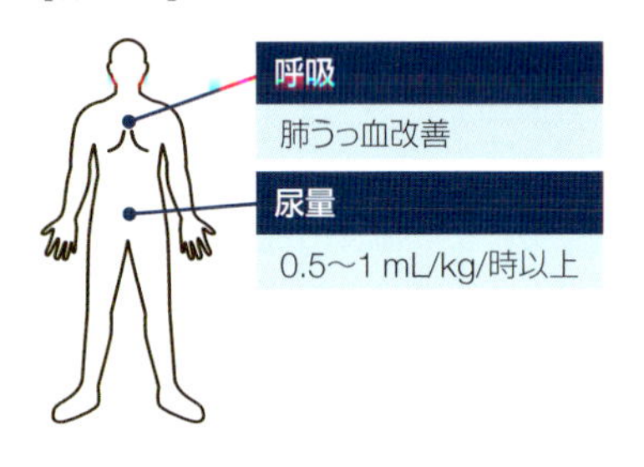

【副作用】

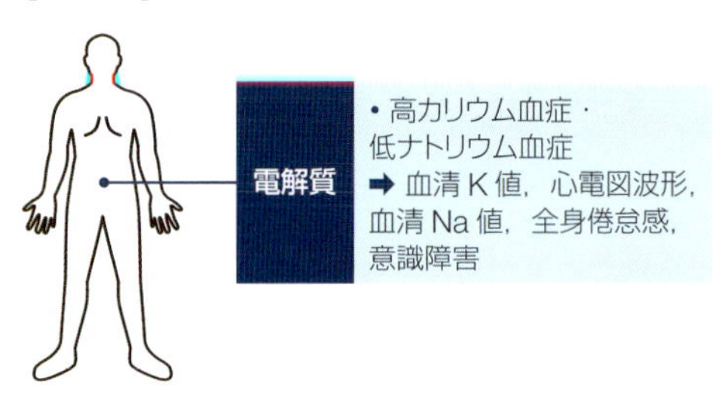

■特徴的な副作用

- 女性化乳房：アンドロゲン拮抗作用を有するため男性で認めることがある．ただし，急性期の一時的な使用の場合，あまり考慮する必要はない．

■薬の使い方（用法・用量）

【添付文書】

・静注：通常，成人1回100～200 mgを1日1～2回，ブドウ糖液，生理食塩水または注射用水10～20 mLに溶解して，ゆっくりと投与する．なお，症状により適宜増減するが，1日投与量として600 mgを超えないようにする．

【ガイドライン・論文】

- 急性・慢性心不全診療ガイドライン2017
  - ・静注：1回100～200 mgを10～20 mLに溶解して緩徐に投与．漫然と長期にわたって投与せず，1日投与量として600 mgを越えないようにする．

■禁　忌

- 無尿：効果が期待できない.
- 高カリウム血症：Na-K 交換部位において，K^+排泄抑制作用により高カリウム血症を増悪するおそれがある.

■主な配合変化

- 強力ネオミノファーゲンシー(配合直後に白濁)
- ビタメジン静注用(配合直後に白濁)
- セソメタゾール注(配合直後に白濁)

■希　釈

- カンレノ酸カリウム注(50 mg/V)1V＋生理食塩水 50 mL

■混注時の注意点

- 調製後，長時間放置すると沈殿が析出することがあるため，用時調製(作り置きせず，必要時に作成)する.

■薬剤師からのアドバイス

- 肝硬変による腹水増加症例に対してはレニン・アンジオテンシン・アルドステロン(RAA)系によるアルドステロン増加が寄与しているため，カンレノ酸カリウムが第一選択薬となります.
- 注射部位の血管痛を起こしやすいため，注射速度をできるだけ遅くする必要があります.
- 添付文書に「投与期間は原則として2週間を超えないこと」と記載があります．これは，先発品であるソルダクトン注の使用成績調査において，投与期間が長くなるほど，代謝異常(高カリウム血症や低ナトリウム血症など)や消化器症状(嘔気・嘔吐など)など副作用の発現率が高くなる傾向がみられたためです．初期の効果が認められない場合は，投与を中止し漫然投与を避けるようにしましょう．長期投与になる場合は，経口抗アルドステロン薬(スピロノラクトン，エプレレノン)への移行を検討しましょう.

トルバプタン

顆粒：1%
OD 錠：7.5 mg，15 mg，30 mg
注：8 mg，16 mg

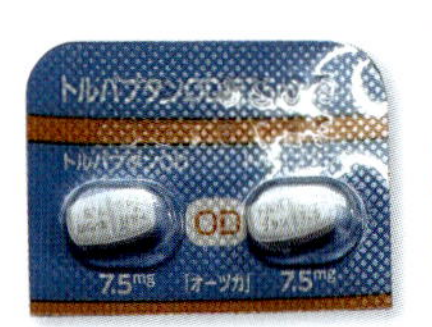

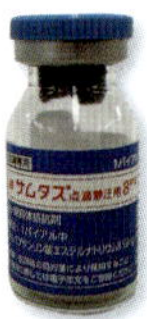

商品名：トルバプタン OD 錠，サムタス点滴静注用

■どんな薬か一製剤の特徴

- 腎集合管でのバソプレシン V_2 受容体において，抗利尿ホルモンであるバソプレシンと拮抗してアクアポリン2（水チャネル）発現を抑制し，水の再吸収を阻害することにより，選択的に水を排泄し，電解質排泄の増加を伴わない利尿作用を示す．
- 高ナトリウム血症を予防するため，他の利尿薬と併用する．
- 海外では利尿薬ではなく，低ナトリウム血症治療薬と位置付けられている．
- 保険適用は，経口薬では「心不全による体液貯留」以外に，「肝硬変による体液貯留」，「抗利尿ホルモン不適合分泌症候群における低ナトリウム血症」，「常染色体優性多発性嚢胞腎」があるが，注射薬は心不全による体液貯留のみである．
- 簡易懸濁が可能である．
- 主に肝臓で代謝され，便中および尿中に排泄される．

■製剤の効き方

- 効果発現時間：【経口投与】0～2 時間
- 効果持続時間：【経口投与】12～24 時間
- 半減期：【経口投与】3.3 時間（7.5 mg 服用時），【点滴静注】1.02 時間

■投与後の観察・モニタリング

【作　用】

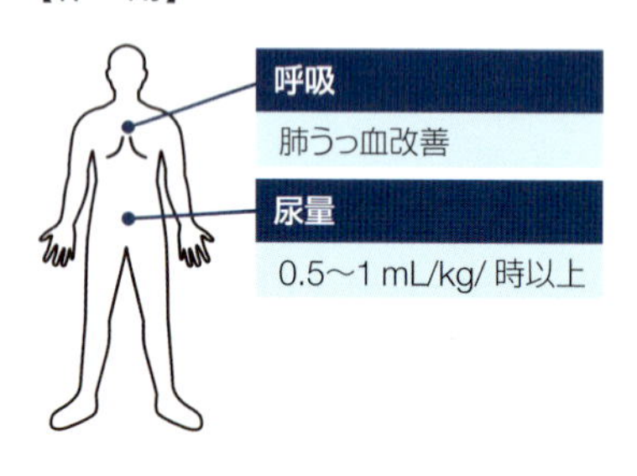

【副作用】

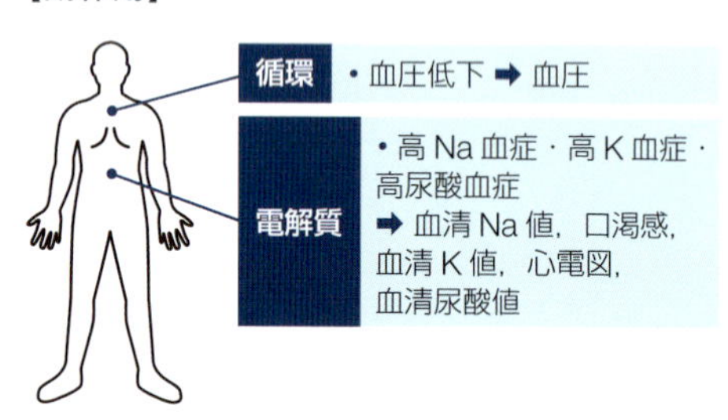

■特徴的な副作用

- 高ナトリウム血症：腎集合管において水の再吸収のみ阻害するため，開始時や増量時には，頻回の採血により血清

ナトリウム値を確認するようにする.

■薬の使い方(用法・用量)

【添付文書】

- 心不全における体液貯留
  - ・経口投与：1回15 mgを1日1回投与する.
  - ・点滴静注：1回16 mgを1日1回1時間かけて投与する.

■禁　忌

- 無尿：効果が期待できない.
- 高ナトリウム血症：水利尿作用により増悪するおそれがある.

■主な配合変化

- ハロペリドール(配合直後に白色浮遊物を認めた)
- ヒドロキシジンパモ酸塩(配合直後に白濁)
- ドブタミン塩酸塩(配合直後に白濁)

■希　釈

- トルバプタン注1V(16 mg/V)+生理食塩水50 mL

■混注時の注意点

- 溶解液は生理食塩水か5%ブドウ糖液を用いる.

■薬剤師からのアドバイス

- 心不全では，循環血液量減少に伴いバソプレシン分泌が亢進し，水の再吸収促進により体液過剰，うっ血を引き起こします．また，肝硬変においても有効循環血液量減少によりバソプレシン分泌亢進が指摘されています．トルバプタンはこれら症状改善のために使用されます.
- うっ血性心不全患者を対象とした臨床試験において，トルバプタン注16 mgとトルバプタン錠15 mgは有効性に非劣性が認められています.
- 通常，心不全患者は水分制限が求められることが多いですが，本剤服用患者の場合は，脱水に伴う高ナトリウム血症を予防するため，患者に水分摂取を促す必要があります.
- 飲水ができない患者に対する脱水には，高ナトリウム血症予防を踏まえてブドウ糖液静注で対応します.

カルペリチド

注：1,000 μg

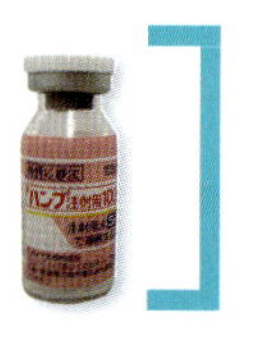

商品名：ハンプ注射用

どんな薬か—製剤の特徴

- 膜結合型グアニル酸シクラーゼの活性化により細胞内のcGMPを増加させ，血管拡張作用，利尿作用，レニン・アンジオテンシン・アルドステロン(RAA)系・交感神経系抑制作用を発揮する．
- 利尿薬より血管拡張薬として使用されることが多い．
- 急性心不全において，利尿作用による循環血液量減少に伴い前負荷が軽減され，血管拡張作用に伴い後負荷を軽減させる．
- ループ利尿薬(フロセミド)と比較して急激な利尿効果がないため腎機能の増悪をきたしにくく，Na排泄作用が少ないため低Na血症を生じにくい．
- 特に腎臓に多く存在する中性エンドペプチダーゼなどのペプチダーゼにより体内で速やかに代謝され，尿中にほとんど排泄されない．

製剤の効き方

- 効果発現時間：10～20分
- 半減期：30分程度

投与後の観察・モニタリング

【作　用】

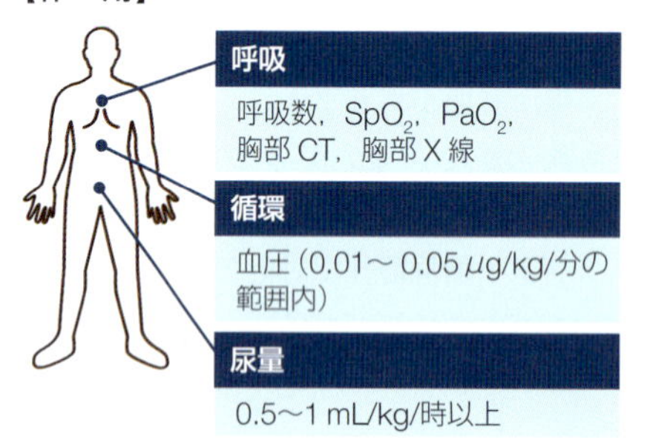

【副作用】

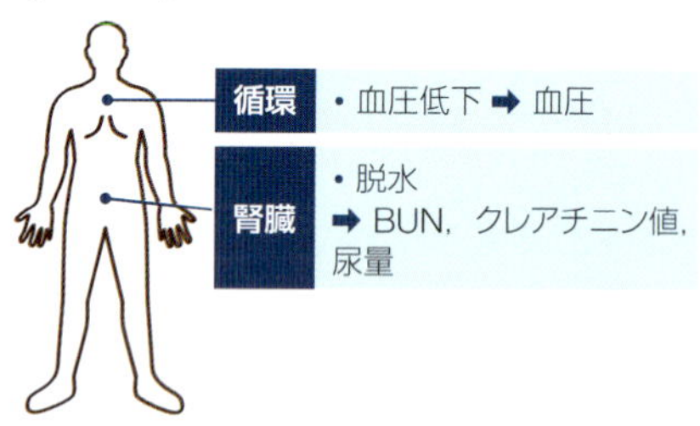

特徴的な副作用

- 血圧低下：特に血管内脱水を呈する症例では，血管拡張作用による血圧低下が生じやすい．

薬の使い方(用法・用量)

【添付文書】

・点滴静注：カルペリチドとして1分間あたり0.1 μg/kgを持続投与する．患者の病態に応じて1分間あたり0.2 μg/kgまで増量できる．

・実臨床において，添付文書用量では血管拡張作用が強く出現し，血圧低下による腎血流量の低下から利尿効果が減少するため，0.01〜0.05 μg/kg/分の範囲内で血行動態をモニターしながら適宜調節することが多い．

【ガイドライン・論文】

- 急性・慢性心不全診療ガイドライン 2017
  - ・0.0125〜0.05 μg/kg/分で開始し，0.2 μg/kg/分までの用量で持続投与する．

■ 禁　忌

- 重篤な低血圧，または心原性ショックのある患者：状態を悪化させるおそれがある．
- 右室梗塞のある患者：静脈灌流が減少し，低心拍出状態を増悪させるおそれがある．
- 脱水症状の患者：状態を悪化させるおそれがある．

■ 主な配合変化

- アミノ酸輸液，亜硝酸塩を含有する製剤
- ヘパリンナトリウム（白色沈殿）
- フロセミド注（配合直後白濁）
- ドブタミン注（カルペリチドの力価低下）

■ 希　釈

- 1V（カルペリチド注 1,000 μg）＋注射用水 5 mL ＋ 5% ブドウ糖液

■ 混注時の注意点

- 生理食塩水で直接溶解すると塩析が生じるため，直接溶解は注射用水で行う．

■ 薬剤師からのアドバイス

- 投与初期に血圧低下を引き起こすことが多いため，低用量からの投与が望ましいです．投与期間中は血圧モニタリングが重要です．
- 持続投与する薬剤です．ボーラス静注は推奨されていません．
- 急性心不全に使用されることが多いですが，長期予後改善効果は示されていないため，急性期の使用にとどめる薬になります．
- 血管拡張作用は用量依存的に発現するのに対して，利尿効果は投与量を 0.05γ 以上に増やしても効果が得られにくいです．急性心不全患者を対象とした臨床試験（JAMA **297**：1332-1343, 2007, Eur J Heart **28**：980-988, 2007）において，添付文書用量より少ない 0.01〜0.02γでも死亡や呼吸器症状，再入院のリスクが低下することが示されています．

（原　直己，石田明子）

4

Q ICUにおける利尿薬の使い分けを教えてください

A ICUで利尿薬が使用される症例の1つに急性心不全があります．今回，急性心不全症例に対して利尿薬がどのように使い分けられるかを述べたいと思います．

フロセミドは利尿効果発現までの時間が短く，強力な利尿効果を示すため，**急性心不全のうっ血解除目的に使用される**ことが多いです．ただし，レニン分泌を刺激してアンジオテンシンⅡやアルドステロン産生を増大するため，長期使用に伴いNaや水分を再吸収して心不全を悪化させると考えられています．

カンレノ酸カリウムは単独で使用されることは少なく，フロセミドなど**ループ利尿薬使用に伴う低カリウム血症が顕在化した場合**，もしくは**血清カリウム低下予防を目的して併用される**ことが多いです．

トルバプタンは，フロセミドが引き起こすレニン・アンジオテンシン・アルドステロン(RAA)系，交感神経系の賦活がないため**腎機能悪化を生じにくい**こと，Na再吸収阻害による**低ナトリウム血症を生じない**ことが特徴です．

カルペリチドは他の利尿薬と違い，静脈系の拡張効果，RAA系の抑制作用，交感神経の抑制作用を併せもち，腎臓において腎動脈拡張作用による糸球体ろ過量の増加，ナトリウム再吸収抑制による利尿効果により，**心臓の前負荷・後負荷の軽減が期待される**薬剤です．

フロセミドと**トルバプタン**は内服薬と注射薬が臨床使用可能となっています．ICUに入室する重症の急性心不全患者の場合，**経口摂取不可能な状態**だけでなく，肺うっ血や下腿浮腫と共に腸管浮腫を生じている場合が多く，**消化管からの薬の吸収が困難な状況**が考えらえるため，**注射薬の使用**が適正であると考えられます．

（原　直己，石田明子）

5

血栓を予防する

——抗凝固薬，抗血小板薬，血栓溶解薬

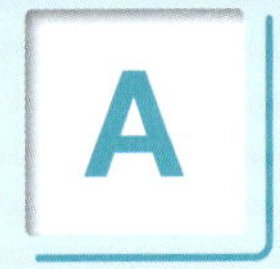

凝固，血小板，線溶の機能を評価する

1 治療・ケアの全体像

図 1 のフローチャートに沿って対応します.

抗血小板薬・抗凝固薬の投薬指示

適応と重要性の評価
- ✓**適応となる疾患は何か**
  (DVT 予防，心房細動，心筋梗塞，脳梗塞など)
- ✓**血栓形成により生じる臓器障害は何か**
  (下肢静脈→肺塞栓症，心房細動→脳梗塞・腎梗塞など)

出血リスクの評価
- ・病歴
- ・血液検査
- ✓**血小板減少，凝固異常があるか**

非薬理学的介入
- ・DVT 予防
- ✓**過度の安静を回避し，下肢の運動を促す**
- ✓**フットポンプあるいは弾性ストッキングの装着**
- ・出血リスクの回避
- ✓**愛護的ケアを行い，急激な血圧上昇を避ける**

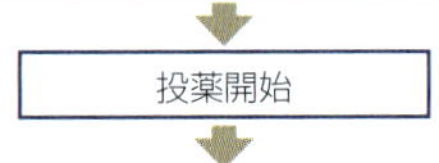

観察
- ・血液検査
- ✓**ワルファリン・未分画ヘパリン使用中は凝固機能をモニタリング**
- ✓**DOAC 使用中に腎機能悪化があれば用量変更の必要性を考慮**
- ✓**血小板数<50,000/μL では抗凝固薬・抗血小板薬の休薬を考慮**
- ・出血性合併症を疑う所見
- ✓**バイタルサインに異常はないか**
- ✓**新規の神経症状，便・体液・ドレーン排液などの性状変化はないか**

出血を疑う症状あり

出血性合併症の対応
- ✓**医師へ報告し診察を依頼**
- ✓**バイタルサインの安定化を図る**
- ✓**画像検査・止血処置（圧迫止血，内視鏡検査，血管内治療，手術）の準備**
- ✓**抗血小板薬・抗凝固薬の継続 / 中止の指示を医師に確認する**

図 1　血栓への対応

DOAC：直接作用型経口抗凝固薬.
DVT：深部静脈血栓症.

2 薬物療法を始める前に看護師がすべきこと

抗凝固薬・抗血小板薬は，さまざまな血栓塞栓症の予防・治療におけるキードラッグです．一方で，これらの薬剤の合併症として重篤な出血性合併症を起こすリスクがあります．そのため，常に患者の血栓塞栓症のリスク(適応)と出血性合併症のリスク(出血リスク)を評価し，前者が上回るという判断のうえで投薬する必要があります．

a 適応と重要性を理解する

まず適応となる病態を理解し，薬物療法の重要性について評価しましょう．

血栓塞栓症を引き起こす代表的な病態には，①動脈硬化・感染症・外傷などによる血管内皮の異常と，②血流の停滞の2つがあります．また，冠動脈ステントや人工弁留置後の患者，体外循環装置を使用している患者では，異物との接触により血栓形成が生じやすい状態にあります．これらの病態により形成された血栓によって生じる臓器障害を血栓症(thrombosis)といい，また血栓が血流に乗って別の臓器に移動することによる臓器障害を塞栓症(embolism)といいます．たとえば，下肢の静脈内で形成された血栓(深部静脈血栓症：DVT)は，肺動脈へ移動すると肺塞栓症を引き起こします．また，心房細動などにより左心系で形成された血栓は，末梢の細動脈に移動すると脳・腎臓などの臓器で塞栓症を引き起こします．薬物療法の重要性は，血栓形成のリスクと，血栓形成により生じうる臓器障害が患者アウトカムに与える影響の大きさによって決定されます．

b 病歴から出血リスクを評価(アセスメント)する

出血リスクの評価は，病歴，血液検査，スコアリングツール(メモ1)などを用いて行うことができます．

メモ1 出血リスクのスコアリングツール

出血リスクの評価にスコアリングツールを用いる場合があります．たとえば，心房細動に対して抗凝固療法を受けている患者では，HAS-BLEDスコアを用いることで重大な出血性合併症のリスクを層別化することができます．ほかにもDVT(IMPROVEスコア)や心筋梗塞(PRECISE-DAPTスコア・DAPTスコア・PARISスコア・CREDO-Kyotoスコアなど)の患者の出血リスクを推定するためのスコアリングツールがあります．

いずれのスコアリングツールも出血リスクの予測精度には限界があるため，出血リスクの評価は，前述した病歴や血液検査も含めて総合的に判断する必要があります．

病歴から評価する

高齢・過去の出血イベント・消化性潰瘍・腎不全・肝不全・悪性腫瘍などの背景をもつ患者は，抗凝固薬・抗血小板薬投薬中の出血リスクが高いことが知られています．

c 検査データから出血リスクを評価(アセスメント)する

血小板数から評価する

血小板数が減少している患者は，当然ながら出血リスクが高い状態にあります．一方で，血小板数が減少していても血栓塞栓症のリスクが低くなるとは考えられていないため，薬物療法を実施するか中止するかの判断が求められます．一般的には，血小板数が 50,000/μL 以上の場合は，血小板減少のみで抗凝固薬・抗血小板薬の禁忌にはなりません．50,000/μL 未満の場合は，特に出血リスクが高く，患者の血栓塞栓症のリスクに応じて慎重に判断する必要があります．

プロトロンビン時間(PT)から評価する

プロトロンビン時間(prothrombin time：PT)は凝固機能に関する代表的な検査で，出血リスクの評価とワルファリンの抗凝固作用のモニタリングに用いられます(メモ2)．

活性化部分トロンボプラスチン時間(APTT)から評価する

活性化部分トロンボプラスチン時間(activated partial thromboplastin time：APTT)はPTと同じく凝固機能に関する代表的な検査で，出血リスクの評価や，未分画へパリンの抗凝固作用のモニタリングに用いられます(メモ2)．PT・APTTの両検査を同時に評価することで患者の凝固異常の鑑別に役立ちます(表1)．

d 非薬理学的ケアを行う

血栓塞栓症のリスクが高い患者では，薬物療法が予防・治療に必須となる場合がほとんどですが，非薬理学的に介入できるケアもあります．たとえばDVTの予防においては，過度の安静を回避したり，下肢の運動を促したりすることで，血流の停滞(血栓リスク)を軽減することができます．また，出血リスクで薬物療法が実施できない症例では，間欠的空気圧迫装置(フットポンプ)あるいは弾性ストッキングを用いる機械的予防が必要となります．

メモ2 PT・APTT の測定方法と解釈

PT の測定では，試験管内で試薬を用いることで人工的に血液凝固反応を生じさせ，フィブリン血栓が形成されるまでの時間を測定しています(図)．PT には，フィブリン血栓形成までに要する秒数(基準値：10〜12 秒)，PT 活性(70〜140%)，PT 比(0.80〜1.20)，PT-INR(プロトロンビン時間国際標準比，0.80〜1.20)の 4 つの指標があり，それぞれ臨床的用途が異なります．PT 活性は正常血漿を 100% としたときの患者の凝固因子産生能の指標として用いられます．プロトロンビン比は正常血漿の PT に対する患者血漿の PT の比で，播種性血管内凝固症候群(DIC)の診断に用いられます．PT-INR は PT 比に測定試薬ごとの係数を乗じて算出される指標で，ワルファリンのモニタリングに用いられます．

APTT の測定では，PT とは異なる試薬を用いて，異なる系統の血液凝固反応を生じさせ，フィブリン血栓が形成されるまでの時間を測定しています(基準値：30〜40 秒)．

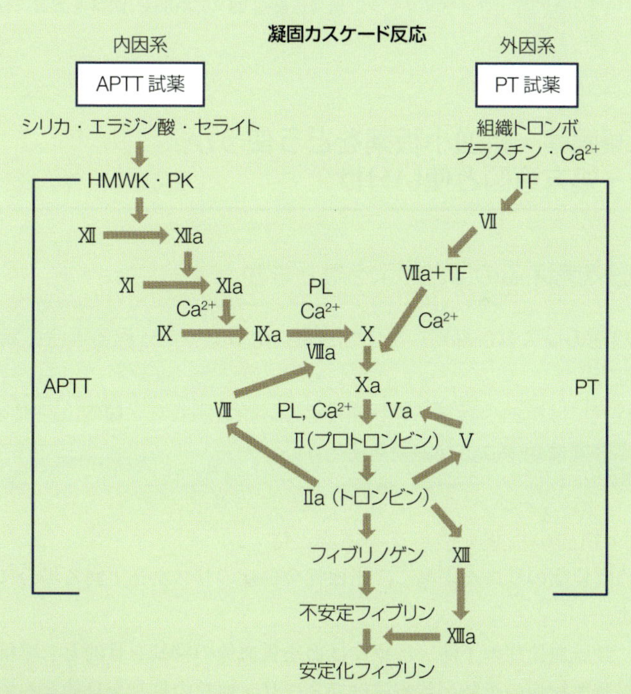

図 血液凝固反応

ローマ数字は凝固因子を表す（例：II：血液凝固第 II 因子）
HMWK：高分子キニノゲン，PK：プレカリクレイン，TF：組織因子，PL：リン脂質
（徳永尚樹：PT・APTT・フィブリノゲン．血栓止血誌 **29**：558-563，2018 を基に作成）

表1　血液凝固異常の代表的な鑑別疾患

病　態	PT	APTT	血小板数
ビタミンK欠乏症	延長	正常～延長	正常
ワルファリン	延長	正常～延長	正常
未分画ヘパリン	正常～延長	延長	正常
DOAC[a]	正常～延長	正常～延長	正常
肝機能障害[b]	延長	正常～延長	正常～減少
DIC[c]	延長	延長	減少

PT：プロトロンビン時間，APTT：活性化部分トロンボプラスチン時間，DOAC：直接作用型経口抗凝固薬，DIC：播種性血管内凝固症候群

[a] DOACの内服によってPTおよびAPTTが延長する場合があるが，薬剤コントロールの指標としては確立していない

[b] 肝機能障害が進行すると，PT延長に加えてAPTT延長，血小板数減少が出現する

[c] DICの原因には感染症や外傷，熱傷，熱中症，悪性腫瘍，産科合併症などが含まれる

（徳永尚樹：PT・APTT・フィブリノゲン．血栓止血誌 **29**：558-563，2018を参考に作成）

3 抗凝固薬・抗血小板薬をどう使うか――処方意図と使い分け

a 薬物療法を考えるのはどのようなときか

- ✓血栓塞栓症のリスクが高く，出血性合併症のリスクを上回る場合に薬物療法を開始する
- ✓動脈血栓症には抗血小板薬，静脈血栓症には抗凝固薬を一般的に使用する
- ✓体外循環装置使用中は抗凝固薬を使用する

●抗凝固薬・抗血小板薬を投与する場面とは

患者の血栓塞栓症のリスクが高く，出血性合併症のリスクを上回る場合に薬物療法を開始します．

一般的に，動脈血栓症の予防・治療には血小板血栓の抑制を目的として抗血小板薬を使用し，静脈血栓症の予防・治療にはフィブリン血栓の抑制を目的として抗凝固薬を使用します．心房細動では血流の停滞により血栓が形成されるため，静脈血栓症と同様に抗凝固薬を使用します．また，人工心肺装置や血液透析装置などの体外循環装置を使用している患者では，異物との接触による血栓形成を抑制するために抗凝固薬を使用します．人工弁置換術後の患者では抗血小板薬と抗凝固薬を併用する場合もあ

ります(表2).

表2 抗凝固薬・抗血小板薬を投与する場面

薬剤	適応となる病態
抗血小板薬	• 心筋梗塞，脳梗塞 • 冠動脈バイパス術後，経皮経管冠動脈形成術後，人工弁置換術後の血栓形成の抑制
抗凝固薬	• DVT・肺塞栓症・心房細動・心原性脳梗塞などの血栓予防・治療 • 人工弁置換術後，人工心肺装置・大動脈内バルーンパンピング・血液透析装置などの血栓形成の抑制

b 抗凝固薬はどう使い分けるか

✓抗凝固薬は，適応・薬理学的特性・服薬回数・剤形・コストなどをふまえて使い分ける
✓急性期には用量調節が容易な未分画ヘパリンが使用されることが多い
✓長期適応となる患者では，適応に応じてワルファリン，DOAC に切替える

● ワルファリン，DOAC，未分画ヘパリンの使い分け

ワルファリン，DOAC(直接作用型経口抗凝固薬)はいずれも経口投与に用いる抗凝固薬です．ワルファリン(➡ p.246)と比較して，DOAC は出血性合併症が少ないことが臨床研究で示されており，使用される頻度が増えています．DOAC にはダビガトラン(➡ p.256)，リバーロキサバン(➡ p.254)，アピキサバン(➡ p.252)，エドキサバン(➡ p.250)の 4 種類があり，明確な優劣は示されていないため，適応(表3)，薬理学的特性，服薬回数，剤形，コストなどをふまえて薬剤の使い分けを行います(➡ 各論の Q & A「抗凝固薬はどのように使い分けていますか？」，p.253)．

未分画ヘパリン(➡ p.248)の適応は広く，目的に応じて点滴静注，皮下注，カテーテル内投与などの投与方法があります．静注の場合は作用発現が早く半減期が短いという薬理学的特性と，APTT によるモニタリングが可能であることから，出血リスクに応じて用量調整が容易であり，急性期に使用しやすい薬剤です．長期適応となる患者では，経口凝固薬へ移行していきます．

表3 ワルファリン・DOAC・未分画ヘパリンの適応

	ワルファリン	DOAC[a]	未分画ヘパリン
適応	• 血栓塞栓症(静脈血栓症，心筋梗塞，肺塞栓症，脳塞栓症，緩徐に進行する脳血栓症など)の治療および予防	• 非弁膜症性心房細動患者における虚血性脳卒中および全身性塞栓症の発症抑制 • 静脈血栓症(DVTおよび肺血栓塞栓症)の治療および再発抑制[b] • 下肢整形外科手術施行患者における静脈血栓塞栓症の発症抑制[c] • 下肢血行再建術施行後の末梢動脈疾患患者における血栓・塞栓形成の抑制[d]	• 血栓塞栓症(静脈血栓症，心筋梗塞，肺塞栓症，脳塞栓症，四肢動脈血栓塞栓症，手術中・術後の血栓症など)の治療・予防 • 血液透析・人工肺その他の体外循環装置使用時の血液凝固防止 • DICの治療 • 血管カテーテル挿入時の血液凝固の防止 • 輸血および血液検査の際の血液凝固の防止

[a] ダビガトラン，リバーロキサバン，アピキサバン，エドキサバンの4剤
[b] ダビガトラン以外の3剤で適応あり
[c] エドキサバンのみ適応あり
[d] リバーロキサバンのみ適応あり

c 抗血小板薬はどう使い分けるか

✓抗血小板薬の適応としては，虚血性心疾患・脳梗塞の頻度が高い
✓投与方法としてアスピリン単独投与，あるいは抗血小板薬二剤併用療法(DAPT)の頻度が高い
✓虚血性心疾患と脳梗塞とで薬剤の選択・使用方法が異なる

● アスピリン，クロピドグレル，プラスグレル，シロスタゾールの使い分け

ICU/CCU患者で抗血小板薬の適応としては，虚血性心疾患・脳梗塞が主要な病態です．もっとも使用頻度が高いのが**アスピリン**(➡ p.260)で，急性期の血栓リスクが高い状況では抗血小板薬二剤併用療法(DAPT)を行う場合もしばしばあります．細かな使い分けについては疾患ごとにガイドラインでの推奨が異なるため後述します(B 血栓症に対応する)．

4 観察・ケアのポイント

a ワルファリン・未分画ヘパリンは凝固検査に応じた用量調整が必要

ワルファリンおよび治療量の未分画ヘパリンを使用する場合には，凝固検査を用い

て用量調整を行います(➡各論のQ & A「抗凝固薬の投与量は何を指標に決めていますか？」，p.258)．DVTの予防目的に**未分画ヘパリン**(➡ p.248)を用いる場合は，固定量(5,000単位を12時間ごとに皮下注)で投与するのが一般的で，APTTを延長させる必要はありません．

低分子ヘパリン，DOACおよび抗血小板薬に関しては，用量調整のための標準的な検査方法は確立されておらず，患者の病態に応じた固定量を投与します．なお，低分子ヘパリンおよびDOACは腎不全患者では減量・中止が必要となるため，腎機能のモニタリングが必要となります．

b 出血リスクの評価は毎日行う

ICU/CCUに入室している患者では，病態によって刻々と出血リスクが変動します．たとえば，薬物療法開始後に血小板数が減少し出血リスクが高いと判断した場合には，抗凝固薬・抗血小板薬は休薬となる可能性があります．また，手術を予定している患者では，周術期の出血リスクをふまえて術前に休薬やヘパリン置換(メモ3)を行う場合があるので，患者の治療スケジュールを把握しておくことも必要です．

c 抗凝固薬・抗血小板薬使用中の非薬理学的ケア

出血性合併症を回避するために，転倒転落の予防，長時間の身体圧迫を避ける，口腔内吸引などの機械的刺激を伴うケアは愛護的に行う，急激な血圧上昇を起こさないようにケアするなどの配慮が必要です．

d 出血性合併症に対応する

特に頭蓋内出血や消化管出血を疑うような新規の神経症状の出現や，吐血・下血が

メモ3 ヘパリン置換

ワルファリンや半減期の長いDOACを内服している患者が，出血リスクの高い手術を実施する際には，周術期に抗凝固薬を休薬する必要があります．休薬による血栓塞栓症のリスクが高い患者では，半減期の短い未分画ヘパリン製剤を代替薬として投与する場合があります．周術期にルーチンにヘパリン置換を行うことは推奨されていませんが，僧帽弁の機械弁置換後の患者，大動脈弁の機械弁置換後かつそのほかの血栓塞栓リスク(心房細動など)を有する患者，過去3ヵ月以内の血栓塞栓症の既往を有する患者，過去に抗凝固薬休薬中に血栓塞栓症を発症した患者などの特に血栓塞栓リスクが高い患者で考慮されます．

あれば，速やかな対応が必要となります．それ以外にも，喀痰・便・尿・胃管排液・ドレーン排液などの性状変化や，ヘモグロビン値の低下，原因不明のショックなどがあれば，出血性合併症を念頭に，バイタルサインの安定化を図りながら出血源の検索を行います．活動性の出血がある場合には，止血処置(圧迫止血，内視鏡検査，血管内治療，手術など)の準備を行います．抗凝固薬・抗血小板薬は休薬を考慮し，致死的となりうる大出血の場合には，薬剤に応じた拮抗薬・輸血製剤の投与も考慮します(表 4)．

表 4　抗凝固薬・抗血小板薬内服中の大出血への対応

薬　剤	特異的拮抗薬	そのほかの輸血製剤[a]
ヘパリン製剤		–
未分画ヘパリン	プロタミン	–
低分子ヘパリン	プロタミン[b]	rFⅦa(保険適用外)
フォンダパリヌクス	–	rFⅦa(保険適用外)
アルガトロバン[c]	–	–
ワルファリン	4F-PCC ビタミン K 製剤	新鮮凍結血漿[d]
DOAC トロンビン阻害薬 ダビガトラン Xa 阻害薬 リバーロキサバン アピキサバン エドキサバン	イダルシズマブ (プリズバインド®) アンデキサネット アルファ (オンデキサ®)	4F-PCC(保険適用外) APCC(保険適用外) rFⅦa(保険適用外)
抗血小板薬	–	血小板製剤[e]

rFⅦa：遺伝子組換え活性型血液凝固第Ⅶ因子製剤（ノボセブン)，4F-PCC：4 因子含有プロトロンビン複合体製剤（ケイセントラ)，APCC：活性型プロトロンビン複合体製剤（ファイバ)

[a] 抗凝固薬に対する凝固因子補充を目的とした適応であり，出血に伴う貧血や血小板減少などに対する一般的な輸血適応は別途考慮する必要がある

[b] 低分子ヘパリンに対するプロタミンの中和効果は 6 割程度と十分ではない

[c] 半減期が短いため，通常は薬剤の中止と一般的な止血処置で対応する

[d] 4F-PCC が投与できない場合に考慮する

[e] 血小板減少がない抗血小板薬内服中の患者に対する血小板輸血の有効性は確立されていない

（日本循環器学会ほか：2020 年改訂版 不整脈薬物治療ガイドライン，2020 および Makris M et al：Guideline on the management of bleeding in patients on antithrombotic agents. Br J Haematol **160**：35-46, 2013 を参考に作成）

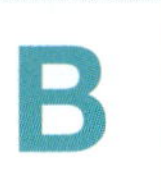

B 血栓症に対応する

1 深部静脈血栓症に対応する

図1のフローチャートに沿って対応します．

a 深部静脈血栓を予防する

ICU/CCU に入室する重症患者は，深部静脈血栓症（DVT）のリスクが高く，原則としてDVT 予防の適応となります．

予防方法としては，抗凝固薬を用いる薬物的予防と，間欠的空気圧迫装置（フットポンプ）あるいは弾性ストッキングを用いる機械的予防の2通りがあり，患者のDVT リスクと出血リスクに応じて使い分けます．

DVT の予防効果としては薬物的予防が優っており，第一選択となります．さらにDVT リスクが非常に高い患者では，薬物的予防と機械的予防を併用します．一方で，出血リスクが高い患者では機械的予防を選択します．また，何らかの理由（例：心房細動，人工心肺，持続的腎代替療法など）ですでに抗凝固薬を使用している患者では薬物的予防は不要です．

DVT 予防としてエビデンスがある抗凝固薬には，未分画ヘパリン，低分子ヘパリン，フォンダパリヌクス，DOAC などがあります．現時点で内科系患者を含むすべての患者に適応があるのは未分画ヘパリンのみで，広く一般的に使用されています．低分子ヘパリン（エノキサパリン）とフォンダパリヌクスは，下肢整形外科手術（人工股関節全置換術，人工膝関節全置換術，股関節骨折手術）施行患者およびDVT 発症リスクの高い腹部手術施行患者に対してのみ，DVT 発症抑制の適応があります．フォンダパリヌクスは，わが国においてはDVT の予防に関する適応がありません．また，エドキサバンは下肢整形外科手術施行患者に対してのみ適応があります（メモ4）．

b 異常を早期発見し対応する

ICU/CCU に入室する重症患者は，適切な予防を行っていてもDVT を発症する場合があります．DVT の典型的な症状は下肢の腫脹，疼痛，色調変化，熱感などですが，立位になる機会の少ない患者では症状が出現しにくい点に注意が必要です．

メモ 4 **海外ガイドラインでの薬物的予防の推奨**

海外の複数のガイドラインでは，ICU/CCU における DVT の薬物的予防に用いる抗凝固薬のなかで，低分子ヘパリンを第一選択として推奨しています．根拠としては，未分画ヘパリンと比較して DVT 予防効果が高いことと，ヘパリン起因性血小板減少症（HIT）の合併リスクが低いことがあげられています．フォンダパリヌクスと DOAC に関しては，ICU/CCU 内でのエビデンスが少ないことから推奨順位は低くなっています．

2 心筋梗塞に対応する

a 再梗塞を予防する

心筋梗塞は，冠動脈で血栓が形成され心筋が虚血に至ることによって発症します．したがって，心筋梗塞患者に対しては，血栓予防のために抗血小板薬であるアスピリンを生涯にわたり継続投与することが推奨されています．

加えて，心筋梗塞に対してステントを用いた経皮的冠動脈インターベンション（PCI）による再灌流療法を行った患者では，ステント自体が新たな血栓の原因となるため，ステント血栓症に対する予防目的で一定期間抗血小板薬二剤併用療法（DAPT）を行うことが推奨されています．また，心筋梗塞に対する冠動脈バイパス術（CABG）を行った患者に対しても，術後の DAPT が推奨されています．左室・左房内血栓が確認されている，あるいはそのリスクがある患者や，そのほかの適応があって抗凝固療法が必要な患者では，抗血小板薬と抗凝固薬の併用を行う場合があります（表 5）．

b 異常を早期に発見し対応する

心筋梗塞発症直後の患者は，再梗塞あるいはステント血栓症により再度心筋虚血をきたす場合があります．心筋梗塞急性期には，心電図所見や心筋バイオマーカーは初回の心筋虚血により異常を呈することが多いため，胸部症状の有無，心電図所見・心筋バイオマーカーの経時的変化，心臓超音波所見なども含めた臨床所見から総合的に診断する必要があります．また，心房細動の合併や，低心機能に伴う左室内血栓の形成により，心原性脳梗塞を合併する症例もあります．したがって新規の神経学的異常の出現にも注意する必要があります．

出血性合併症としては，重篤な頭蓋内出血，消化管出血に加えて，カテーテル検査後の穿刺部血腫や仮性動脈瘤，CABG 後の出血トラブルなどに注意が必要です．

DVT・肺塞栓症（PTE）と診断した場合は，抗凝固療法を行います．初期治療とし

表5　心筋梗塞後の抗血栓療法

推奨	推奨クラス	エビデンスレベル
禁忌がない限り，無期限にアスピリン81～162 mg/日を経口投与する	I	A
アスピリン服用の禁忌患者に対して，[a]チエノピリジン系抗血小板薬単剤投与を考慮する	IIa	C
冠動脈ステント留置後		
冠動脈ステント留置後は，アスピリン(81～162 mg/日)とプラスグレル(3.75 mg/日)またはクロピドグレル(75 mg/日)を3～12ヵ月間併用投与する	I	A
DAPTの適応患者で，アスピリンと併用する[a]チエノピリジン系抗血小板薬の投与が困難な場合には，チカグレロルの投与を考慮してもよい	IIb	B
冠動脈ステント留置後，出血リスクが低く，ステント血栓症を含む血栓イベントのリスクが高い患者に対して，DAPTの長期継続を考慮する	IIa	B
薬剤溶出性ステント留置後，出血リスクが高い患者に対して，DAPTは1～3ヵ月間に短期化する	I	A
血栓リスクと出血リスクがともに高い患者に対して，DAPTを短期間で終了し，[b]$P2Y_{12}$受容体拮抗薬単剤投与の継続を考慮する	IIa	A
冠動脈バイパス術後		
長期の経口抗凝固薬投与が不要であれば，術後，可及的速やかに負荷投与を行ったうえで，$P2Y_{12}$受容体拮抗薬を開始し，最長12ヵ月までDAPTを継続する	I	C
冠動脈ステント留置後のDAPT期間中にCABGを施行される患者に対して，術後，可及的速やかに負荷投与を行ったうえで，$P2Y_{12}$受容体拮抗薬を再開し，推奨されるDAPT期間が終了するまで継続する	I	C
抗凝固薬の適応がない場合の，CABG術後のグラフト開存率向上を目的とした抗凝固薬投与は推奨されない	III No benefit	A
抗血栓療法を必要とする患者		
冠動脈ステント留置患者に対して，周術期に抗凝固療法とDAPTの3剤併用療法を行う	I	C
冠動脈ステント留置患者に対して，周術期(2週間以内)以降に抗凝固薬と$P2Y_{12}$受容体拮抗薬との2剤併用を行う	I	A
心房細動に対する抗凝固薬の選択において，ワルファリンよりもDOACを優先する	I	A
心房細動を合併するPCI施行患者のなかでも特に出血リスクが高い患者に対して，抗凝固薬とDAPTの3剤併用療法は1ヵ月以上継続すべきではない	III Harm	B

(次頁に続く)

表5 続き

推奨	推奨クラス	エビデンスレベル
慢性期(1年以降)の心筋梗塞患者，ステント留置患者，CABG施行患者，および冠血行再建術を受けていない冠動脈疾患患者に対して，[c] 抗凝固薬を単剤で投与する	I	B
左室・左房内血栓を有する心筋梗塞患者，重症心不全患者，左室瘤を合併する患者，人工弁置換術後(機械弁)の患者に対して，冠血行再建後に抗血小板薬とワルファリンを併用する	I	B

DAPT：抗血小板薬二剤併用療法，DES：薬剤溶出性ステント，CABG：冠動脈バイパス術，DOAC：直接経口抗凝固薬，PCI：経皮的冠動脈インターベンション

a. チエノピリジン系抗血小板薬には，プラスグレル（エフィエント®），クロピドグレル（プラビックス®）が含まれる

b. $P2Y_{12}$ 受容体拮抗薬には，チエノピリジン系抗血小板薬とチカグレロル（ブリリンタ®）が含まれる

c. エビデンスとして示されているのはリバーロキサバン（イグザレルト®）

（日本循環器学会ほか：2020年JCSガイドライン フォーカスアップデート版 冠動脈疾患患者における抗血栓療法，2020を基に作成）

表中の推奨クラスとエビデンスレベルの内容はガイドラインを参照.

て，状態が安定していればワルファリン(➡ p.246)もしくはDOACを開始します．経口投与が困難な場合や，ワルファリンの効果が十分であることを確認できていない場合，より重症度が高い場合などは，抗凝固薬として未分画ヘパリン(➡ p.248)，フォンダパリヌクスを使用します．最重症であれば，これらに加えて血栓溶解療法も考慮します．通常は，急性期治療後も抗凝固薬を継続します．

3 脳梗塞に対応する

脳梗塞患者に対する再梗塞予防での抗血栓薬の治療戦略は，病期および臨床病型によって異なります．

脳梗塞の病期は，発症からの時間経過によって急性期と慢性期に分類されます．脳梗塞の臨床病型は，①心原性脳梗塞，②アテローム血栓性脳梗塞，③ラクナ梗塞，④そのほかの脳梗塞の4型に分類されます．

a 再梗塞を予防する：①脳梗塞急性期

脳梗塞急性期には，臨床病型に関わらず発症早期(48時間以内)のアスピリン(160〜300 mg/日)の経口投与が推奨されています(表6)．

さらに，発症早期の軽症非心原性脳梗塞患者(NIHSSスコア≦3)では，急性期から亜急性期(1ヵ月以内)までのアスピリンとクロピドグレルの抗血小板薬二剤併用療法(DAPT)が推奨されています．

表 6　脳梗塞後の抗血栓療法

推奨	推奨度	エビデンスレベル
脳梗塞急性期－抗血小板薬		
アルピリン 160～300 mg/日の経口投与は，発症早期(48 時間以内)の脳梗塞患者の治療法として勧められる	A	高
抗血小板薬 2 剤療法(アスピリンとクロピドグレル)投与は，発症早期の軽症非心原性脳梗塞患者の，亜急性期(1 ヵ月以内を目安)までの治療法として勧められる	A	高
シロスタゾール 200 mg/日の単独投与や，低用量アスピリンとの 2 剤併用投与は，発症早期(48 時間以内)の非心原性脳梗塞患者の治療法として考慮してもよい	C	中
オグザレルナトリウム 160mg/日の点滴投与は，非心原性脳梗塞患者の急性期治療法として考慮してもよい	C	中
脳梗塞急性期－抗凝固薬		
発症 48 時間以内の非心原性・非ラクナ梗塞に，選択的トロンビン阻害薬のアルガトロバンを静脈投与することを考慮してもよい	C	中
脳梗塞急性期に，未分画ヘパリン，低分子ヘパリン(保険適用外)，ヘパリノイド(保険適用外)を使用することを考慮してもよい	C	中
非弁膜症性心房細動を伴う急性期脳梗塞患者に，出血性梗塞のリスクを考慮した適切な時期に DOAC を投与することを考慮してもよい	C	低
脳梗塞慢性期－抗血小板薬		
非心原性脳梗塞の再発予防には，抗血小板薬の投与を行うよう勧められる	A	高
現段階で非心原性脳梗塞の再発予防に有効な抗血小板薬(本邦で使用可能なもの)は，アスピリン 75 mg～150/日，クロピドグレル 75 mg/日，シロスタゾール 200 mg/日，[a]チクロピジン 200 mg/日である	A	高
アスピリンとジピリダモールの併用は，わが国では勧められない	D	中
長期の DAPT は，単剤と比較して有意な脳梗塞再発抑制効果は実証されておらず，むしろ出血性合併症を増加させるため，勧められない ただし，頸部・頭蓋内動脈狭窄・閉塞や血管危険因子を複数有する非心原性脳梗塞には，シロスタゾールを含む DAPT は妥当である	D B	中 中
脳梗塞慢性期－抗凝固薬		
非弁膜症性心房細動を伴う脳梗塞の再発予防には，DOAC，ワルファリンによる抗凝固療法を行うよう勧められる	A	中
DOAC を使用可能な心房細動患者ではワルファリンよりも DOAC を選択するよう勧められる	A	中
機械弁置換術後の患者では，ワルファリンにより，PT-INR 2.0～3.0 で維持することが勧められる 一方，DOAC は使用しないよう勧められる	A E	中 中

DOAC：直接作用型経口抗凝固薬
a. チクロピジンのみ推奨度B，エビデンスレベルは中
(日本脳卒中学会 脳卒中ガイドライン委員会（編）：脳卒中ガイドライン 2021〔改訂 2023〕，協和企画，2023 を参考に作成)

メモ5 心房細動患者への抗凝固療法

心房細動患者への抗凝固療法においても，血栓塞栓症のリスクと出血リスクを評価し，前者が上回る場合に投薬を開始するという基本的な考え方は同じです．心房細動では，左心系で形成された血栓が脳や腎臓などの臓器に塞栓性合併症を引き起こすリスクがあり，CHADS2スコア，HELT-E2S2スコア，CHA2DS2-VAScスコアなどを用いることで，患者の背景からリスクを層別化できます．出血リスクの評価にはHAS-BLEDスコアを使用します．

実際に使用する薬剤について，弁膜症性心房細動（リウマチ性僧帽弁疾患および機械弁置換術後患者の心房細動）では，DOACの有効性および安全性は証明されておらず，ワルファリンのみが適応となります．それ以外の非弁膜症性心房細動ではDOACまたはワルファリンのいずれも適応があり，投与の簡便性，効果の安定性，食事や他の薬剤との相互作用が少ないこと，頭蓋内出血が少ないことなどからDOACが第一選択として推奨されています．ただし，重度の腎機能障害を有する患者ではDOACは禁忌となるため，ワルファリンを選択します．

日本脳卒中学会のガイドラインでは，アスピリン単剤あるいはアスピリンとクロピドグレルのDAPTと比べて推奨度，エビデンスレベルは下がるものの，発症早期の非心原性脳梗塞患者に対するシロスタゾール（200 mg/日）の単独投与，あるいは低用量アスピリンとシロスタゾールの2剤併用も選択肢としてあげられています．また，わが国で行われた臨床研究の結果をもとに，非心原性脳梗塞患者の急性期治療法として，オザグレルナトリウム（160 mg/日）の点滴投与を考慮してもよいとしています．

また，欧米では脳梗塞急性期の再梗塞予防に抗凝固療法を行うことを推奨していませんが，日本脳卒中学会のガイドラインでは，臨床病型に応じて，アルガトロバン，ヘパリン製剤（未分画ヘパリン以外は保険適用外），DOACの投与を考慮してもよいと記載されています．

血栓溶解療法後24時間以内，出血性梗塞を合併している患者では，出血リスクを勘案して抗血栓療法の開始を遅らせることを考慮します．

b 再梗塞を予防する：②脳梗塞慢性期

脳梗塞慢性期の抗血栓薬の選択は臨床病型によって異なります（表6）．

アテローム血栓性脳梗塞・ラクナ梗塞では，背景に動脈硬化性病変があり，抗血小板薬の予防投与が推奨されています．一方，心原性脳梗塞では心房細動が主な原因であり，抗凝固薬の予防投与が推奨されています．

4 急性肺血栓塞栓症に対応する

a 急性肺血栓塞栓症を予防する

重症患者では急性肺塞栓症（PTE）を発症することが少なくありません．高齢，悪性腫瘍，術後，ベッド上安静などがリスクとなり，死亡率は高く根本治療はいまだに困難です．したがってDVTの予防が大切です（本項1を参照）．加えて中心静脈カ

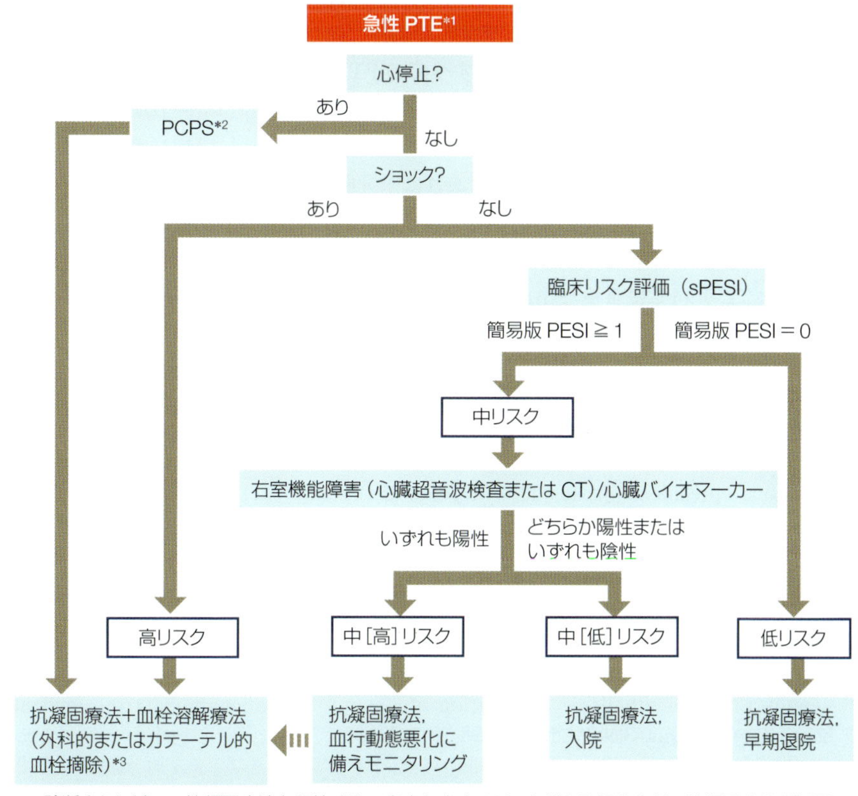

*1 診断されしだい，抗凝固療法を開始する．高度な出血のリスクがある場合など，抗凝固療法が禁忌の場合には下大静脈フィルター留置を考慮する．
*2 施設の設備や患者の状態により，装置するか否かを検討する．
*3 施設の状況や患者の状態により，治療法を選択する．

図2　急性PTEのリスクレベルと治療アプローチ

（Konstantinides SV et al：2014 ESC guidelines of the diagnosis and management of acute pulmonary embolism. Eur Heart J 35：3033-3069, 2014を参考に作成）

テーテル（CVC）や末梢留置型中心静脈カテーテル（PICC）挿入に伴うPTEも多く，カテーテル挿入部の静脈血栓にも注意が必要です．一方，出血性病態のため抗凝固薬を投与できない場合は，下大静脈フィルターでPTEの発症を予防できますが，適応は専門家の判断によります．

b 異常を早期に発見し対応する

PTEの治療は重症度とリスクによります（図2）．高リスクでは人工呼吸器に加えて体外循環（ECMO）を導入し，循環・呼吸を安定させます．また同時に薬剤による抗凝固療法および血栓溶解療法を行います．血行動態が改善しない場合はカテーテル的血栓除去または外科治療を検討します．

抗凝固療法は出血性病態を有しないすべてのPTEに適応があり，初期治療として未分画ヘパリン（➡ p.248）の持続投与，またはリバーロキサバン（➡ p.254）かアピキサバン（➡ p.252）の高用量投与を行います．維持治療はワルファリン（➡ p.246）またはDOACの内服を行い，効果が十分であれば未分画ヘパリンは漸減中止します．

血栓溶解療法は高リスク症例で行われ，モンテプラーゼ（➡ p.269）またはアルテプラーゼ（➡ p.271）が用いられますが保険適用はモンテプラーゼのみとなります．血栓溶解療法により14％に重篤な出血を合併するという報告があり，禁忌症例の除外に加えて出血のモニタリングが必須です．

（伊藤次郎，瀬尾龍太郎）

参考文献

- 日本循環器学会ほか：2020年改訂版 不整脈薬物治療ガイドライン．（https://www.j-circ.or.jp/cms/wp-content/uploads/2020/01/JCS2020_Ono.pdf）（2024年8月19日閲覧）
- Makris M et al：Guideline on the management of bleeding in patients on antithrombotic agents. Br J Haematol **160**：35-46, 2013
- 日本循環器学会ほか：肺血栓塞栓症および深部静脈血栓症の診断，治療，予防に関するガイドライン（2017年改訂版）．（https://www.j-circ.or.jp/cms/wp-content/uploads/2017/09/JCS2017_ito_h.pdf）（2024年8月19日閲覧）
- Anderson DR et al：American Society of Hematology 2019 guidelines for management of venous thromboembolism：prevention of venous thromboembolism in surgical hospitalized patients. Blood Adv **3**：3898-3944, 2019
- 日本循環器学会ほか：2020年JCSガイドライン フォーカスアップデート版 冠動脈疾患患者における抗血栓療法．（https://www.j-circ.or.jp/cms/wp-content/uploads/2020/04/JCS2020_Kimura_Nakamura.pdf）（2024年8月19日閲覧）
- 日本脳卒中学会 脳卒中ガイドライン委員会（編）：脳卒中ガイドライン2021〔改訂2023〕，協和企画，2023
- 日本循環器学会ほか：2024年JCS/JHRSガイドラインフォーカスアップデート版 不整脈治療．（https://www.j-circ.or.jp/cms/wp-content/uploads/2024/03/JCS2024_Iwasaki.pdf）（2024年8月19日閲覧）

- Konstantinides SV et al：2014 ESC guidelines of the diagnosis and management of acute pulmonary embolism. Eur Heart J **35**：3033-3069, 2014
- Stein PD et al：Risks for major bleeding from thrombolytic therapy in patients with acute pulmonary embolism. Consideration of noninvasive management. Ann Intern Med **121**：313-317, 1994

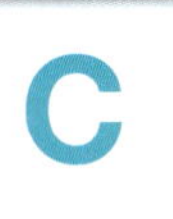

C 血栓を予防する主な薬剤

抗凝固薬

ワルファリン

錠：0.5 mg，1 mg，5 mg

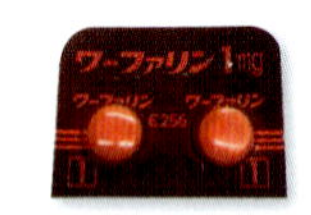

商品名：ワーファリン錠

■どんな薬か―製剤の特徴

- ビタミンK依存性凝固因子であるプロトロンビン(第Ⅱ因子)，第Ⅶ，Ⅸ，Ⅹ因子の合成を阻害し抗凝固作用を示す.
- 食事(主にビタミンK含有食品)によりワルファリンの効果が減弱する.
- 薬剤との相互作用が多い.
- 直接作用型経口抗凝固薬(direct oral anticoagulant：DOAC)よりも効果発現が遅い.
- DOACよりも効果が持続する.
- 簡易懸濁が可能である.
- 主に肝臓で代謝され，尿・便中に排泄される.

■製剤の効き方

- 効果発現時間：12～24時間
- 効果持続時間：48～72時間
- 半減期：低年齢層(20～40歳)37時間，高年齢層(65～94歳)44時間

■投与後の観察・モニタリング

【作　用】

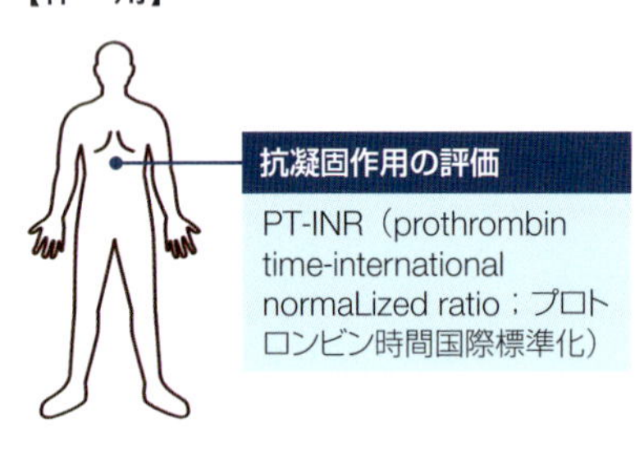

【副作用】

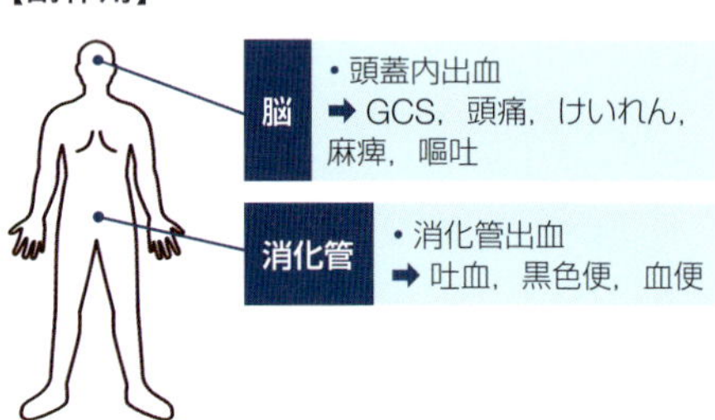

特徴的な副作用

- ワルファリン誘発性皮膚壊死：発症頻度はまれであるが，投与開始後3〜6日以内に起こる．発生部位として大腿部，臀部，胸部などがあげられる．初期症状として有痛性の紅斑が現れる．

薬の使い方（用法・用量）

【添付文書】

- **血栓塞栓症（静脈血栓症，心筋梗塞，肺塞栓症，脳塞栓症，緩徐に進行する脳血栓症など）の治療および予防**
  - 経口投与：1〜5 mgを1日1回．ワルファリンは効果発現までに時間がかかるため，抗凝固効果の発現を急ぐ場合には初回投与時ヘパリンなどの併用を考慮する．

禁忌

- 維持透析患者（原則禁忌）：維持透析患者へのワルファリンの投与は出血のみならず，塞栓症増加のおそれも指摘されている．
- 併用禁忌：メナテトレノンはワルファリンの効果が減弱する．ミコナゾール，イグラチモドはワルファリンの効果が増強する．
- ミコナゾールはゲル製剤（フロリードゲルなど）であっても併用禁忌である．

拮抗薬

- メナテトレノン（ケイツーN）：ビタミンK_2製剤であり，ビタミンK依存性血液凝固因子（第Ⅱ，Ⅶ，Ⅸ，Ⅹ因子）の肝合成を促進することでワルファリンの抗凝固作用を是正する．効果発現には約3時間かかることに留意する．
- 乾燥濃縮人プロトロンビン複合体（ケイセントラ）：ビタミンK依存性血液凝固因子である第Ⅱ，Ⅶ，Ⅸ，Ⅹ因子を含有しており，これらを補充することでワルファリンの抗凝固作用を是正する．効果発現は10分で半減期は6〜8時間（Acta Anaesthesiol Scand **55**：507-516, 2011）．

薬剤師からのアドバイス

- 効果に関して個人差が大きい薬剤のため，特に導入初期はこまめにPT-INRをチェックしましょう．
- 食事・薬物間相互作用が多いため，高カロリー輸液や経腸栄養などの栄養療法が変更になったときや，他の薬剤が新たに追加・中止となったときなどは必ずPT-INRをチェックしましょう．
- 効果発現が遅いため，血栓症リスクの高い患者では目標のPT-INRに到達するまでヘパリンとの併用が必要となります．
- DOACはPT-INRでの用量調節の必要がないため，PT-INRの変動が大きくコントロール不安定の患者ではDOACへの変更を検討しましょう．

参考文献

- Vang Ml et al：Urgent reversal of vitamin K antagonist therapy. Acta Anaesthesiol Scand **55**：507-516, 2011

5

未分画ヘパリン

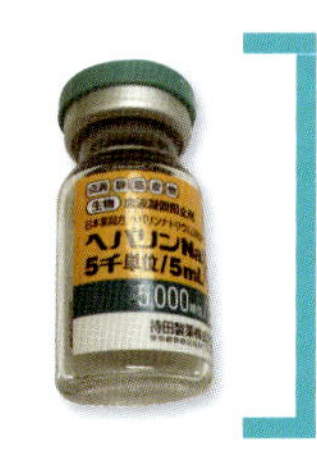

商品名：ヘパリンナトリウム注（5,000単位/5 mL，10,000単位/10 mL，50,000単位/50 mL，100,000単位/100 mL）
商品名：ヘパリンカルシウム皮下注（10,000単位/0.4 mL，20,000単位/0.8 mL）
商品名：ヘパリンカルシウム注（50,000単位/50 mL，100,000単位/100 mL）

どんな薬か－製剤の特徴

- アンチトロンビン（AT）との複合体を形成し，トロンビンやXa因子などへの阻害速度を速めることで抗凝固作用を示す．
- 高濃度ではヘパリンコアファクターⅡを介してトロンビンの作用を抑制する．
- 静注の場合，作用の発現が早い．

製剤の効き方

- 効果発現時間：静注　即時
  皮下注　20～60分
- 効果持続時間：
  静注　約4時間（5,750単位投与）
  皮下注　12時間（25,000単位投与）
- 半減期は投与量に依存する．
  100単位/kg：約1時間，200単位/kg：約1.5時間，400単位/kg：約2.5時間

投与後の観察・モニタリング

【作　用】

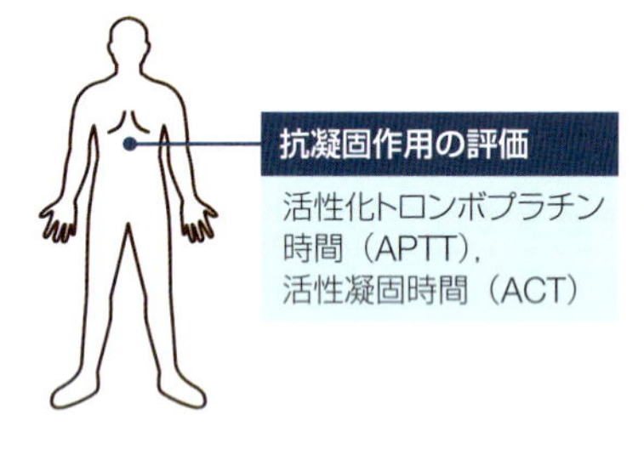

【副作用】

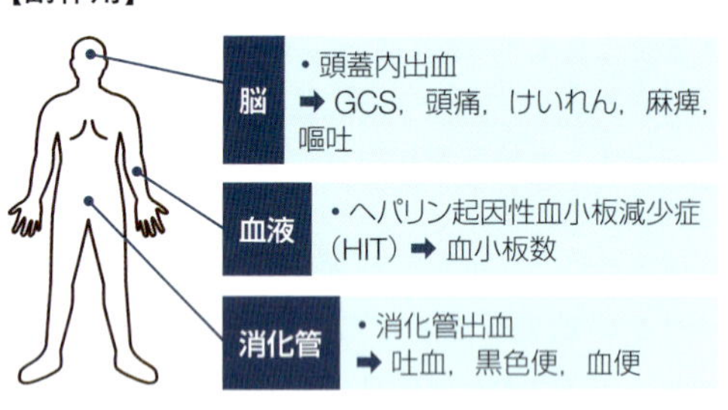

特徴的な副作用

- HIT：Ⅰ型とⅡ型に分類される．Ⅰ型はヘパリン投与開始2～3日後に生じ，ヘパリンを中止しなくても血小板数は自然回復する．Ⅱ型は投与開始5～14日後に発症し，血小板数の減少に伴い，血栓症を合併するためヘパリンを中止しアルガトロバンなどの代替の抗凝固薬を開始する必要がある．

薬の使い方（用法・用量）

【添付文書】

- **血栓塞栓症（静脈血栓症，心筋梗塞，肺塞栓症，脳塞栓症，四肢動脈血栓塞栓症，手術中・術後の血栓症など）の治療・予防**

・点滴静注：体重に基づいて投与開始し，目標治療域まで用量調節する.
・間欠静注：1 回 5,000～10,000 単位を 4～8 時間ごとに投与し目標値領域まで用量調節する.
・皮下注，筋注：1 回 5,000 単位を 4 時間ごと.

● **血液透析・人工心肺その他の体外循環装置使用時の血液凝固防止**
・血液透析患者では各患者の適切な使用量を透析前に各々のヘパリン感受性試験の結果に基づいて算出する.
・全身ヘパリン化法：透析開始前に 1,000～3,000 単位を投与し，透析開始後は 500～1,500 単位 / 時間を持続的または 1 時間ごとに 500～1,500 単位を間欠的に投与する.
・局所ヘパリン化法：1,500～2,500 単位 / 時間を持続注入し，体内灌流時にはプロタミン硫酸塩で中和する.

● **血液検査の際の血液凝固防止法**
・血液 20～30 mL に対して 100 単位.

【ガイドライン・論文】
● 麻酔薬および麻酔関連薬使用ガイドライン（第 3 版）

● **汎発性血管内血液凝固症候群**
・点滴静注：5～10 単位/kg/時間で持続投与.

● **血管カテーテル挿入時の血液凝固の防止**
・動脈圧ラインには 10 単位/mL の濃度を用いることが多い.
● 2017 年改訂版　肺血栓塞栓症および深部静脈血栓症の診断，治療，予防に関するガイドライン

● **静脈血栓塞栓症の予防**
・皮下注：5,000 単位を 8 時間もしくは 12 時間ごとに投与.

■禁　忌
● HIT 既往のある患者は再発のおそれがあるため原則禁忌

■希　釈
● ヘパリン 10,000 単位/50 mL ➡濃度：200 単位/mL

■拮抗薬
● プロタミン硫酸塩：ヘパリンとの親和性が AT よりも高いため，ヘパリン -AT 複合体を解離し抗凝固作用のないヘパリン - プロタミン複合体を形成することでヘパリンの作用を中和する．ヘパリン 1,000 単位あたりプロタミン 10～15 mg を投与する．急速投与により低血圧やアナフィラキシー反応を認めることがあるため緩徐に投与する.

■薬剤師からのアドバイス
● 効果に関して個人差が大きい薬剤のため，特に導入初期はこまめに APTT をチェックしましょう.
● ATⅢ活性が低下している場合はヘパリンの抗凝固作用が減弱するため，ヘパリン使用後も APTT 延長がみられない場合は ATⅢ活性を測定しましょう.

エドキサバン

錠・OD錠：15 mg，30 mg，60 mg

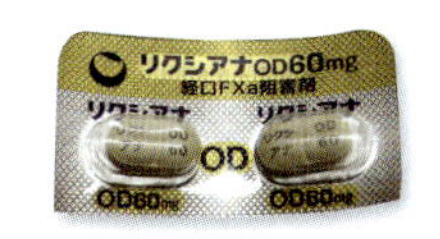

商品名：リクシアナOD錠

■どんな薬か—製剤の特徴

- 第Xa因子を直接阻害し，プロトロンビンからトロンビンへの変換を抑制することで抗凝固作用を示す．
- 1日1回服用でよい．
- 口腔内崩壊錠（OD錠）があるため，嚥下機能低下患者にも使用しやすい．
- ワルファリンと比較して効果発現が早く，半減期は短い．
- ワルファリンと比較して食事や薬剤との相互作用が少ない．
- 簡易懸濁が可能である．
- 主にCYP3A4で代謝される．

■製剤の効き方

- 効果発現時間：1〜3時間
- 効果持続時間：24時間
- 半減期：9〜11時間
- 腎排泄率：35%

■投与後の観察・モニタリング

【副作用】

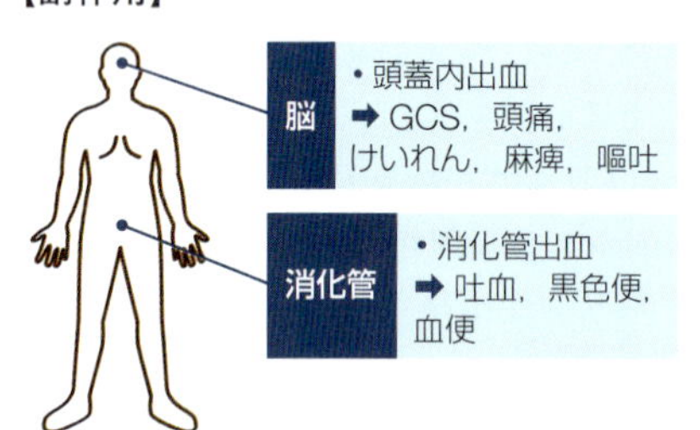

■薬の使い方（用法・用量）

【添付文書】

- **非弁膜症性心房細動患者における虚血性脳卒中および全身性塞栓症の発症抑制**
  - 1回60 mgを1日1回．減量基準(a)を1つでも満たす場合は30 mgに減量する．
  - 減量基準(a)：①体重60 kg以下，②クレアチニンクリアランス（Ccr）15〜50 mL/分，③P-糖タンパク阻害作用を有する薬剤を併用

  ※出血リスクの高い高齢患者では15 mgに減量可能
- **静脈血栓塞栓症（深部静脈血栓症および肺血栓塞栓症）の治療および再発抑制**
  - 1回60 mgを1日1回．減量基準(a)を1つでも満たす場合は30 mgに減量する．
- **下肢整形外科手術施行患者における静脈血栓塞栓症の発症抑制**
  - 1回30 mgを1日1回．減量基準(b)を1つでも満たす場合は15 mgに減量する．
  - 減量基準(b)：①Ccr 30〜50 mL/分，②P-糖タンパク阻害作用を有する薬剤を併用

■禁 忌

- 弁膜症性心房細動（僧帽弁狭窄症，機械弁置換術後）
- 重度腎機能障害：
  - ・非弁膜症性心房細動，静脈血栓症患者：Ccr＜15 mL/分
  - ・下肢整形外科手術施行患者における静脈血栓塞栓症の発症抑制：Ccr＜30 mL/分
- 重度肝機能障害：チャイルド・ピュー分類C（Eur Heart J **39**：1330-1393, 2018）

■拮抗薬

- アンデキサネット アルファ（オンデキサ）：ヒト第Xa因子の遺伝子組換え改変デコイタンパク質で，エドキサバンに結合することによりエドキサバンと第Xa因子の結合を阻害し，抗凝固作用を中和する．

■薬剤師からのアドバイス

- 日本人高齢者（80歳以上）の非弁膜症性心房細動患者を対象とした試験（N Engl J Med **383**：1735-1745, 2020）で，エドキサバン15 mgはプラセボと比較し大出血のリスクを増やさずに塞栓症予防効果を示したため，出血リスクの高い高齢者の場合は15 mgへの減量が可能です．

参考文献

- Steffel J et al：The 2018 European Heart Rhythm Association Practical Guide on the use of non-vitamin K antagonist oral anticoagulants in patients with atrial fibrillation. Eur Heart J **39**：1330-1393, 2018
- Okumura K et al：Low-dose edoxaban in very elderly patients with atrial fibrillation. N Engl J Med **383**：1735-1745, 2020

5

アピキサバン

錠：2.5 mg，5 mg

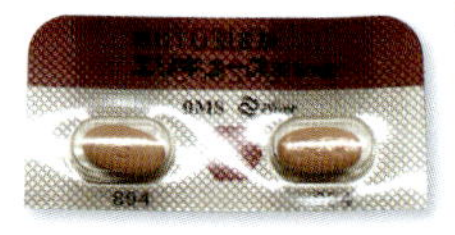

商品名：エリキュース錠

■どんな薬か―製剤の特徴

- 第Xa因子を直接阻害し，プロトロンビンからトロンビンへの変換を抑制することで抗凝固作用を示す．
- 1日2回服用の製剤である．
- ワルファリンと比較して効果発現が早く，半減期は短い．
- ワルファリンと比較して食事や薬剤との相互作用が少ない．
- 簡易懸濁が可能である．
- 主にCYP3A4で代謝される．

■製剤の効き方

- 効果発現時間：3～4時間
- 効果持続時間：24～48時間
- 半減期：6～8時間
- 腎排泄率：25%

■投与後の観察・モニタリング

【副作用】

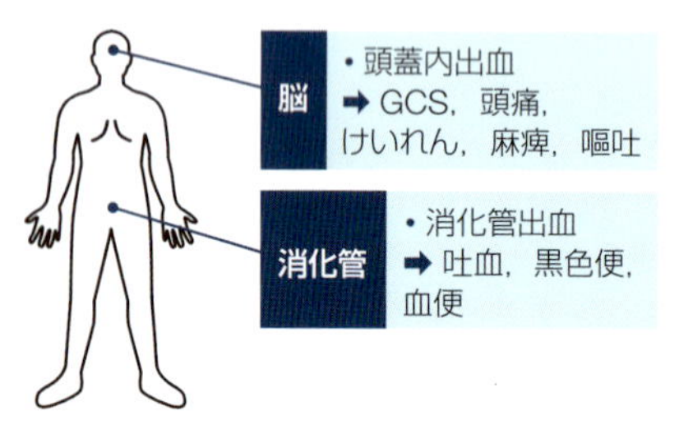

■薬の使い方（用法・用量）

【添付文書】

- **非弁膜症性心房細動患者における虚血性脳卒中および全身性塞栓症の発症抑制**
  - ・1回5 mgを1日2回．減量基準を2項目以上満たす場合は1回2.5 mgを1日2回に減量する．
  - ・減量基準：①80歳以上，②体重60 kg以下，③血清クレアチニン値1.5 mg/dL以上
- **静脈血栓塞栓症（深部静脈血栓症および肺血栓塞栓症）の治療および再発抑制**
  - ・発症後7日間は1回10 mgを1日2回，その後は1回5 mgを1日2回投与する．

■禁　忌

- 弁膜症性心房細動（僧帽弁狭窄症，機械弁置換術後）
- 重度腎機能障害：
  - ・非弁膜症性心房細動：Ccr<15 mL/分
  - ・静脈血栓症患者：Ccr<30 mL/分
- 重度肝機能障害：チャイルド・ピュー分類C（Eur Heart J **39**：1330-1393, 2018）

■拮抗薬

- アンデキサネット　アルファ(オンデキサ)：ヒト第Xa因子の遺伝子組換え改変デコイタンパク質で，アピキサバンに結合することによりアピキサバンと第Xa因子の結合を阻害し，抗凝固作用を中和する．

■薬剤師からのアドバイス

- DOACのなかでもっとも腎排泄率が低いため，腎機能障害患者に使用しやすい薬剤です．

参考文献

- Steffel J et al：The 2018 European Heart Rhythm Association Practical Guide on the use of non-vitamin K antagonist oral anticoagulants in patients with atrial fibrillation. Eur Heart J **39**：1330-1393, 2018

5

Q　抗凝固薬はどのように使い分けていますか？

A　ワルファリンとDOACの使い分けに関してまず**適応症の違い**があります．弁膜症性心房細動や人工弁置換術後の患者に対してDOACは使用できないため，ワルファリンを使用します．また，ダビガトランは他のDOACと違い静脈血栓症には適応がないことも留意しておきましょう．

そのほかに，**腎機能での使い分け**があります．重度の腎機能障害患者ではDOACが使用できないためワルファリンを使用します．維持透析患者で抗凝固療法が必要な症例でもワルファリンが選択されます．

また，特に診療ガイドラインで推奨されているわけではありませんが，服薬アドヒアランスが悪くなるべく服薬回数を減らしたい場合は，リバーロキサバン，エドキサバン，ワルファリンを選択するとよいでしょう．嚥下機能が低下している患者ではOD錠の剤形を有するリバーロキサバン，エドキサバンを選択する場合が多いです．また，ワルファリンはDOACと比較し薬価が安いため，患者の経済的背景を考慮しワルファリンを選択する場合もあります．　　（奥川　寛）

リバーロキサバン

錠：2.5 mg，10 mg，15 mg
OD錠：10 mg，15 mg

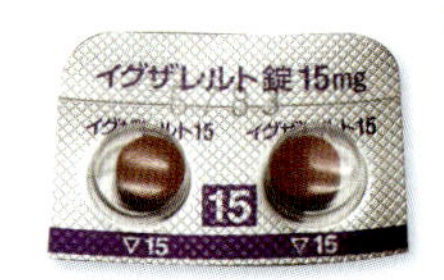

商品名：イグザレルト錠

どんな薬か─製剤の特徴

- 第Xa因子を直接阻害し，プロトロンビンからトロンビンへの変換を抑制することで抗凝固作用を示す．
- 1日1回服用でよい．
- 口腔内崩壊錠（OD錠）があるため嚥下機能低下患者にも使用しやすい．
- ワルファリンと比較して効果発現が早く，半減期は短い．
- ワルファリンと比較して食事や薬剤との相互作用が少ない．
- 簡易懸濁が可能である．
- 主にCYP3A4で代謝される．

製剤の効き方

- 効果発現時間：2〜4時間
- 効果持続時間：24〜48時間
- 半減期：5〜13時間
- 腎排泄率：36%

投与後の観察・モニタリング

【副作用】

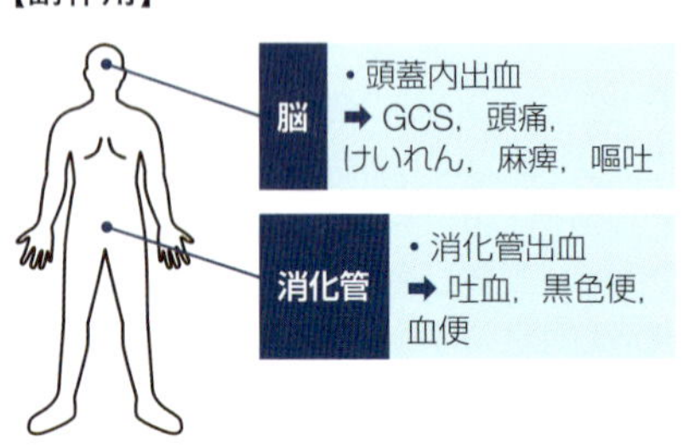

薬の使い方（用法・用量）

【添付文書】

- **非弁膜症性心房細動患者における虚血性脳卒中および全身性塞栓症の発症抑制**
  - 1回15 mgを1日1回．Ccr 15〜49 mL/分の場合は1回10 mgを1日1回に減量する．
- **静脈血栓塞栓症の治療および再発抑制**
  - 1回15 mgを1日1回．
- **下肢血行再建術施行後の末梢動脈疾患患者における血栓・塞栓形成の抑制**
  - 1回2.5 mgを1日2回（アスピリンとの併用が必要）．

禁　忌

- 弁膜症性心房細動（僧帽弁狭窄症，機械弁置換術後）
- 重度腎機能障害：
  - 非弁膜症性心房細動，下肢血行再建術施行後の末梢動脈疾患患者：Ccr＜15 mL/分
  - 静脈血栓症患者：Ccr＜30 mL/分
- 中等度以上の肝機能障害：チャイルド・ピュー分類C（Eur Heart J **39**：1330-1393, 2018）

相互作用

- 併用禁忌：アゾール系抗真菌薬（イト

ラコナゾール，ボリコナゾールなど），HIVプロテアーゼ阻害薬，コビシスタットを含有する製剤

■ 拮抗薬

- アンデキサネット アルファ（オンデキサ）：ヒト第Xa因子の遺伝子組換え改変デコイタンパク質で，リバーロキサバンに結合することによりリバーロキサバンと第Xa因子の結合を阻害し，抗凝固作用を中和する．

■ 薬剤師からのアドバイス

- DOACで唯一小児の静脈血栓症に対して適応があり，細粒やドライシロップなどの小児に使用しやすい剤形があります．

参考文献

- Steffel J et al：The 2018 European Heart Rhythm Association Practical Guide on the use of non-vitamin K antagonist oral anticoagulants in patients with atrial fibrillation. Eur Heart J **39**：1330-1393, 2018

ダビガトラン

錠：75 mg，110 mg

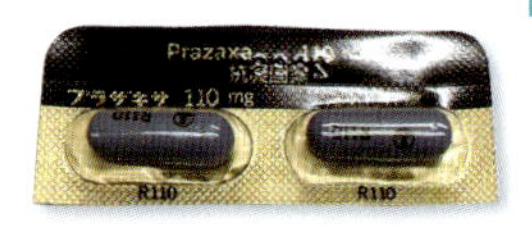

商品名：プラザキサ錠

■ どんな薬か―製剤の特徴

- トロンビンの活性部位に結合し，フィブリノーゲンからフィブリンへの変換を抑制することで抗凝固作用を示す．
- 1日2回服用の製剤である．
- 簡易懸濁は不可である．
- ワルファリンと比較して効果発現が早く，半減期は短い．
- ワルファリンと比較して食事や薬剤との相互作用が少ない．
- 主にグルクロン酸抱合を受ける．

■ 製剤の効き方

- 効果発現時間：0.5〜2時間
- 効果持続時間：24〜96時間
- 半減期：12〜17時間
- 腎排泄率：80%

■ 投与後の観察・モニタリング

【作　用】

出血リスク

トラフ時のAPTTが80秒以上，施設基準上限の2倍以上

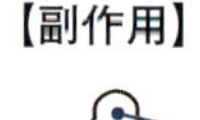

【副作用】

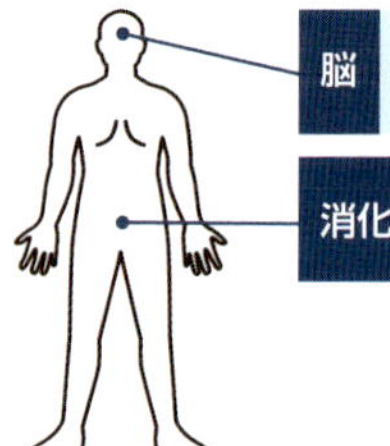

脳
- 頭蓋内出血
➡ GCS，頭痛，けいれん，麻痺，嘔吐

消化管
- 消化管出血
➡ 吐血，黒色便，血便

■ 特徴的な副作用

- 食道潰瘍：本剤は酸性の酒石酸（pH 2.4）を含んでおり，本剤が食道壁に付着することで潰瘍を形成する．対策としてコップ1杯程度の十分量の水で服用することや，プロトンポンプ阻害薬を併用することがあげられる．

■ 薬の使い方（用法・用量）

【添付文書】

- **非弁膜症性心房細動患者における虚血性脳卒中および全身性塞栓症の発症抑制**
  - ・1回150 mgを1日2回．
    ［用法・用量に関連する注意］以下①〜④のうち1項目以上該当する場合は1回110 mgを1日2回に減量を考慮する．

①Ccr 30～50 mL/分，②P-糖タンパク阻害薬の併用，③70歳以上，④消化管出血の既往

■禁　忌

- 弁膜症性心房細動（僧帽弁狭窄症，機械弁置換術後）
- 重度腎機能障害（Ccr＜30 mL/分），透析患者
- 高度肝機能障害：チャイルド・ピュー分類 C（Eur Heart J **39**：1330-1393, 2018）

■相互作用

- 併用禁忌：イトラコナゾール

■拮抗薬

- イダルシズマブ（プリズバインド）：ヒト化モノクローナル抗体フラグメントであり，ダビガトランとそのグルクロン酸抱合代謝物と高い親和性で特異的に結合することで中和作用を示す．

■薬剤師からのアドバイス

- DOACのなかでもっとも腎排泄率が高いため，腎機能障害を有する患者での使用は特に注意しましょう．
- 脱カプセルや粉砕，簡易懸濁投与は不可のため，嚥下機能が低下している患者では他の抗凝固薬を選択しましょう．

（奥川　寛）

参考文献

- Steffel J et al：The 2018 European Heart Rhythm Association Practical Guide on the use of non-vitamin K antagonist oral anticoagulants in patients with atrial fibrillation. Eur Heart J **39**：1330-1393, 2018

5

Q 抗凝固薬の投与量は何を指標に決めていますか？

A ワルファリンとヘパリンは効果に関して個人差が大きい薬剤であるため，**ワルファリンは PT-INR を，ヘパリンは APTT を指標に投与量を決定します**．各疾患別のワルファリンの目標 PT-INR は下表に示す通りです（表 a）．ヘパリンは静脈血栓症の治療の場合は APTT を通常の 1.5～2.5 倍になるよう調節します（表 b）．DOAC に関しては，減量基準に則り投与量を決定します．DOAC も凝固検査へ影響を及ぼすことがありますが，これらは投与量決定の指標にできないことに留意しましょう（表 c）．

（奥川　寛）

表 a　目標 PT-INR

適　応	目標 PT-INR
弁膜症性心房細動	2.0～3.0※1
非弁膜症性心房細動で血栓症リスクが比較的低い（CHADS2 スコア 2 点以下など）	1.6～2.6※1
非弁膜症性心房細動で血栓症リスクが比較的高い（CHADS2 スコア 3 点以上やがん患者など）	70 歳未満：2.0～3.0※1 70 歳以上：1.6～2.6※1
人工弁置換（機械弁）術後	大動脈弁位：2.0～2.5※2 大動脈弁位かつ塞栓症リスクあり：2.0～3.0※2 僧帽弁位：2.0～3.0※2
人工弁置換（生体弁）術後 3 ヵ月	2.0～2.5※2
肺塞栓症および深部静脈血栓症	1.5～2.5※3

※1：日本循環器学会ほか：2020 年改訂版　不整脈薬物治療ガイドライン，2020
※2：日本循環器学会ほか：2020 年改訂版　弁膜症治療ガイドライン，2020
※3：日本循環器学会ほか：2017 年改訂版　肺血栓塞栓症および深部静脈血栓症の診断，治療，予防に関するガイドライン，2017

表 b　未分画ヘパリン持続静注用の用量調節表

APTT（対照値との比較）	用量の変更
＜ 5 秒（＜ 1.2 倍）	80 単位/kg　ボーラス 4 単位/kg/時　増量
35～45 秒（1.2～1.5 倍）	40 単位/kg　ボーラス 2 単位/kg/時　増量
46～70 秒（1.5～2.3 倍）	変更なし
71～90 秒（2.3～3.0 倍）	2 単位/kg/時　減量
＞ 90 秒（＞ 3.0 倍）	静注を 1 時間中止後，3 単位/kg/時　減量

（日本循環器学会ほか：2017 年改訂版　肺血栓塞栓症および深部静脈血栓症の診断，治療，予防に関するガイドライン，2017 を参考に作成）

表c　凝固検査に対する DOAC の影響

	ダビガトラン	リバーロキサバン	アピキサバン	エドキサバン
PT	＋	＋＋＋	＋	＋＋
APTT	＋＋＋	＋	＋	＋

（日本循環器学会ほか：2020年改訂版　不整脈薬物治療ガイドライン，2020を基に作成）
注：＋～＋＋＋は，PT，APTT延長への影響度を示す．

抗血小板薬

アスピリン

腸溶錠：100 mg

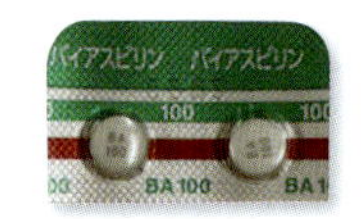

商品名：バイアスピリン錠

どんな薬か—製剤の特徴

- 腸溶錠は亀裂を入れれば簡易懸濁できる(アスピリン末のほうが安価で容易).
- 低用量でトロンボキサン A_2 という血小板の凝集を促進する物質の生合成を不可逆的に阻害することで抗血小板作用を示す.
- 腸溶錠と粉末の製剤があり，前者は後者に比べて胃腸障害の副作用が軽減されるが，値段が高価である.
- 主に肝臓で代謝され，尿中に排泄される.

製剤の効き方

- 効果発現時間：素錠は15〜30分，腸溶錠は3時間(胃滞留時間)多くかかる.
- 効果持続時間：7〜10日程度(血小板の寿命)
- アスピリンの血中濃度と抗血小板作用に相関はない.
- 初回負荷投与を行うと初日から効果が得られる.

投与後の観察・モニタリング

【作　用】

循環
冠動脈の再狭窄
➡心電図変化(ST上昇)，クレアチニンキナーゼ
胸痛などの自覚症状
など

【副作用】

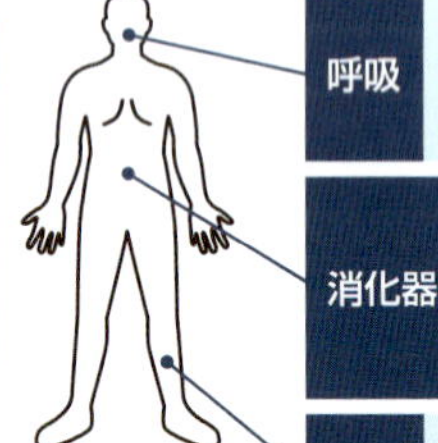

呼吸
・アスピリン喘息
➡ 投与1〜2時間での喘息発作，鼻症状（鼻閉，鼻汁）など

消化器
・胃潰瘍などの消化管障害に伴う消化管出血
➡胃部不快感などの自覚症状，ヘモグロビン値，血便など

皮膚
・皮下出血
➡ ヘモグロビン値皮下出血の拡大など

特徴的な副作用

- 胃粘膜の保護作用を低下させ，胃腸障害や消化管出血を引き起こすことがある.

薬の使い方(用法・用量)

【添付文書】

- **血栓・塞栓形成を抑制**
  - ・経口投与：1 日 1 回 100〜300 mg を投与する.

【ガイドライン・論文】

- 2020 年 JCS ガイドライン　冠動脈疾患患者における抗血栓療法
  - ・アスピリン未使用の患者には 162〜324 mg を咀嚼服用させる.
  - ・急性冠症候群(ACS)患者にステントを留置した場合，アスピリン 81〜162 mg/日を投与する.
  - ・安定冠動脈疾患患者，ACS と診断されたが患者側のさまざまな要因により侵襲的検査や冠血行再建を施行できない患者には，アスピリン 81〜100 mg を投与する.
- 脳卒中治療ガイドライン 2023
  - ・発症 48 時間以内の脳梗塞患者の治療法として，アスピリン 160〜300 mg/日の経口投与が推奨される.

禁　忌

- 非ステロイド抗炎症薬に対する過敏症患者，アスピリン喘息患者
- 消化性潰瘍のある患者，出血傾向のある患者

薬剤師からのアドバイス

- 緊急時に腸溶錠を投与する場合は，負荷投与量(162〜324 mg)をかみ砕いて内服させましょう.
- 投与する理由，標的部位周辺の血管構造，手技の侵襲性の程度，周術期の出血に伴う潜在的な後遺症に従って，投与の可否が判断されます.

5

Q 抗血小板薬はどのように使い分けていますか？

A アスピリン，クロピドグレル，プラスグレルは，冠動脈バイパス術(coronary artery bypass grafting：CABG)あるいは，経皮経管冠動脈形成術(percutaneous transluminal coronary angioplasty：PTCA)施行後の患者に，血栓塞栓形成を抑制させたいときに使用します(二次予防).

シロスタゾールは，脳梗塞(心原性脳塞栓症を除く)発症後の再発予防や，慢性動脈閉塞症に基づく潰瘍，疼痛および冷感などの虚血性諸症状の改善に使用します.

(無漏田香穂，吉廣尚大)

クロピドグレル

錠：75 mg

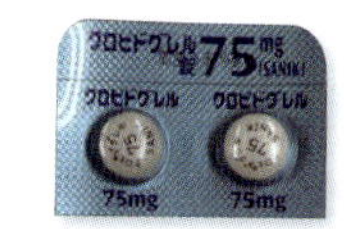

商品名：クロピドグレル錠

どんな薬か一製剤の特徴

- 亀裂を入れれば簡易懸濁できる．
- 血小板のアデノシン二リン酸受容体という血栓形成を促進する受容体を不可逆的に阻害する．
- 肝臓で代謝されることで効果を示すので，代謝酵素の遺伝子的特徴によって薬効が変化する（日本人の約 20% は，クロピドグレル効果を十分に活性化できない代謝酵素を作る遺伝子をもっている）．
- 主に肝臓で代謝され，尿と糞中に排泄される．

製剤の効き方

- 効果発現時間：初回負荷投与を行うと 2 時間後から発現
- 効果持続時間：7 日程度
- 半減期：7〜8 時間

投与後の観察・モニタリング

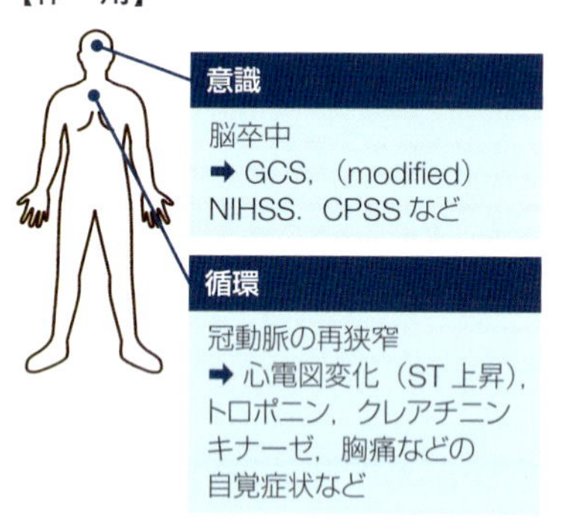

【副作用】

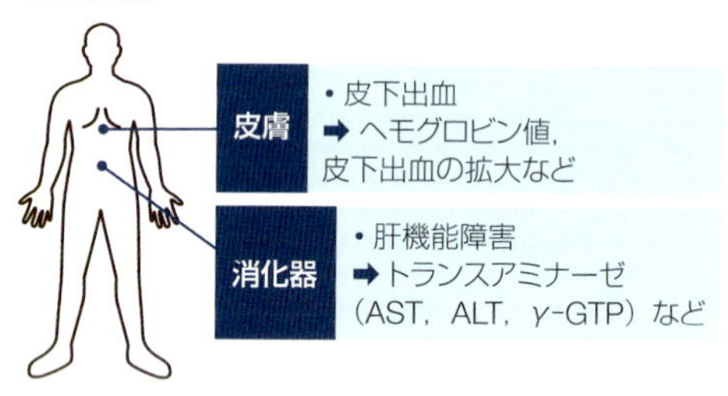

特徴的な副作用

- 血栓性血小板減少性紫斑病（特徴的な症状は，血小板減少症，溶血性貧血，腎機能障害，発熱，動揺性精神神経症状）がまれに起こる（作用機序不明）．

薬の使い方（用法・用量）

【添付文書】

- **経皮的冠動脈インターベンション（PCI）が適応される虚血性心疾患：急性冠症候群（ACS），安定狭心症，陳旧性心筋梗塞の血栓予防**
- **虚血性脳血管障害後の再発予防，末梢**

動脈疾患における血栓・塞栓形成の抑制

・経口投与：年齢，体重，症状により1日1回50〜75 mgを投与する．

【ガイドライン・論文】

- 2020年JCSガイドライン 冠動脈疾患患者における抗血栓療法
  - ・クロピドグレル未使用の患者には，PCI前に300 mgを服用させる．
  - ・ACS患者にステントを留置した場合，アスピリンと併用しクロピドグレル75 mg/日を投与する．
  - ・安定冠動脈疾患患者，安定冠動脈疾患患者，ACSと診断されたが患者側のさまざまな要因により侵襲的検査や冠血行再建を施行できない患者には，アスピリンと併用して投与する．
- 脳卒中治療ガイドライン2023
- **発症24時間以内の軽症非心原性脳梗塞もしくは一過性脳虚血発作患者**
  - ・経口投与：亜急性期(1ヵ月以内を目安)にアスピリンと併用する．初回300 mg/日，以後75 mg/日を投与する．

■禁　忌

- チエノピリジン系薬剤(チクロピジンなど)に過敏症の既往がある患者
- 出血を認める患者

■薬剤師からのアドバイス

- 緊急時に投与する場合は，負荷投与量300 mgを経口投与しましょう．
- 投与する理由，標的部位周辺の血管構造，手技の侵襲性の程度，周術期の出血に伴う潜在的な後遺症に従って投与の可否が判断されます．
- クロピドグレルを経口投与しているにもかかわらず血栓イベントが起こってしまったら，代謝酵素の効果が弱い患者である可能性があり，チームで対応を相談しましょう．

プラスグレル

錠：3.75 mg

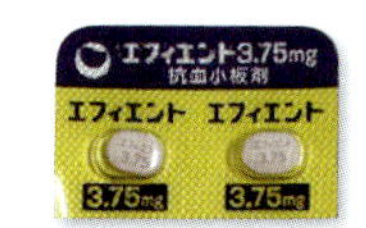

商品名：エフィエント錠

どんな薬か ― 製剤の特徴

- 亀裂を入れれば，簡易懸濁できる．
- 血小板のアデノシン二リン酸受容体という血栓形成を促進する受容体を不可逆的に阻害し，血小板凝集を抑制する．
- 生体内で代謝活性物質に変換されるが，クロピドグレルのような代謝酵素の遺伝子的特徴の影響を受けない．
- 主に小腸と肝臓で代謝され，尿中に排泄される．

製剤の効き方

- 効果発現時間：初回負荷投与を行うと1時間後から発現
- 効果持続時間：14日程度
- 半減期：1時間

投与後の観察・モニタリング

【作　用】

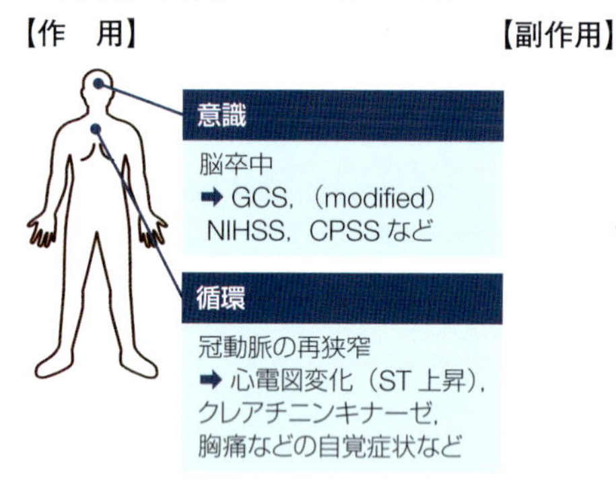

【副作用】

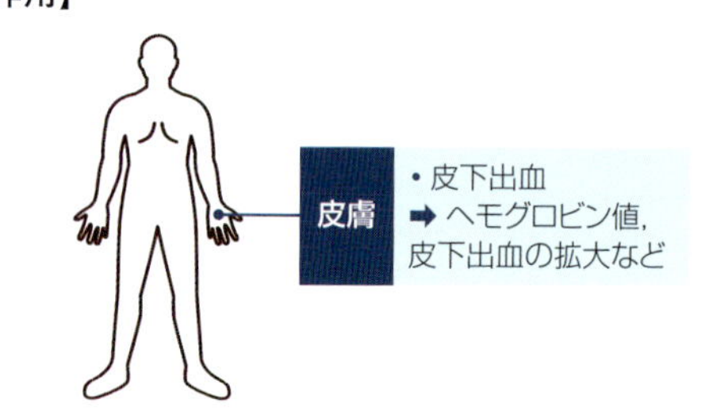

薬の使い方（用法・用量）

【添付文書】

- **PCI が適応される虚血性心疾患：ACS，安定狭心症，陳旧性心筋梗塞の血栓予防**
  - ・経口投与：投与開始日は20 mg，1日1回投与する．
  - ・維持量として低体重や出血リスクに応じて2.5〜3.75 mg/日を投与する．
- 虚血性脳血管障害後の血栓の再発抑制に使用する場合は，低体重や出血リスクに応じて1日1回2.5〜3.75 mgを投与する．

【ガイドライン・論文】

- 2020年JCSガイドライン　冠動脈疾患患者における抗血栓療法

・プラスグレル未使用の患者には，PCI 術前に 20 mg を投与する.
・ACS 患者にステントを留置した場合，アスピリンとプラスグレル 3.75 mg/日を併用する.
・安定冠動脈疾患患者，安定冠動脈疾患患者，ACS と診断されたが患者側のさまざまな要因により侵襲的検査や冠血行再建を施行できない患者には，アスピリンと併用して投与する.

■禁　忌

- 本剤成分に対して過敏症の既往がある患者
- 出血している患者

■薬剤師からのアドバイス

- 緊急時に投与する場合は，負荷投与量 20 mg を経口投与しましょう.
- 投与する理由，標的部位周辺の血管構造，手技の侵襲性の程度，周術期の出血に伴う潜在的な後遺症に従って，投与の可否が判断されます.

シロスタゾール

錠：100 mg

商品名：シロスタゾール OD 錠

どんな薬か―製剤の特徴

- ホスホジエステラーゼⅢという酵素を阻害し，血小板凝集を抑制する cAMP（サイクリック-アデノシンモノリン酸）が分解されないようにする．
- 末梢血管拡張作用があり，頻脈性不整脈が引き起こされることがある．
- 簡易懸濁が可能である．
- 主に肝臓で代謝され，腎臓と胆汁から排泄される．

製剤の効き方

- 効果発現時間：3 時間
- 効果持続時間：48 時間
- 半減期：15～20 時間
- 血小板凝集抑制効果は，速やかに発現するため負荷投与は必要ない．

投与後の観察・モニタリング

【作　用】

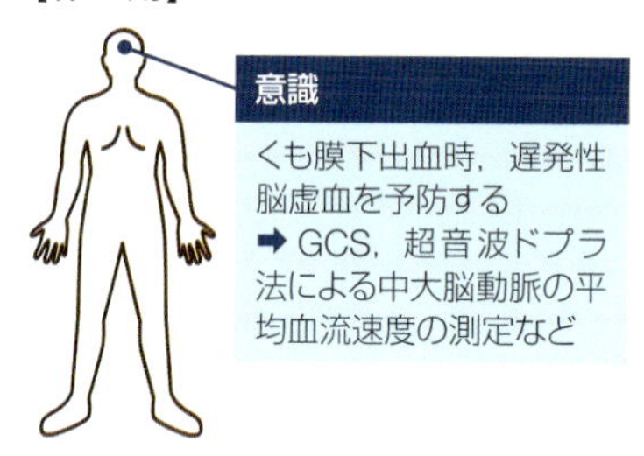

【副作用】

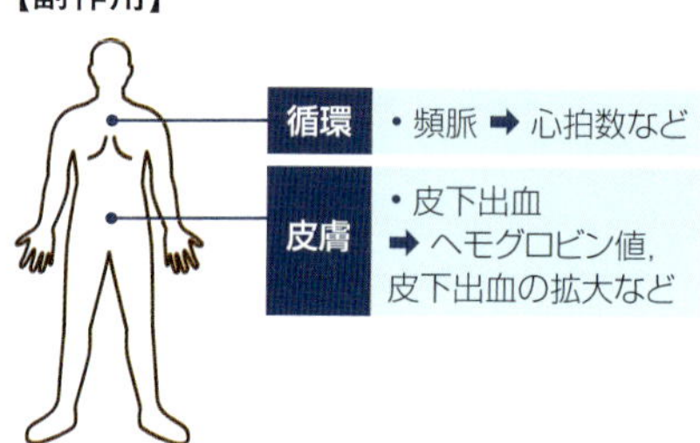

薬の使い方（用法・用量）

【添付文書】

- 慢性動脈閉塞症に基づく潰瘍，疼痛および冷感等の虚血性諸症状を改善する．
- **脳梗塞の血栓形成予防**
  - ・経口投与：1 回 100 mg，1 日 2 回投与する．

【ガイドライン・論文】

- 脳卒中治療ガイドライン 2023
  - ・発症 48 時間以内の非心原性脳梗塞患者の治療法として，シロスタゾール 200 mg/日の単独投与や低用量アスピリンとの 2 剤併用投与が考慮される．

禁　忌

- 出血している患者
- うっ血性心不全の患者（頻脈により心不全症状が悪化）
- 本剤に過敏症の既往歴のある患者

■薬剤師からのアドバイス

- 頻脈による循環動態の変化に注意しましょう．頻脈前後での血圧の変化などに注意して，シロスタゾールの影響があるかを考え医師に提案しましょう．

（無漏田香穂，吉廣尚大）

Q 抗血小板薬は術後何を指標にして再開すればよいですか？

A **休薬と再開については，投与する理由，標的部位周辺の血管構造，手技の侵襲性の程度，周術期の出血に伴う潜在的な後遺症に従って続けるかどうか判断されます．**

添付文書には，抗血栓療法は次のように記載されています．

クロピドグレル，プラスグレルは，手術の14日以上前から休薬し，手術部位の止血を確認してから再開します．

『2020年日本循環器学会(JCS)ガイドライン フォーカスアップデート版 冠動脈疾患患者における抗血栓療法』には，次のように記載されています．

アスピリンは，継続を基本とするが，出血リスクが高い手技(開胸による胸部・胸腹部手術，股関節や膝関節の人工関節手術，硬膜外麻酔など)で周術期血栓リスクが低い場合，手術の7日前から休薬し，術後24時間以内に再開します．

クロピドグレルは，周術期の血栓リスクが高くなければ手術5日前から休薬し，術後の再開は，24～72時間以内に負荷投与を行い再開します．

プラスグレルは，周術期の血栓リスクが低ければ，手術7日前から休薬し，術後の再開は，24～72時間以内に負荷投与を行い再開します．

『局所麻酔のための抗凝固療法ガイドイン(第2版 2018年出版)』抗血栓療法には，次のように記載されています．

アスピリンは，一次予防で使用する場合は，血小板の機能が回復するように6日前から中止します．二次予防で服用する場合は，出血の可能性が高い手技(脊髄刺激療法や硬膜外減圧術など)と重大な後遺症の可能性がある疼痛処置を行う際には，最低6日間中止するが，血栓リスクに応じて中止期間は変化します．

出血の可能性の低い手技(末梢神経ブロック，末梢関節・筋骨格系注射など)または出血の可能性が中程度の手技(三叉神経節および蝶形骨神経節ブロックなど)では，中止期間を4日に短縮することができます．

一次予防で使用する場合，少なくとも24時間後には再開できます．血栓が不安定になる可能性がある場合は，再開を遅らせることがあります．

二次予防で使用する場合，24時間後から再開できます．

クロピドグレルは，出血リスクが中～高リスクの手術では，7日前から休薬します．血栓塞栓症イベントのリスクが高い患者では，5日間前から中止可能ですが，血小板機能の検査を行うことが勧められます．

手術の12時間後からクロピドグレル1日75 mgで再開でき，初回負荷投与を行う場合は，24時間の間隔を空ける必要があります．

プラスグレルは，出血リスクが中～高リスクの手術では，7～10日間中止する必要があります．通常臨床用量または負荷用量を投与した場合でも，手術の24時間後に再開できます．

シロスタゾールは，他の抗血小板薬と併用しない場合，出血リスクが高い手術では，48時間前から休薬し，出血リスクが中程度または低い手術では，中止する必要はありません．シロスタゾールをアスピリンと併用する場合，出血リスクに応じて，先述したアスピリンの推奨に従います．

(無漏田香穂，吉廣尚大)

血栓溶解薬

アルテプラーゼ

注：600万，1,200万，2,400万

商品名：グルトパ注

■ どんな薬か ― 製剤の特徴

- 血栓を溶解する作用
- アルテプラーゼを肺塞栓に使用するのは保険適用外
- アルテプラーゼは脳梗塞に，モンテプラーゼは肺塞栓に保険適応がある．
- 出血リスクが高く，使用するためには禁忌がないことを確認する．

■ 製剤の効き方

- 薬効発現時間：10～20分
- 薬効持続時間：投与終了後1時間
- 半減期：5分

■ 投与後の観察・モニタリング

【作　用】

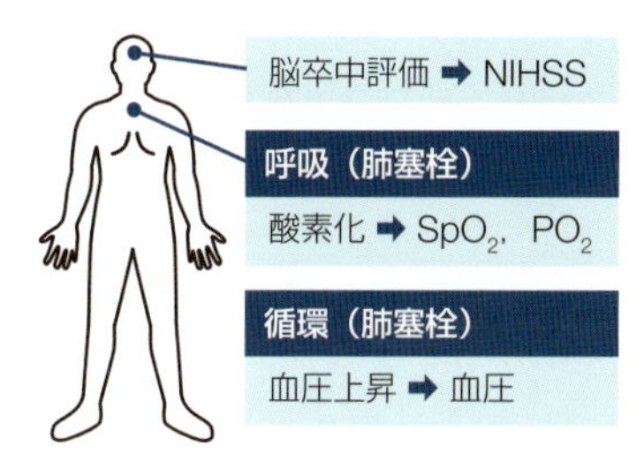

【副作用】

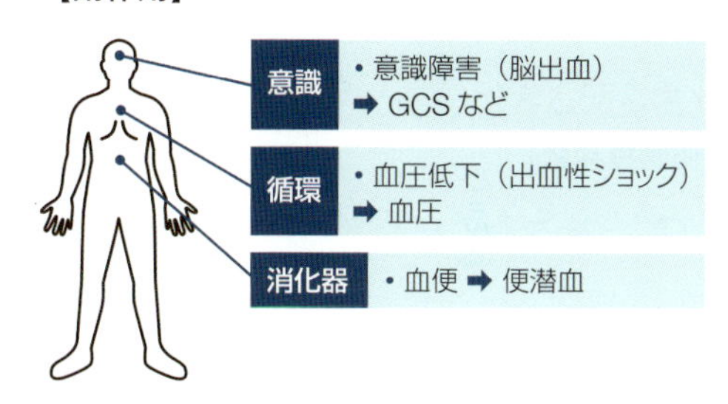

■ 特徴的な副作用

- 出血

■ 薬の使い方（用法・用量）

【添付文書】

- **虚血性脳血管障害急性期に伴う機能障害の改善（発症後4.5時間以内）**
  - ・静注：34.8万国際単位（0.6 mg）/kgを投与する．

※投与量上限：3,480万国際単位（60 mg）

※総量の10％は急速投与（1～2分間）し，その後残りを1時間で投与する．

【ガイドライン・論文】

- 脳卒中治療ガイドライン2021［改訂2023］
  - ・添付文書と同量
- 2019 ESC Guidelines for the diagnosis

and management of acute pulmonary embolism developed in collaboration with the European Respiratory Society (ERS)
・100 mg を 2 時間かけて投与
・0.6 mg/kg を 15 分かけて投与(最大 50 mg)

■禁　忌

- 出血している患者
- くも膜下出血の疑いのある患者
- 投与前に適切な降圧治療を行っても，収縮期血圧 ≧ 185 mmHg あるいは拡張期血圧 ≧ 110 mmHg
- 投与前の血糖値 ≧ 400 mg/dL あるいは ＜ 50 mg/dL
- その他多数あるため，必ずチェックリストなどで確認する．

■主な配合変化

【側管投与禁】

- ニカルジピン

■希　釈

- 添付の溶解液で希釈➡濃度：60 万国際単位/mL
- 600 万国際単位➡10 mL，1,200 万国際単位➡20 mL，2,400 万国際単位➡40 mL

■混注時の注意点

- 添付の溶解液注入針(連結針)を用いて添付溶解液(日局注射用水)により溶解する．
- 瞬時白く泡立つが，すぐに無色澄明になる．
- 激しく振らない．
- さらに希釈する場合は生理食塩水を用いる．他の補液類では短時間で白濁することがある．
- 注射器により溶解液を勢いよく注入すると泡立ちが著明になる．

■薬剤師からのアドバイス

- 禁忌項目が多数のため，医師と必ず確認しましょう．
- 肺塞栓に対しては適応外使用となるため，院内のルールに従って投与しましょう．
- 脳梗塞に対してのアルテプラーゼ使用後のモニタリング項目や頻度は，『静注血栓溶解(rt-PA)療法適正治療指針第三版』を参照してください．

モンテプラーゼ

注：40 万，80 万　　　商品名：クリアクター静注用

■ どんな薬か ― 製剤の特徴

- 血栓を溶解する作用
- モンテプラーゼは肺塞栓に対して唯一保険適用がある．
- アルテプラーゼは脳梗塞に，モンテプラーゼは肺塞栓に保険適用がある．
- 出血リスクが高く，使用するためには禁忌がないことを確認する．

■ 製剤の効き方

- 薬効発現時間：明らかではない
- 薬効持続時間：明らかではない
- 半減期：30 分

■ 投与後の観察・モニタリング

【作　用】

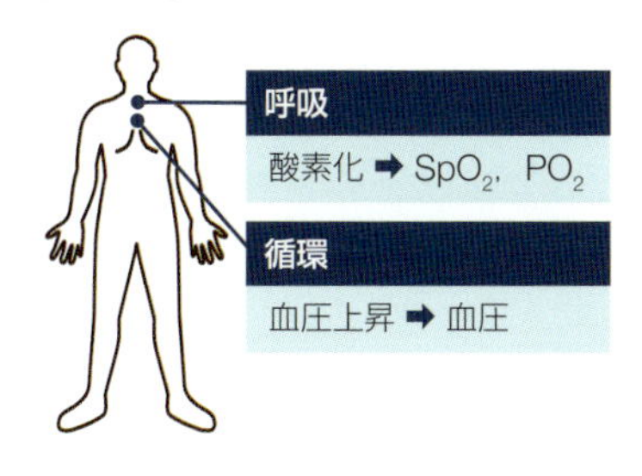

【副作用】

意識
・意識障害（脳出血）
➡ GCS など
循環
・血圧低下（出血性ショック）
➡ 血圧
消化器
・血便 ➡ 便潜血

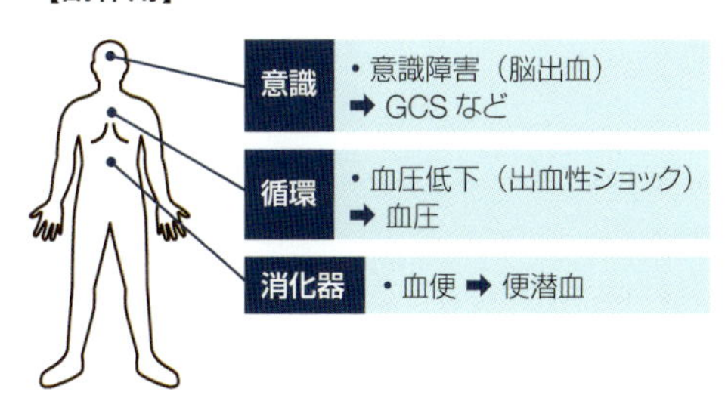

■ 特徴的な副作用

- 出血

■ 薬の使い方（用法・用量）

【添付文書】

- **不安定な血行動態を伴う急性肺塞栓症における肺動脈血栓の溶解**

・静注：13,750～27,500 IU/kg を投与する．

※ 1 回最大投与量は 27,500 IU

※ 800,000 IU/分で投与

■ 禁　忌

- 出血している患者
- 頭蓋内あるいは脊髄の手術または障害を受けた患者（2 ヵ月以内）
- 頭蓋内腫瘍，動静脈奇形，動脈瘤がある患者
- 出血性素因のある患者
- 重篤な高血圧症患者

■ 主な配合変化

【側管投与禁】

- カンレノ酸カリウム

- フロセミド

希　釈

- 800,000 IU/mL となるように生理食塩水で溶解する．

混注時の注意点

- 希釈液は生理食塩水のデータしかない．

薬剤師からのアドバイス

- 禁忌項目が多数のため，医師と必ず確認しましょう．
- CCU またはこれに準じる設備を有する施設で投与することが添付文書に記載されています．

（前田幹広）

6

消化管のコンディションを整える

——潰瘍予防薬，下剤，蠕動促進薬

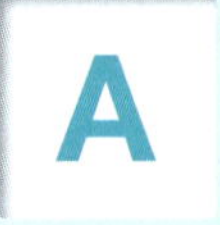

A 「潰瘍」に対応する

1 治療・ケアの全体像

図1のフローチャートに沿って対応します．

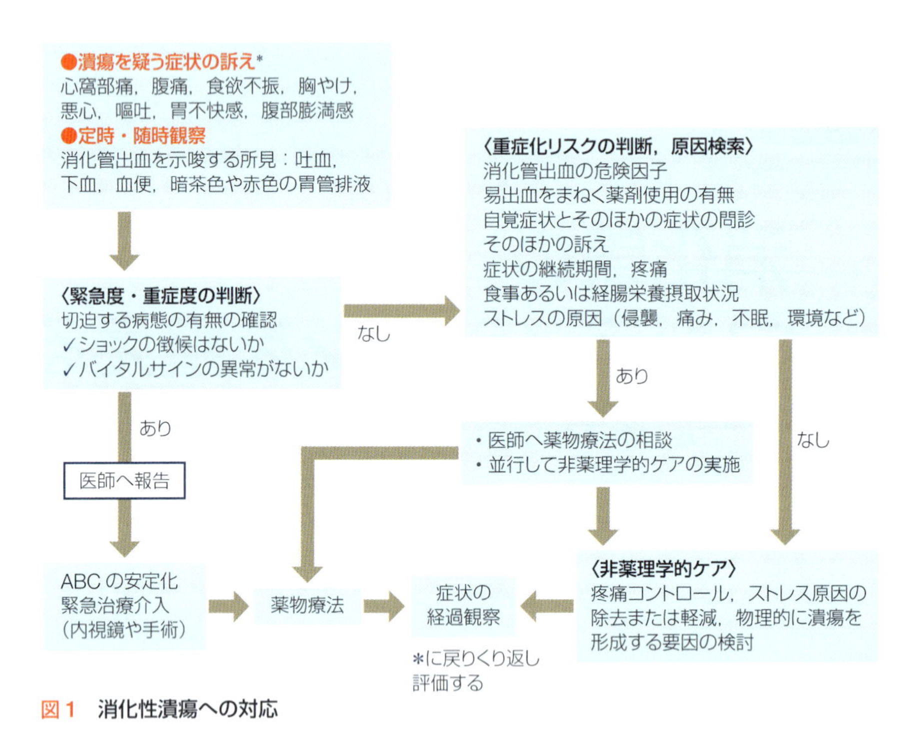

図1　消化性潰瘍への対応

2 薬物療法を始める前に看護師がすべきこと

消化性潰瘍は，粘液や重炭酸，血流などの防御因子と，胃酸やペプシンなどの攻撃因子のバランスが崩れて発生します．重症患者では，侵襲やストレスが加わることで自律神経やホルモンなどの液性因子を介して胃粘膜血流などの防御因子が低下し，ストレス性潰瘍が発生しやすくなります．また，長期臥床や便秘などがある患者では，直腸潰瘍を発症することもあります．

メモ 循環血液量減少性ショックに注意する

潰瘍の緊急的対応としてもっとも可能性が高いのは，出血を起因とした循環血液量減少性ショックです．出血性ショックの初期評価では，「ショック指数(shock index：SI)」が参考になります．SIは，出血性ショックでの出血量を推定する指標で「心拍数／収縮期血圧」で求められ，正常は0.5前後です．SIの値によって，無症状(0.5)，軽症(1.0)，中等症(1.5)，重症(2.0)に分けられ，緊急度の判断に役立ちます．たとえば，SI＝1では，推定出血量は1,000 mLとなり介入を要します．ただし，高齢者や，β遮断薬やカルシウム拮抗薬を使用している患者などでは，頻脈を呈さないこともあることを念頭にSIの値を解釈する必要があります．

潰瘍は，消化管出血や穿孔を起こすこともあり，生命予後とも関連します．ICUやCCUに入室する患者は，全症例において潰瘍発生のリスクアセスメントを行い，適切な予防および異常の早期発見・対応をすることが重要です．

a 緊急的な対応は必要か？

潰瘍を疑う症状が観察された場合には，まずは，消化管出血や穿孔により切迫する病態を生じているかどうかを判断します．出血の有無を確認しますが，必ずしも吐血や下血のように観察されるわけではありません．胃管が留置されている患者では，血性排液が引けなくても消化管出血がないとはいいきれませんので油断は禁物です．腹膜刺激症状を観察すると同時に，ショックの徴候やバイタルサインの異常の有無を確認します．異常がある場合には速やかに医師へ報告します．バイタルサインの安定化や追加検査，緊急的な治療の介入が行われます．意識障害がある患者では，吐血や嘔吐によって誤嚥や窒息のリスクが高まります．看護師は体位調整や吸引の準備をしておきます．挿管による確実な気道確保も検討されます．

b 潰瘍の重症化リスクと原因を検討する

重症患者は，侵襲に伴って血小板減少やDIC(播種性血管内凝固症候群)などの止血凝固機能障害を伴っていたり，抗血小板療法や抗凝固療法の介入がされていたりすることも多く，消化性潰瘍により出血を生じるリスクが高まります．そのため，潰瘍の重症化と消化管出血を予防することが重要です．消化管出血の危険因子(**表1**)について検討し，重症化のスクリーニングをします．

また，出現している症状や程度についても詳細に観察しましょう．たとえば，痛みは，いつから，どこがどのように痛いのか，痛みの性状，食事との関連はあるのか．

表1 消化管出血の危険因子

人工呼吸器管理	48時間以上あるいは予期されるもの
凝固障害	• 血小板数＜5万/mm^3 • プロトロンビン時間－国際標準比＞1.5 • 活性化部分トロンボプラスチン時間＞2倍
消化管潰瘍・出血既往	• 過去1年以内
重症熱傷	• 熱傷面積＞35%
薬剤	• 非ステロイド抗炎症薬（NSAIDs） • 低用量アスピリン • 高用量糖質コルチコイド（ヒドロコルチゾン250 mg／日以上）

（日本集中治療医学会 重症患者の栄養管理ガイドライン作成委員会：日本版重症患者の栄養管理ガイドライン．日集中医誌 **23**：185-281, 2016を参考に作成）

潰瘍形成をきたすチューブ類の留置の有無，食事摂取状況あるいは経腸栄養の状況，*H. pylori*の検査や治療歴，易出血傾向を示す薬剤使用の有無，便潜血などの情報を得ます．重症患者は非日常的な療養環境で侵襲的な治療を受けているため，常に何らかのストレスを抱えていることが推察されます．患者のストレス因子を具体的に把握することも重要です．

c 潰瘍への非薬理学的ケアを行う

緊急的な対応が必要ではない病態や，潰瘍の重症化リスクに該当しないと考えられる場合は，まず非薬理学的ケアから開始します．一方で，消化性潰瘍と診断された場合は，その治療は基本的に薬物療法です．ただし，薬物療法だけではなく，並行して非薬理学的ケアを支持的に実施します．潰瘍を形成するリスクがある薬剤を使用している場合は，他の薬剤へ変更可能か，あるいは休薬できるかどうか検討します．また，疼痛やストレス因子が緩和するようなケアも行います．胃管や胃ろうが留置されている場合は，それらによる物理的な圧迫から潰瘍を生じる可能性をふまえて位置を確認することも有用です．潰瘍の程度は血液検査や体表からでは観察しきれません．重症化を回避するために観察を継続し，繰り返し評価しましょう．

3 潰瘍に対して薬剤をどう使うか——処方意図と使い分け

a 潰瘍に対して薬物療法を考えるのはどのようなときか

✓潰瘍が診断された場合
✓消化管出血や穿孔するリスクが高いと判断される場合
✓予防的投与は強い推奨がされない

消化性潰瘍薬は，重症患者に限らず日常的に用いられることが多く，手ごろで身近な存在かもしれません．重症患者の潰瘍や消化管出血のリスクの軽減につながると考えれば，一見全症例で予防投与をすることが望ましいように思われます．しかし，消化性潰瘍薬にも害が起こり得ます．そのため，益と害を検討し，選択することが大切です．

消化性潰瘍薬は，胃酸の pH を上昇させます．そのため，胃内の細菌叢に変化が起こり，人工呼吸器関連肺炎やクロストリジオイディス・ディフィシル関連腸炎の発生率を高める可能性があるといわれています．また，プロトンポンプ阻害薬（オメプラゾール）やヒスタミン H_2 受容体拮抗薬（ファモチジン）では，汎血球減少や肝機能の悪化をきたすことがあります．これらの害のリスクを鑑みて，『重症患者の栄養管理ガイドライン』，『敗血症診療ガイドライン』では，消化管出血のリスクが少ない患者においては，消化性潰瘍薬の予防投与は推奨されないと結論付けられています．潰瘍が診断された場合や潰瘍から消化管出血や穿孔するリスクが高い場合は，薬物療法が必要になりますが，予防投与については個々の患者の病態や重症度に応じて慎重に検討する必要があります．

メモ **クッシング潰瘍に対応する**

クッシング潰瘍とは，中枢神経障害に合併する上部消化管の潰瘍病変のことです．外傷性脳・脊髄損傷だけではなく，脳梗塞や脳出血などの重症な脳卒中の患者にも発生します．中枢神経系障害発症から 1 週間以内にびらんなどの粘膜病変が生じ，2 週間以内に潰瘍病変が好発するといわれています．発生頻度は，アジア人では急性期脳卒中の 7.8% で起こるという報告があります（Eur Neurol **62**：212-218, 2009）．脳梗塞の場合は抗血栓薬の投与が行われていることが多く，出血すると止血に難渋することが想定されるため，消化性潰瘍薬の予防投与が推奨されています（脳卒中治療ガイドライン 2021）．

b 経口薬と注射薬はどう使い分けるのか

✓注射薬は消化管からの吸収や代謝の影響を受けずに効果を発揮する
✓絶食管理を必要とする消化性潰瘍の場合は注射薬を用いる
✓経鼻胃管が使える場合は経口薬に切り替える

出血性消化性潰瘍の場合は，病変部の安静のため絶食管理となることがほとんどです．また，腸管からの吸収も安定しません．そのため，出血性消化性潰瘍患者の初期治療では，胃酸分泌物抑制薬を速やかに静脈投与します．出血がない，あるいは，吸収に問題がなく経鼻胃管が使える場合は経口薬に移行します．嘔吐がある，胃管の逆流が多い場合には，薬剤の吸収の確実性に乏しいため注射薬を優先的に検討します．

c 消化性潰瘍薬は何が選択されるか

✓消化性潰瘍薬は，主に酸分泌抑制薬と防御因子増強薬に分けられる
✓重症患者のストレス潰瘍予防，胃潰瘍や十二指腸潰瘍の初期治療では酸分泌抑制薬であるプロトンポンプ阻害薬の投与が推奨されている
✓出血のリスクや患者の病態，基礎疾患など患者の個別性と投与可能な薬剤の形態をふまえて検討する

消化性潰瘍薬は，胃酸分泌を抑制して攻撃因子を和らげる酸分泌抑制薬（ファモチジン，➡ p.294）と，胃粘液の増加や胃粘膜血流を高めて防御因子を増強させることで胃粘膜保護作用を発揮する防御因子増強薬（オメプラゾール，➡ p.292）に大分されます．

『消化性潰瘍診療ガイドライン 2020』では，胃潰瘍や十二指腸潰瘍の *H.pylori* 非除菌治療の初期治療として，プロトンポンプ阻害薬またはボノプラザンの投与を推奨しています．ボノプラザンは錠剤であり，重症患者で経静脈的な投与を考える場合には，プロトンポンプ阻害薬が選択されます．これが使用できない場合は，ヒスタミン H_2 受容体拮抗薬の投与を推奨しています．ICU の人工呼吸器を装着した患者を対象とした調査では，上部消化管出血はヒスタミン H_2 受容体拮抗薬よりもプロトンポンプ阻害薬を投与していた患者に有意に減少していたという報告もあります．このような背景から，重症患者にはプロトンポンプ阻害薬が選択されやすい状況にあります．一方で，肺炎や腸炎などの感染リスクを高めるため，薬剤選択は患者の状態に応じて慎重に検討されます．

ヒスタミン H_2 受容体拮抗薬は，腎代謝であるため，腎機能障害を認める場合（Ccr $<$60 mL/分）は，投与の適応および減量や中止について検討が必要です．

4 観察・ケアのポイント

a 潰瘍は予防が重要

重症患者は，ストレスに加えて絶食管理により胃内 pH が上昇しないことが消化性潰瘍の一因とされています．胃酸を緩衝するために，経腸栄養が有用と考えられています．

ストレス性潰瘍予防は，24 時間の胃内 pH が 4 を上回る割合が多いことが重要とされており，消化性潰瘍薬を投与することで到達時間や維持時間は異なるものの，胃内 pH は 4 に達します．

b 消化性潰瘍薬の副作用を観察する

プロトンポンプ阻害薬のランソプラゾールは，薬剤性 collagenous colitis（膠原繊維性大腸炎）発症と関連があると指摘されています．大腸に存在するプロトンポンプと結合することで局所の電解質バランスや pH の変化が生じ，炎症反応の誘導や腸内細菌叢の変化，粘膜透過性亢進などをきたして病変が形成される可能性が指摘されています．症状は，慢性あるいは水様性下痢を特徴とし，投与開始から下痢が出現するまではおおむね 2〜3 ヵ月とされています．投与を中止することで改善が得られるケースが報告されており，下痢症状が出現した場合は，消化性潰瘍薬による薬剤性も疑い対応しましょう．

ヒスタミン H_2 受容体拮抗薬は，せん妄のリスク因子としても知られています．特に，高齢者や腎機能障害のある患者では注意が必要です．ヒスタミン H_2 受容体拮抗薬は抗コリン作用を有しており，抗コリン作用によるせん妄の可能性があります．そのため，せん妄予防のケア（2-Ⓒ）を行うことも必要です．

重症患者における消化性潰瘍薬投与中止の具体的な判断基準は示されていません．副作用を防止するため，漫然と投与するのではなく，多職種で必要性を日々検討することが重要です．

参考文献

- 日本集中治療医学会重症患者の栄養管理ガイドライン作成委員会：日本版重症患者の栄養管理ガイドライン．日集中医誌 **23**：185-281，2016
- 日本集中治療医学会：日本版敗血症診療ガイドライン 2020．日集中医誌 **28**（Suppl）：1-441，2021
- Hsu HL et al：Gastrointestinal hemorrhage after acute ischemic stroke and its risk factors in Asians. Eur Neurol **62**：212-218，2009
- 日本脳卒中学会脳卒中ガイドライン委員会編：脳卒中治療ガイドライン 2021〔改訂 2023〕，協和企画，2023
- 日本消化器病学会：消化性潰瘍診療ガイドライン 2020，改訂第 3 版，南江堂，2020

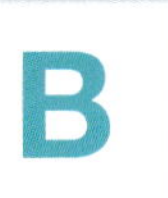

「下痢」に対応する

1 治療・ケアの全体像

図2のフローチャートに沿って対応します．

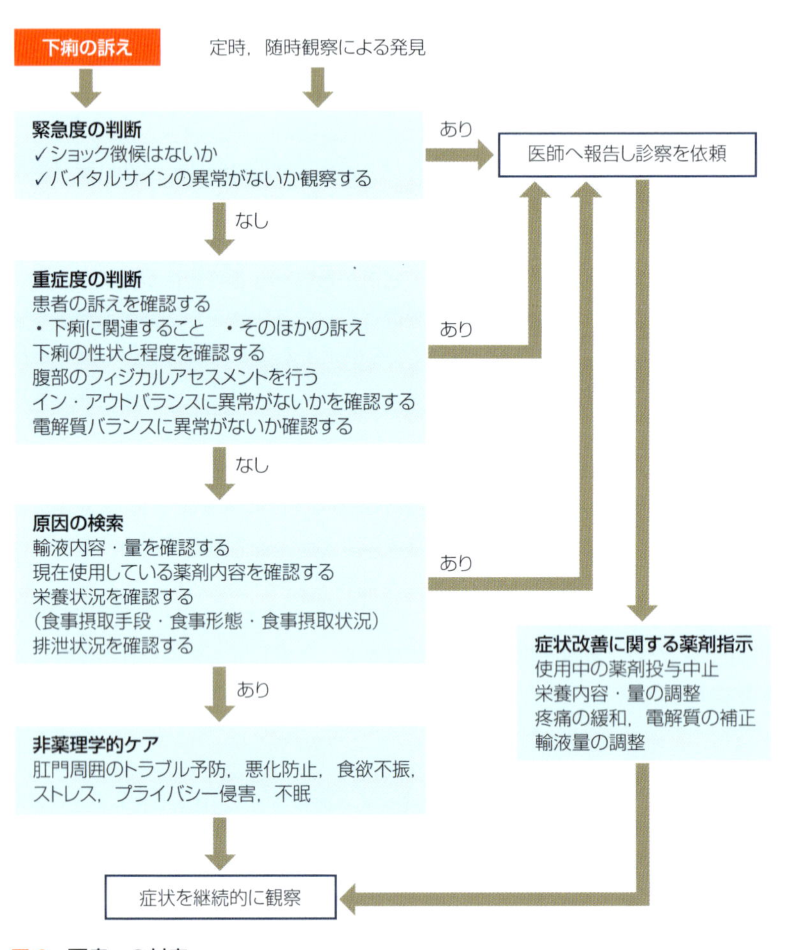

図2　下痢への対応

2 薬物療法を始める前に看護師がすべきこと

a 緊急対応は必要か

下痢の出現とともに，ショック症状を呈していないか，バイタルサインの異常を伴っていないかを確認します．ショック症状を呈している場合は，速やかに医師に報告し，診察を依頼します．緊急的対応の必要がないと判断した場合，重症化するリスクを判断するために，下痢に伴う症状をさらに詳細に観察します．

b 重症化リスクを評価（アセスメント）する

下痢の場合，排便の回数や量だけではなく，そのほかの症状が重症度の判断につながります．下痢の悪化に伴い，腹痛，粘液便・血便，尿量減少，脱水，循環不全，体温異常，意識障害などの全身症状が出現します．また感染性腸炎では，発熱を伴うこともあります．フィジカルアセスメントや水分出納，電解質バランス，酸塩基平衡などについて情報収集を行い，全身状態を評価します．異常がある場合，重症化のリスクがあると判断し，医師へ速やかに報告します．

重症患者では，下痢や便秘などの腸管合併症から全身状態が重症化しやすいといわれています．特に，薬剤性の下痢がある患者，腎機能・肝機能障害がある患者，免疫抑制薬使用中の患者，高齢患者などでは，下痢症状から重症化しやすいため注意が必要です．

c 便の量・回数・性状を評価（アセスメント）する

『日本版重症患者の栄養療法ガイドライン』では，下痢を「便回数（≧3～5回/日）や排便量（≧）200～300 g/日」と定義しています．一見，水様便の形状をイメージしますが，形状に関わらず，回数や量が多い場合に下痢症状があると判断します．

メモ　腸管マネジメントで多臓器不全を防止する

腸管は多臓器不全の“motor”ともいわれています．腸管粘膜バリアが何らかの理由によって脆弱化すると腸管組織や循環への腸内微生物が侵入し，他臓器の炎症性疾患の増悪につながります．近年では，重症患者の腸管マネジメントとして，腸管粘膜バリアの保持のために，早期の経腸栄養が推奨されています．適切な経腸栄養には，適切な排泄が欠かせませんが，難渋するケースもあるのではないでしょうか．排泄コントロールは，腸管マネジメントの１つです．

ブリストルスケール(図3)などの評価ツールを使用することで，複数の医療者で評価者が交代しても同じ視点で経過を追うことができ，医師へ報告の際も情報共有がしやすくなります．

タイプ1 コロコロ便
硬くコロコロの便（ウサギの糞のような便）
タイプ2 硬い便
短く固まった硬い便
タイプ3 やや硬い便
水分が少なくひび割れている便
タイプ4 普通便
適度な軟らかさの便
タイプ5 やや軟らかい便
水分が多く非常に軟らかい便
タイプ6 泥状便
形のない泥のような便
タイプ7 水様便
水のような便

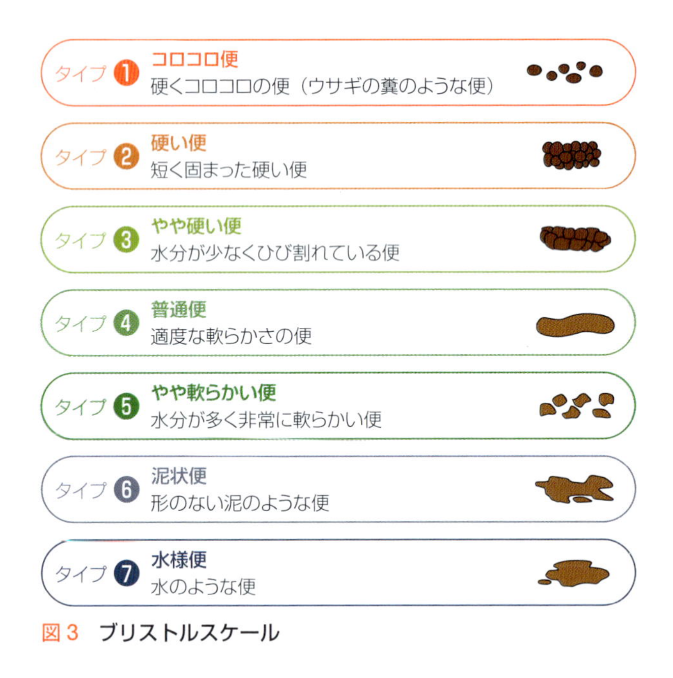

図3 ブリストルスケール

問診による情報収集では，入院前の排便状況の確認を行います．下痢症状の出現が，入院中の合併症によるものかを知るためです．下痢症状が入院前からある場合，時期・期間，排便回数を確認します．入院時にすでに症状がある場合，感染症の有無や栄養開始時のリフィーディング症候群に注意する必要があります．そのほか，内服薬の内容や食事摂取状況の情報は，薬剤性下痢や感染性下痢の判別のために重要です．

d 原因検索を行い，栄養や薬剤のリスク・ベネフィットを医療チームで検討する

重症患者に起こる下痢の原因は，栄養や薬剤，感染によるものがほとんどです．症状を引き起こしている何らかの原因を探るために，患者の背景，入院前の生活状況(食生活・排泄状況など)，基礎疾患の有無，内服歴，入院後の輸液内容の確認，栄養の確認を行います．情報収集および評価(アセスメント)に役立つのは，下痢の種類で

す(表2). 下痢の原因別の特徴を患者の症状と照らし合わせながら原因検索していきます.

表2　下痢の種類

原因	特徴
浸透圧性下痢	•浸透圧の高い食物や, 吸収しにくい食物の摂取による. 腸が水分を吸収するよりも, 水分を腸管腔へ引き寄せるほうが高い状態で起こる
分泌性下痢	•バクテリア毒素, ホルモンの影響が原因で, 腸液など消化管粘膜から分泌物が亢進して, 便中の水分が増加する
滲出性下痢	•腸の炎症により, 腸管壁の透過性が亢進し血液成分や細胞内の液体が滲みだし, 便中の水分が増加する. さらに腸の吸収能が低下し便中水分が多くなる
蠕動運動性下痢	•過敏性腸症候群, 甲状腺機能亢進症などによって腸管の蠕動運動が亢進し, 食物が急速に腸を通過するために水分吸収が不十分なまま便排泄となる

(日本集中治療医学会 重症患者の栄養管理ガイドライン作成委員会：日本版重症患者の栄養管理ガイドライン. 日集中医誌 **23**：185-281, 2016を参考に作成)

重症患者が入院する時に,「1ヵ月前から食欲不振でした」「実は数日前からほとんど寝たきり状態でした」という話を聞くことがあります. この場合, 入院時にはすでに脱水や低栄養を呈していることもあり, 腸管浮腫やバクテリアルトランスロケーション(BT)のリスクも高くなります. BT対策の1つとして早期栄養が主流となりましたが, 腸蠕動運動の不足や投与速度, 成分によっては下痢になることもあります. 投与開始に際しては, 医師や薬剤師, 栄養士と相談し, 種類, 投与速度, 投与量, 投与経路の検討を行います. 栄養サポートチーム(Nutrition Support Team：NST)の介入も有用です.

また重症患者に投与されるプロトンポンプ阻害薬や抗菌薬, NSAIDs, 免疫抑制薬は腸内フローラのバランスを崩すことにより下痢の一因となります. 下痢症状の出現期間は, 抗菌薬では薬物投与から数日, NSAIDsや免疫抑制薬は投与後1～2週間とされています. 投与時は症状の観察が必要です. 下痢症状が出現した場合は, 医師や薬剤師と治療薬の継続・変更・中止を検討します.

e 非薬理学的ケアで下痢に伴う症状を緩和する

原因の検索をしながら下痢に伴うさまざまな症状の緩和を行います. 持続する下痢では, 肛門周囲のびらんを生じる場合もあります. オムツ交換時は洗浄方法の工夫や保湿により清潔を保持し, 皮膚障害の予防あるいは悪化がないように努めます. 禁忌がなければ, 肛門にドレーンを挿入し, 排便ドレナージを使用することもあります.

びらんによる疼痛や下痢による腹痛がある場合，患者の安楽な体位を調整して苦痛軽減に努めます．

排泄は羞恥心を伴い，心理的苦痛が大きいことが考えられます．プライバシー保護，周囲へ消音・消臭，室温の管理は基本的な環境調整となります．排泄にトイレ移動をする患者の場合，移動しやすいようにルートを整理し，安全に配慮します．また，不眠やストレスについて確認し，睡眠環境の調整，不安や心配事の緩和を行い，安寧が保てるようにします．

3 薬剤をどう使うか——処方意図と使い分け

a 下痢に対して薬剤投与を考えるのはどのようなときか

- ✓電解質の補正や輸液量の調整が必要なとき
- ✓感染性腸炎が除外されるとき
- ✓原因（基礎疾患の治療，栄養投与量・内容の変更，抗菌薬の投与中止）を除去しても症状が治まらないとき

通常，原因を除去あるいは治療が開始されれば，数日～数週間で症状が治まります．そのため，下痢に対する薬物治療は第一選択になりません．まずは，下痢を起こしている原因を探ることを優先します．下痢の悪化に伴い脱水症状をきたしている場合，電解質の補正や輸液量の調整を行います．原因を除去しても改善しない場合，整腸剤の使用を考慮します．耐性乳酸菌，酪酸菌（ミヤリサン）などの整腸薬は，腸内細菌のバランスを整えることで腸蠕動運動を促し，消化・吸収の機能を十分に発揮できるようにします．タンニン酸アルブミン，ロペラミド塩酸塩などの止痢薬は下痢症状緩和のため投与されますが，原則として用いません．

止痢薬を開始する際に注意すべきは，感染性腸炎の識別です．特に発熱や急激な症状悪化，腹痛を伴う場合，感染の可能性が高いため，医師に報告し，鑑別診断に必要な培養検査や生化学検査を行います．下痢には，急性下痢と慢性下痢があります．急性下痢は，いわゆる感染性の下痢が含まれます．急性下痢では，消化液の分泌亢進（分泌性下痢），炎症から浸出液増加と水分吸収不良（滲出性下痢）を起こします．その場合，止痢薬を使用すると毒素排泄を妨げ，状態悪化を起こす危険性があります．慢性膵炎やクローン病・潰瘍性大腸炎などは，慢性下痢といわれ，原疾患の治療が重要となります．

整腸薬や止痢薬を使用した場合，症状が改善したか，新たな症状の出現はないかを

継続的に観察し，薬剤使用前後の評価を行うことが重要です．

4 観察・ケアのポイント

a 電解質と水分の管理を安全に行う

下痢に伴う脱水症状が強く出現している場合，輸液と電解質補正を行いますが，投与前後の観察が必要です．高齢者や心不全などの既往がある場合，脱水の治療のため輸液負荷をしたことで，不整脈や溢水を引き起こすこともあります．また，重度な下痢における脱水では，腎機能低下も伴うことがあるため，水分や電解質の排泄が滞ることがあります．重炭酸やクロールを喪失することでアシドーシスやアルカローシスを呈することもあり，必要に応じて補正します．血液ガスや採血などの検査データや体重，イン・アウトバランスを医師とともに評価し，電解質や水分出納の管理の安全性を確保しましょう．

b 整腸薬のアレルギーに注意する

酪酸菌製剤は，腸内環境を整えることで消化器症状を改善します．整腸薬は，耐性乳酸菌，酪酸菌製剤などいくつかの種類があります．それぞれに働きが異なるため，単剤使用または併用など個々の状態を観察しながら投与します．整腸薬の役目は，善玉菌を増殖させ，悪玉菌を減量することです．通常は，3日以上の持続投与を行うと効果が現れるため，自覚症状や排泄物の観察をしながら経過をみます．1週間程度服薬しても効果がない場合，薬剤の変更を考慮します．また，整腸薬の副作用はほとんどないといわれていますが，牛乳アレルギーの患者に耐性乳酸菌を投与すると過敏症を出現する可能性があるため注意が必要です．

参考文献

- 日本集中治療医学会重症患者の栄養管理ガイドライン作成委員会：日本版重症患者の栄養管理ガイドライン．日集中医誌 **23**：185-281，2016
- 吉田貞夫：経腸栄養中の下痢(原因とその対応)．月刊薬事 **64**：88-92，2022
- 厚生労働省：重症副作用疾患別対応マニュアル(重度の下痢)，令和3年4月改定
- 日本消化器病学会：機能性消化管疾患診療ガイドライン 2020—過敏性腸症候群(IBS)，改訂第2版，南江堂，2020

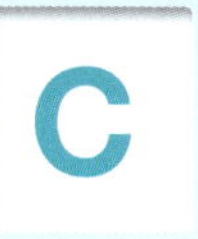

「便秘」に対応する

1 治療・ケアの全体像

図4のフローチャートに沿って対応します．

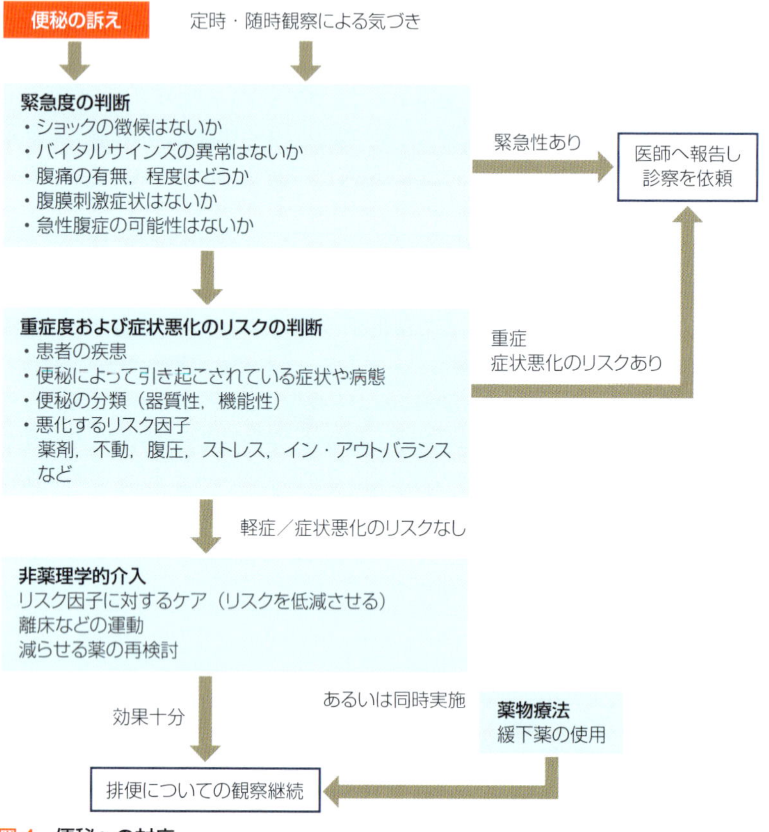

図4　便秘への対応

2 薬物療法を始める前に看護師がすべきこと

a 緊急的対応は必要か

重症患者では，便秘そのものの症状よりも，腹痛や緊満などの腹部症状として表出される，あるいは，急性疾患に対する問診や画像所見により便の貯留が明らかになる経験が多いかもしれません．重症患者における便秘は，急性腹症を示唆する1つのサインであり，緊急手術の適応となるような病態を鑑別する必要があります．バイタルサインの異常，ショック徴候の有無，腹膜刺激症状の有無などについて観察し，緊急性が高いと判断される場合には，速やかに医師へ診察を依頼します．

b 便秘によって引き起こされる症状や病態を観察し重症化リスクを評価(アセスメント)する

重症患者は，予備力がきわめて少ない患者も多いため，便秘に伴う二次的な症状や病態が加わることで容易に全身状態を重篤化させるリスクがあります．

たとえば，便通障害に伴って腸管内圧が上昇すれば嘔気や腹満などの不快感が生じ，また嘔吐すれば誤嚥性肺炎を引き起こしやすくなります．このような症状や病態が引き起こされていないか，確認していくことが必要です．

また，患者の疾患と便秘がもたらすリスクについても関連付けて確認します．肝不全の患者であれば便秘により血中アンモニア値が上昇しやすく，また，心不全の患者であれば便秘で怒責が必要となり心負荷が増大します．便秘はせん妄の誘発因子であることも知られています．

器質的な要素がある場合は，非薬理学的あるいは薬理学的な介入だけでは便秘が改善しないこともあるため，問診や既往歴などをふまえて，腸管の通過障害となる器質的な要因が疑われるかどうかも把握しておくことが重要です．

c 便秘が悪化するリスク因子に対応する

重症患者は便秘を引き起こす，あるいは悪化させるリスク因子を抱えています．オピオイドが投与されている患者では，オピオイド誘発性便秘症が発症しやすいことが知られています．これは，オピオイドが消化管のμオピオイド受容体に結合することで，腸管蠕動低下や腸液分泌の減少，肛門括約筋の緊張によって引き起こされるといわれています．腸管蠕動低下は，鎮静や治療上の安静による不動化，腸管浮腫なども影響を受けます．臥床や意識障害により，腹圧がかけにくく，便排泄がしにくい環境もあります．

便秘が悪化すると直腸穿孔や閉塞性腸炎をきたす可能性があります．重症患者では，便秘は必発と考え，予防的視点で便秘に伴う症状の出現や治療への悪影響がないように管理することが重要です．

d 便秘への非薬理学的ケアを行う

まずは，薬剤の見直しを行います．たとえば，重症患者の治療では，オピオイドの中止はむずかしいかもしれませんが，アセトアミノフェン(➡ p.106)などを併用することでオピオイドが減量できる可能性はあります．また，鎮痛スケールを用いて評価し，過鎮痛になっている可能性があれば，減量をこころみます．漫然と便秘のリスクがある薬剤が投与されていないかどうかを確認するのが重要です．

不動化に対しては，治療上の制限がなければ早期離床をすすめます．早期離床は，腸管蠕動の回復に寄与するとともに，のちには，便排泄がしやすい体位がとれることにもつながります．また，直腸診で硬便を触れるときは，適宜摘便を行うことも効果的です．

体液コントロールがされている場合は，患者が必要以上に除水され脱水をきたしていないか確認します．抗アルドステロン薬やループ利尿薬では，体内の水分排出促進や電解質異常に伴う腸管蠕動を低下させる可能性があります．

e 便秘があるかどうか確かめる

ICU/CCUで治療を受ける重症患者の便秘は明確に定義されていませんが，48～72時間以上排便がない場合を便秘としている施設の報告が散見されます．一方，『便通異常症診療ガイドライン2023－慢性便秘症』では，便秘を「本来排泄すべき糞便が大腸内に滞ることによる兎糞状便・硬便，排便回数の減少や，糞便を快適に排泄できないことによる過度な怒責，残便感，直腸肛門の閉塞感，排便困難感を認める状態」と定義しています．これらをふまえると，重症患者の便秘は，排便の頻度にくわえ，硬便，残便感，腹部膨満感や画像所見を含めて総合的に判断する必要がありますが，ICUの食事は経腸栄養であることも多く，食残渣は少ないため慢性便秘の管理とは若干異なる部分もあると考えます．非薬理学的ケアは，非侵襲的で便秘の予防や改善に重要です．一方，薬物療法の開始前，あるいは，薬物療法を強化する前は，問題となる便秘の程度を今一度確認することも重要です．

3 緩下薬をどう使うか——処方意図と使い分け

a 便秘に対して薬物療法を考えるのはどのようなときか

✓器質的な疾患が除外されている場合
✓オピオイドが投与されている場合
✓便秘がもたらす二次的な症状による全身状態悪化のリスクがある場合

イレウスやがんによる腸管狭窄などがある場合は，薬理学的に強制的に介入することにより腸管内圧の上昇をきたして腸穿孔に至る可能性もあります．薬剤を投与する前には，器質的な疾患が便秘に影響していないかどうか除外する必要があります．また，オピオイドが投与されている場合，前述のように，その機序から便秘をきたすハイリスクであり，オピオイドが投与開始された時点で薬物療法も開始することが望ましいと考えます．重症患者では，便秘になるリスクが高いゆえに，便秘を改善することが困難な場合があります．便秘がもたらす二次的な症状による全身状態悪化のリスクがある場合は，非薬理学的ケアと同時に早期に薬物療法を検討します．

b 緩下薬をどう使い分けるか

✓便秘の原因によって薬剤を選択する
✓オピオイド誘発性便秘の作用機序に沿った治療薬にナルデメジンがある
✓腎障害がある患者は高マグネシウム血症を惹起する可能性があるため，酸化マグネシウムを用いる場合には十分注意し，血中マグネシウム値をモニタリングする

重症患者が入院する際には，それ以前に体調不良で臥床していることも多く，また，患者が高齢である場合は，すでに腸管蠕動が低下し，硬便が長期間溜まっていることがあります．その場合，問診や画像所見も併せて便の貯留の有無を確認します．便の貯留があれば，塩類下剤を使用して便を軟らかくすることからはじめ，この効果が弱い場合には刺激性下剤を使用します．

腹圧低下や直腸収縮力低下，残便感がある場合などは，排便困難型の便秘として対応をします．まずは，直腸に溜まっている便を坐剤や浣腸で取り除くことからはじめます．重症患者では，出血傾向が強かったり，粘膜の脆弱性を伴ったりする患者も多いため，腸管損傷のリスクがあり，浣腸の適応は医師とともに慎重に見極めます．硬

便の場合には，塩類下剤や上皮機能変容薬で便の性状を改善させまさす．ルビプロストンは，腸内に浸透圧性水分分泌を促進し，便を軟らかくして腸内の便輸送を高める働きがあるといわれています．便秘の種類と用いられる下剤の一部について表3で紹介します．腸管蠕動が低下している場合は，蠕動促進薬の大建中湯(➡ p.306)を使用します．大建中湯は腹部膨満感に対しても効果を示します．上部消化管の蠕動低下が原因と考えられる腹部膨満感に対しては，メトクロプラミド(➡ p.308)が有用です．

表3 便秘の種類と用いられる下剤

排便回数減少型大腸通過遅延型	• 塩類下剤(浸透圧性下剤) 酸化マグネシウム • 刺激性下剤 センノシド，センナ，ピコスルファートナトリウム
排便困難型	• 坐剤 炭酸水素ナトリウム坐剤，ビサコジル坐剤 • 塩類下剤(浸透圧性下剤) • 上皮機能変容薬 ルビプロストン

(西山順博：原因から理解する「便秘」の種類と「下剤」の選び方．Expert Nurse **34**：10-21，2018を参考に作成)

オピオイド誘発性便秘に対しては，ナルデメジントシル酸塩が作用機序にそった薬剤であるといわれています．オピオイド誘発性便秘は，オピオイドが消化管のμオピオイド受容体に結合することで発症しますが，ナルデメジン(➡ p.302)は，消化管の末梢性μオピオイド受容体に拮抗する作用をもちます．血液脳関門の通過性はきわめて低くされているため，中枢μオピオイド受容体の鎮痛などの作用には影響しない特徴があります．なお，オピオイドが投与中止された場合には，ナルデメジンも投与中止となります．

浸透圧性下剤のなかでも，塩類下剤である酸化マグネシウム(➡ p.296)は高頻度で用いられる薬剤です．しかし，高マグネシウム血症を呈するおそれがあります．高齢者や腎障害がある患者では，必ず血中マグネシウムのモニタリングを行うことが安全な薬物療法につながります．高分子化合物(ポリエチレングリコール)であるマクロゴール(➡ p.304)は，塩化ナトリウムや炭酸水素ナトリウム，塩化カリウムなど電解質が添加されています．そのため，腸内の電解質バランスが維持されやすく，また，マグネシウムを含まないため長期的に使用しても高マグネシウム血症の心配はありません．マクロゴールは，高い浸透圧効果を発揮することで腸管内の水分量が増加し，便の軟化や便容積の増大により，大腸の蠕動運動が促進され排便が促されます．重症患者では，腸閉塞や腸管穿孔，潰瘍性大腸炎など重症の炎症性疾患がある患者，あるいはその疑いがある患者の場合も多く，これらの病態を悪化させるリスクがあるため，投与前には慎重に適応を検討する必要があります．

4 観察・ケアのポイント

a 便秘症状が続いている場合は，閉塞性腸炎や下部直腸潰瘍などにも注意する

腸管に器質的な問題が見当たらなくても，便が原因で閉塞機転を生じ，閉塞性腸炎を発症することがあります．BTから，敗血症に進展しやすく，生命予後にかかわるため，便秘から有害事象が発生していないか全身状態を観察していくことが重要です．また，便の貯留から腸管内圧が上昇し穿孔に至ることもあります．便秘を改善することは重要ですが，その過程に穿孔のリスクがあることをふまえて緩下薬を使用し，その後，新規に腹痛やバイタルサインの異常が出現していないかも観察していく必要があります．

b 刺激性下剤の使用時の注意点

刺激性下剤は，大腸の腸蠕動運動を促進しますが，その作用は強力で即効性があります．常用することで，腸管の運動低下などをきたすリスクがあるため，あくまでも頓用で使用します．臨床では，しばしば硬便が排泄されたと思ったら，シーツまで汚染するほどの多量の下痢をきたした，というような経験を耳にします．これは，便秘の主要因は直腸からの排泄障害であったにもかかわらず，大腸を刺激した結果，過剰に反応して便の排泄が促されたという解釈になるかもしれません．この場合，下痢に伴う水分喪失から脱水をきたす可能性があるため，脱水を示唆するバイタルサインや血液検査の結果がないか，確認する必要があります．

（三須侑子，渡海菜央）

参考文献

- 日本消化器病学会(編)：便通異常症診療ガイドライン 2023-慢性便秘症，南江堂，2023
- 日本救急看護学会：救急初療看護に活かすフィジカルアセスメント，へるす出版，2018

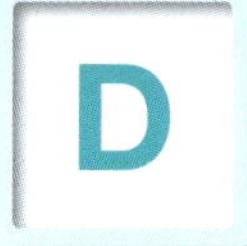

消化管のコンディションを整える主な薬剤

潰瘍予防薬

オメプラゾール

静注用：20 mg/1 バイアル
錠：10 mg

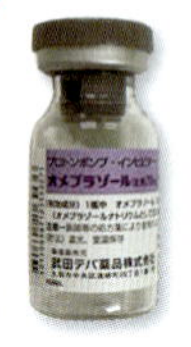

商品名：オメプラゾール注射用

エソメプラゾール

カプセル：10 mg，
簡易懸濁顆粒

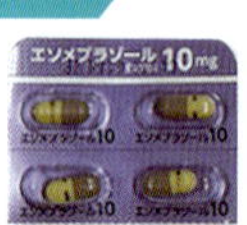

商品名：エソメプラゾールカプセル

■どんな薬か―製剤の特徴

- 胃酸分泌細胞のプロトンポンプを阻害することで胃酸の分泌を抑制する.
- 錠剤は胃酸で有効成分が失活するため腸陽性コーティングされており，簡易懸濁によって投与すると失活する可能性がある.
- エソメプラゾールはオメプラゾールの光学異性体である．顆粒状のスポンセルが腸溶コーティングされており，砕かなければ簡易懸濁できる.
- 主に肝臓で代謝されるので，腎機能の悪い患者で用量調節は必要ない.

■製剤の効き方

- 血中濃度と胃酸抑制に相関はない.
- 効果発現には投与を開始して2～3日を要し，オメプラゾールの胃内pHを上昇させる時間は，1日1回より分割投与のほうが長くなり(ただし適応外)，1日1回の場合は1回の投与量を増やしたほうが長くなる.

■投与後の観察・モニタリング

【作　用】

消化管
消化管出血
➡ ヘモグロビン値，黒色便，吐血など

【副作用】

消化管
・下痢，クロストリジオイディス・ディフィシル下痢症（CDRD）
➡ 排便回数，便の性状（ブリストルスケール）など

■特徴的な副作用

- 長期投与で医療関連感染症(院内肺炎, CDRD)のリスクが上昇する．これらは，胃内 pH 上昇によって消化管や呼吸器の細菌叢が修飾されることが原因だと考えられている．

■薬の使い方(用法・用量)

- ICU では，消化管の潰瘍形成から消化管出血を発症するリスクのある患者に対して予防的に投与するが，添付文書では下記のように記載されている．

【添付文書】

- 静注
  - ・経口投与不可能な次の疾患：出血を伴う胃潰瘍，十二指腸潰瘍，急性ストレス性潰瘍および胃粘膜病変
  - ・1 日 2 回，1 回 20 mg を投与．
- カプセル・懸濁用顆粒
  - ・胃潰瘍，十二指腸潰瘍，吻合部潰瘍，逆流性食道炎，NSAIDs 投与時における胃潰瘍または十二指腸潰瘍の再発抑制，低用量アスピリン投与時における胃潰瘍または十二指腸潰瘍の再発抑制
  - ・1 日 1 回，10〜20 mg を投与．

【ガイドライン】

- 2020 年 JCS ガイドライン　冠動脈疾患患者における抗血栓療法
- 消化管出血のリスクが高く，アスピリンまたは抗血小板薬二剤を内服している患者にはプロトンポンプ阻害薬を併用する．

■禁　忌

- 成分に対する過敏症患者

■主な配合変化

- オメプラゾールの静注製剤はアルカリ性のため，他の薬剤と混合すると沈殿や着色などの配合変化が起きやすい．単独で投与する．
- エソメプラゾール顆粒は，懸濁用のシリンジ内にスポンセル(顆粒物)が滞留するため，手技の違いによってばらつきがでることがある．
- エソメプラゾール顆粒に含まれる粘稠剤が他の薬剤の溶解性を低下させることがある．単独で調整する．

■希　釈

- 1V(オメプラゾール静注用 20 mg)+ 生理食塩水または 5% ブドウ糖液

■相互作用

- 併用注意：メトトレキサート，タクロリムス(併用薬の血中濃度上昇)

■薬剤師からのアドバイス

- ICU では，ストレス潰瘍による消化管出血予防目的で使用されます．一方で，漫然と使用すると誤嚥性肺炎や CDRD のリスクになります．消化管出血のリスクが少なくなったら中止しましょう．中止するときには，抗血小板薬の投与などの胃酸分泌抑制薬を使用すべき理由がないかを確認しましょう．

ファモチジン

静注液：20 mg/20 mL，
錠：20 mg

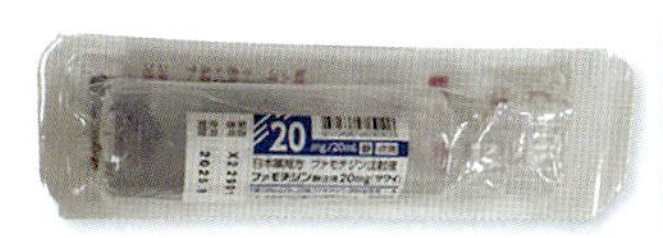
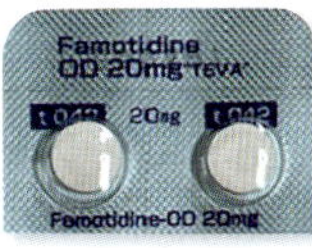

商品名：ファモチジン静注用，ファモチジン OD 錠

どんな薬か一製剤の特徴

- 胃酸分泌細胞のヒスタミン H_2 受容体に作用し，胃酸分泌を抑制する．
- 消化酵素の分泌を抑制する．
- 簡易懸濁が可能である．
- 主に肝臓で代謝され，腎臓から排泄される．

製剤の効き方

- 効果発現時間：1 時間
- 効果持続時間：12 時間
- 半減期：約 3 時間

投与後の観察・モニタリング

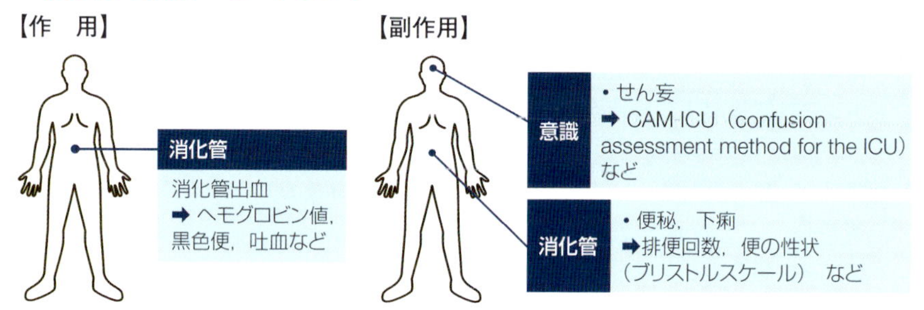

特徴的な副作用

- 中枢のヒスタミン H_2 受容体遮断作用によるせん妄：腎機能の低下した高齢者で起こりやすい．

薬の使い方（用法・用量）

【添付文書】

- **侵襲ストレスによる上部消化管出血の予防**
  - ・経口・静注：1 回 20 mg，1 日 2 回投与する．
  - ・腎機能により減量する必要がある．

禁　忌

- 成分に対する過敏症のある患者

主な配合変化

【側管投与不可】

- ニカルジピン原液（混濁）
- フェニトイン（結晶析出）
- フロセミド（結晶析出）

希　釈

- 1A（ファモチジン注射液 20 mg/2 mL）+20 mL（生理食塩水または 5% ブドウ

Q 消化性潰瘍予防薬はどのように使い分けていますか？

A ファモチジンのpHを上昇させる効果は，**オメプラゾールよりも早く発現**すると考えられています．一方でオメプラゾールは**ファモチジンより強力に胃酸分泌を抑制**します．

ファモチジンは腎排泄型，オメプラゾールは肝代謝型の薬剤なので，投与される患者の**腎機能や肝機能によって薬剤を使い分けることがあります**．代謝排泄経路によって薬剤選択されます．

糖液）

■ 薬剤師からのアドバイス

- 高齢者や認知症の患者に使用することで，せん妄が起こることがあります．代わりの薬を，医師や薬剤師に相談しましょう．
- ICUでは，消化管出血のリスクがなくなれば，やめることのできる薬と認識しましょう．

（無漏田香穂，吉廣尚大）

下剤，蠕動促進薬

酸化マグネシウム

錠：250 mg，330 mg，500 mg
細粒：83%

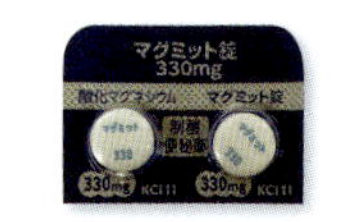

商品名：マグミット錠

どんな薬か―製剤の特徴

- 酸化マグネシウムは胃酸や膵液と反応することで炭酸マグネシウムや重炭酸塩マグネシウムとなり，腸内の浸透圧を高めて腸内腔へ水分を引き寄せ，腸内容物を軟化・膨張させることで，腸管に拡張刺激を与え，排便を促進する．
- 簡易懸濁が可能である．

製剤の効き方

- 効果発現時間：服用後の効果発現までの時間は1〜7時間とばらつきが大きい．

投与後の観察・モニタリング

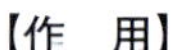

【作　用】

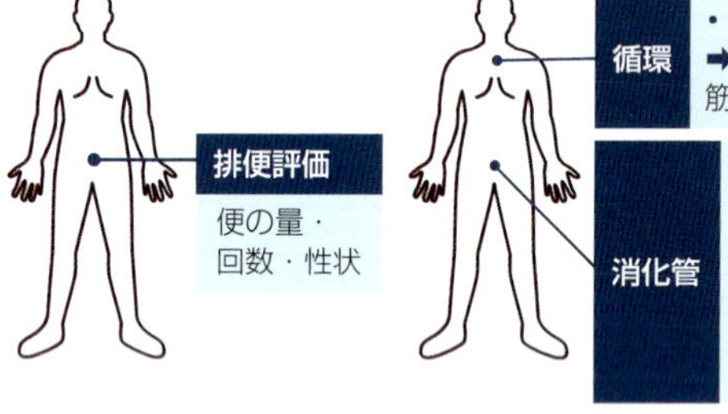

【副作用】

循環
- 低血圧
  ➡ 血圧，徐脈，心電図異常（QT 延長など），筋弛緩作用

消化管
- 下痢
  ➡ ブリストルスケールによる下痢の性状，頻度
- 腹痛
  ➡ NRS，BPS などによる疼痛評価，部位，性状
- 悪心・嘔吐 ➡ 嘔気の有無，嘔吐回数

特徴的な副作用

- 高マグネシウム血症の初期症状として嘔気・嘔吐，徐脈，筋力低下，傾眠がある．
- 高度の高マグネシウム血症では，心停止や呼吸不全が生じることがある．

薬の使い方（用法・用量）

【添付文書】

- 便秘症
  - 経口投与：通常，成人1日2gを食前または食後の3回に分割投与するか，就寝前に1回投与する．

主な配合変化

- レボドパ製剤：黒色変化，力価低下

■ 相互作用

- 併用注意：抗ウイルス薬(HIV薬，COVID-19治療薬，肝炎ウイルス薬など)，抗腫瘍薬，抗菌薬・抗真菌薬，ステロイド，ロスバスタチン，リオシグアトなどの吸収が低下し，効果が減弱する可能性がある．

■ 薬剤師からのアドバイス

- 定期的に血清マグネシウム濃度測定を行いましょう．
- 腎機能低下例および高齢者では高マグネシウム血症出現リスクが高まるため，他の緩下薬の使用を検討しましょう．
- 高マグネシウム血症ではカルシウム拮抗薬に準じた作用が発現することで，血圧低下や徐脈といった心血管系異常や筋弛緩作用(深部腱反射の抑制)が現れます．
- 薬物間相互作用も比較的多く，抗腫瘍薬や抗ウイルス薬の効果が減弱する可能性もあるため，併用薬が多い場合には相互作用を薬剤師や医師と確認しましょう．
- 簡易懸濁を行う場合はマグミット錠を用いましょう．錠に比べ細粒は溶解性が悪く，チューブ閉塞リスクが高いためです．

6

Q 透析患者で酸化マグネシウムを服用しないのはなぜですか？

A **透析患者を含む腎機能低下例では，高マグネシウム血症出現リスクが高いためです**．

高マグネシウム血症では，カルシウム遮断薬に準じた作用が発現することで，血圧低下や徐脈といった心血管系異常や，カルシウムによる筋収縮を抑制することによる筋弛緩作用(深部腱反射の抑制)などが現れます．

主に4～5 mg/dL以上で症状が出現すると考えられており，濃度に応じて重症度も高くなっていきます(表)．

また，透析患者ではカリウム吸着剤を服用している場合も多く，マグネシウムもカリウム同様に吸着されてしまいます．このことから高マグネシウム血症がない場合でも，酸化マグネシウムをあえて使用する必要性は低いと考えます．

血清マグネシウム濃度(mg/dL)	症状
4.9～	• 悪心・嘔吐，起立性低血圧，徐脈，皮膚潮紅，筋力低下，傾眠，全身倦怠感，無気力，腱反射の減弱など
6.1～12.2	• 心電図異常(PR，QTの延長)など
9.7～	• 腱反射消失，随意筋麻痺，嚥下障害，房室ブロック，低血圧など
18.2～	• 傾眠，呼吸筋麻痺，血圧低下，心停止など

(『マグミットインタビューフォーム』より抜粋)

(今関　稔)

ピコスルファート

内用液：0.75%10 mL
錠：2.5 mg

商品名：ピコスルファートナトリウム内用液

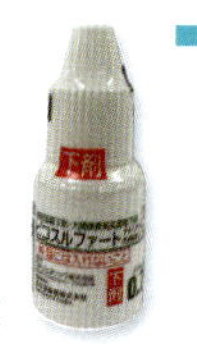

■どんな薬か―製剤の特徴

- ジフェニール系の刺激性下剤で，大腸における腸内細菌叢由来のアルカリホスファターゼにより加水分解され活性型のジフェニール体となり，大腸の蠕動運動亢進作用および水分吸収抑制作用を発現することで排便を促進させる．
- 液体製剤があるため，経管投与がしやすく，また，用量の微調整がしやすい．

■製剤の効き方

- 効果発現時間：投与後 7～12 時間

■投与後の観察・モニタリング

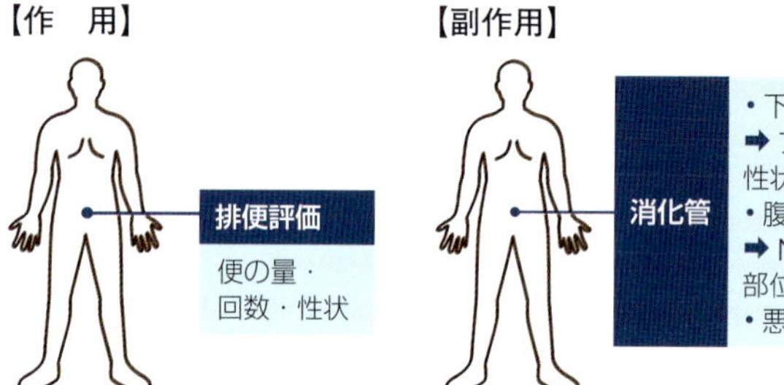

■薬の使い方(用法・用量)

【添付文書】

- 便秘症，術後排便補助
  - ・経口投与：通常，1 日 1 回 10～15 滴(適宜増減)を投与する．

■禁　忌

- 腸管閉塞，急性腹症など．

■薬剤師からのアドバイス

- 腸閉塞や消化管穿孔のリスクがある場合には投与を避けましょう．
- 刺激性下剤はできるだけ控え，可能な限り非刺激性下剤による排便管理に努めましょう．
- 抗菌薬投与中は本剤の効果が十分に発揮できない可能性があるため，他剤への変更も検討しましょう．
- 次項のセンノシドも抗菌薬投与では同様に効果減弱の可能性があるため，ビサコジル(テレミンソフト坐剤)10 mg(低用量から開始する場合には 5 mg

に切って使用も選択肢）は刺激性下剤の代替薬の1つになります．なお，効果発現時間は30〜60分後となります．注意点はピコスルファートと同様です．

Q 下痢を認める場合，下剤は即，中止したほうがよいですか？

A **必ずしも中止すべきであるとは限らず，状況により減量し対応することも可能**です．

まずは下剤投与によって生じた下痢（下剤誘発性下痢）か，それ以外の原因で生じた下痢かを判断することが必要です．

明らかな下剤誘発性下痢であれば，便性状および程度から下痢の重症度を考慮したうえで，中止または減量のいずれかを行えばよいでしょう．

下剤を中止した場合，下痢が改善しなければ下剤中止継続とします．2〜3日排便がない，または硬便（ブリストル便形状スケール1-2）となった場合には，中止前の投与量から1段階減量したうえで再開するとよいでしょう（図）．

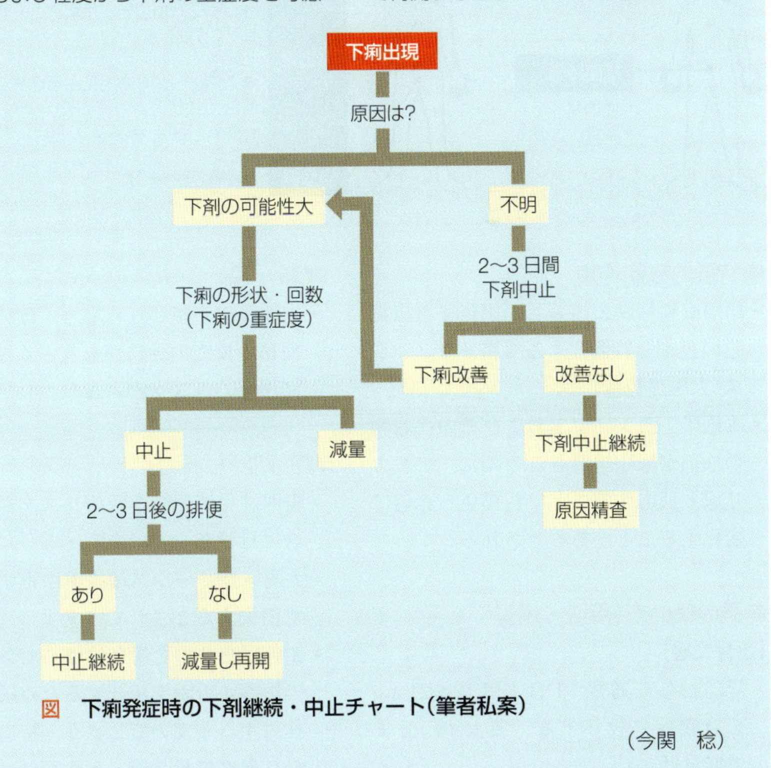

図　下痢発症時の下剤継続・中止チャート（筆者私案）

（今関　稔）

6

センノシド

錠：12 mg

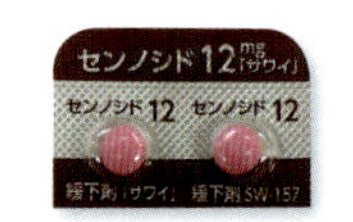

商品名：センノシド錠

■どんな薬か―製剤の特徴

- アントラキノン系の刺激性下剤で，大腸の腸内細菌叢により加水分解され活性体であるレインアンスロンになり，腸管蠕動運動亢進作用により排便を促進する．

■製剤の効き方

- 効果発現時間：投与後 8～10 時間

■投与後の観察・モニタリング

【作　用】

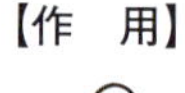

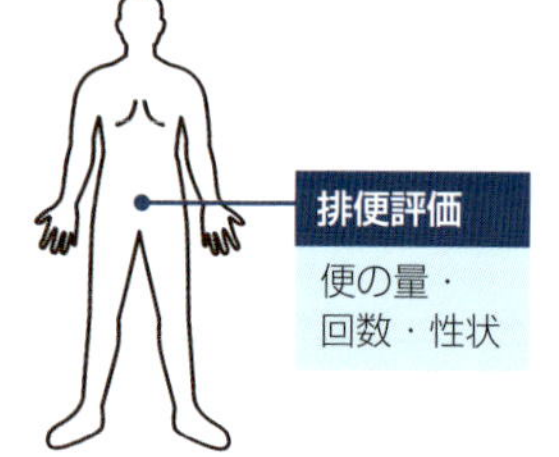

【副作用】

消化管	・下痢 ➡ブリストルスケールによる下痢の性状，頻度 ・腹痛 ➡NRS，BPS などによる疼痛評価，部位，性状 ・悪心・嘔吐 ➡ 嘔気の有無，嘔吐回数
泌尿器	・黄褐色尿 ➡ 尿

■特徴的な副作用

- 結腸直腸粘膜に沈着した黒色または褐色の色素を特徴とする大腸メラノーシス（大腸黒色症）
- 着色尿：センノシドおよびその代謝物の一部が尿中排泄される際に，アルカリ尿と反応することで黄褐色～赤色に変化することがあるとされる．

■薬の使い方（用法・用量）

【添付文書】

- 経口投与：通常，1 日 1 回 12～24 mg を就寝前に投与する．最大 48 mg まで増量可．

■禁　忌

- 急性腹症が疑われる場合，けいれん性便秘や重度の硬結便を有する場合：腹痛増悪のリスクがある．

■薬剤師からのアドバイス

- 腸閉塞や消化管穿孔のリスクがある場合には投与を避けましょう．
- 大腸メラノーシスは投薬中止することで消失するとされています．
- 赤色尿を認めた場合には，センノシドの影響か否かを確認するため尿検査を検討するとよいでしょう．特に，血尿やヘモグロビン尿・ミオグロビン尿の可能性も潜んでいるため，医師に確認するようにしましょう．

- なお，センノシドによる赤色尿であれば投与継続自体は可能です．
- ピコスルファート同様，非刺激性下剤による管理を優先し，本剤の積極的使用は避けましょう．なお，アントラキノン系である本剤では連用により耐性が生じ使用量増加のおそれがあるため，特に注意が必要です．

参考文献

- Urinalysis in the diagnosis of kidney disease. UpToDate. https://www.uptodate.com/contents/urinalysis-in-the-diagnosis-of-kidney-disease（2024 年 8 月 19 日閲覧）

6

ナルデメジン

錠：0.2 mg

商品名：スインプロイク錠

■どんな薬か―製剤の特徴

- 主に消化管におけるオピオイドμ受容体を阻害する末梢性オピオイド受容体拮抗薬で，オピオイド誘発性便秘に対して効果が期待できる．
- 血液脳関門の通過性を低下させることで，中枢における鎮痛作用を阻害しないよう工夫されている．
- 他の緩下薬は消化管で直接作用発現する，ナルデメジンは消化管で吸収され血中に移行したのち，μ受容体に結合し作用発現する．

■製剤の効き方

- 効果発現時間：投与後8時間(4～18時間)
- 半減期：11時間

■投与後の観察・モニタリング

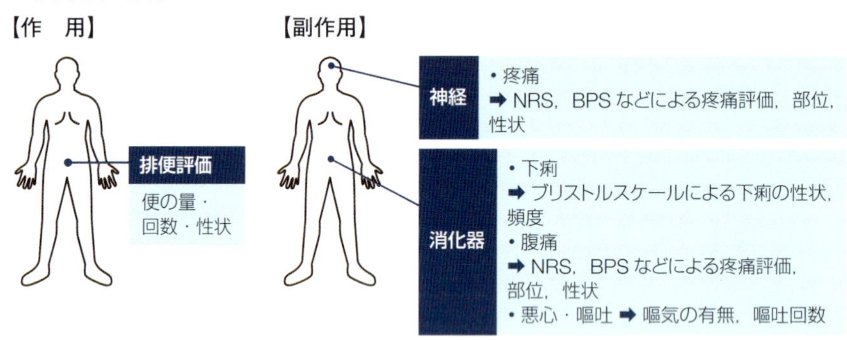

■特徴的な副作用

- オピオイド離脱症状➡「薬剤師からのアドバイス」を参照

■禁　忌

- 消化管閉塞：消化管穿孔のおそれがある．

■薬の使い方(用法・用量)

【添付文書】

- **オピオイド誘発便秘症**
- 経口投与：1日1回0.2 mgを投与する．

■薬剤師からのアドバイス

- ナルデメジンはオピオイド誘発性便秘症に適応があり，オピオイド使用患者の便秘に対して選択肢の1つではありますが，決して他の便秘薬に勝る第一選択薬ではないことも知っておきましょう．

- オピオイドを投与中止した場合，ナルデメジンも投与中止しましょう．
- 頻度はきわめて低いと考えられますが，ナルデメジン開始に伴うオピオイドの鎮痛効果減弱，およびオピオイド離脱症状(腹痛，下痢，嘔気，嘔吐，寒気，多汗症など)には注意し，モニタリングする必要があります．
 ・ただし，脳腫瘍などを有する場合など，血液脳関門に異常をきたしている可能性がある場合にはこれらのリスクが高まることが考えられるため，特に注意しましょう．

参考文献

- 日本消化管学会(編)：便通異常症診療ガイドライン 2023—慢性便秘症，2023

Q 下剤の服用について「コップ一杯(多め)の水」と書かれていますが，経管栄養や静脈栄養中にも必要ですか？

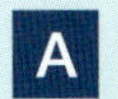
下剤だからといって投薬時の**必要水分量が他の薬剤と異なる必要はありません**．

酸化マグネシウムのインタビューフォーム中に「本剤は，コップ一杯の水と共に服用すると口中で速やかに崩壊し，服用感の向上が期待できます」との記載はありますが，これは有効性の観点ではなく，**服用感の観点からの提案**になっています．また，酸化マグネシウムの特殊な適応として「尿路シュウ酸カルシウム結石の発生予防」があり，この適応に限り「多量の水とともに経口投与する」と記載されていますが，**尿路結石予防として多量の水分摂取が推奨されている**ためであり，下剤として使用する場合とは分けて考えるのがよいでしょう．

さらに，酸化マグネシウムと同じ浸透圧性下剤に位置付けられる薬剤の１つに，ポリエチレングリコールを主成分とするモビコール配合内用剤があります．この薬剤は粉末剤で投薬前に水などで溶解します．溶解液量は 6.9g あたり 60 mL と添付文書で規定されていますが，実は溶解液量が 1/2 でも 1/4 でも排便作用は同様であることが本剤開発過程で明らかになっています(「モビコール配合内用剤申請資料概要」)．

なお，極度の水分摂取不足(500 mL/日以下)や脱水状態を除き，1 日 2L の飲水でも便秘改善効果はみられなかったとする報告があるように，水分摂取が便秘改善に有用である，といえる確固たるエビデンスはありません．

これらのことから，下剤投与に際して特別な水分投与量は不要であると考えられます．

(今関　稔)

参考文献

- Curhan GC：Kidney stones in adults：Prevention of recurrent kidney stones：UpToDate, Post TW (Ed), UpToDate, Waltham, MA (2024 年 8 月 19 日閲覧)
- Paré P et al；MC MBBS FRCP(UK) FRCPC：Recommendations on chronic constipation (including constipation associated with irritable bowel syndrome) treatment. Can J Gastroenterol **21** (Suppl B)：S3-22, 2007

マクロゴール 4000

散：LD(約 6.9 g/包)，HD(約 13.7 g/包)

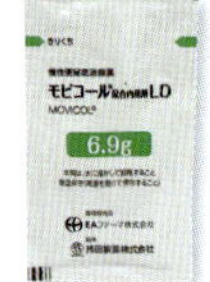

商品名：モビコール配合内用剤

どんな薬か―製剤の特徴

- 主成分である高分子量のポリエチレングリコールによる浸透圧効果により，腸管内圧の水分量を増加させ，腸管内の水分を増加・保持することで便中水分量増加・便の軟化，便容積の増大をもたらすことで大腸蠕動運動が活性化し，排便を促進する．

投与後の観察・モニタリング

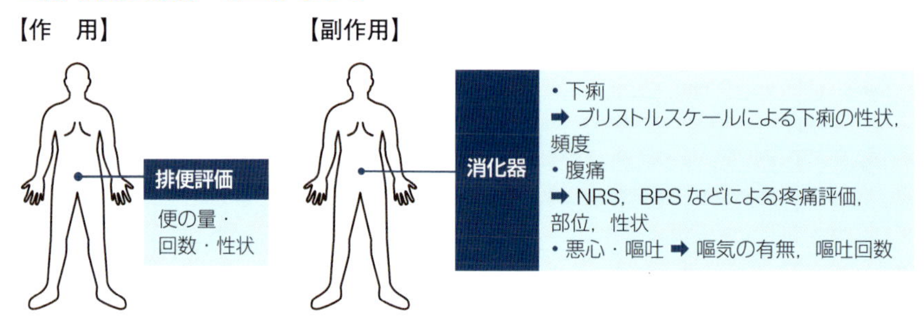

薬の使い方(用法・用量)

【添付文書】

- 経口投与：通常，成人および12歳以上の小児には，初回投与量としてLD 2包を1日1回投与する．以降，症状に応じて適宜増減し，1日1～3回投与，最大投与量は1日量としてLD 6包までとする．増量は2日間の間隔を空けて行い，増量幅は1日量としてLD 2包までとする．

薬剤師からのアドバイス

- 本剤は塩化ナトリウムを含む塩類が配合されています．モビコールの1日最大投与量を服用する場合，約1gの塩化ナトリウムも同時に投与することになります．そのため，塩分制限中の患者や高ナトリウム血症を有する患者には，適切なモニタリングと食事を含めた塩分摂取量の評価を行うことが勧められます．
- 本剤を溶解した後の味は，薄い塩味となっています．味の好みにより継続がむずかしい患者もいるかもしれませんが，その場合はリンゴジュース，オレンジジュース，スポーツドリンク，ココア，コーンポタージュ，味噌汁などに混ぜることで継続可能になるかもしれませんので，検討してみてください．

- 本剤はLD 1包あたり62.5 mLの水で溶解し服用する製剤であり，1日最大量を投与する場合には375 mLもの液量になります．本剤は投与回数による排便効果の差はみられなかったとの報告があるため，患者の服用状況により，少量を頻回に摂取し1日の投与量を服用できれば構いません．

大建中湯

顆粒：2.5 g/包

商品名：大建中湯エキス顆粒

どんな薬か—製剤の特徴

- コリン作動性およびセロトニン(5-HT_4)作動性による消化管運動促進作用がある．
- 消化管術後の初回排便までの時間短縮効果や，術後イレウス発症抑制に効果があるとするメタナリシスがある(Anticancer Res **37**：5967-5974，2017)．
- 便秘改善効果や排便促進効果に関しては，現時点で明らかではない．

製剤の効き方

- 効果発現時間：不明

投与後の観察・モニタリング

【作　用】　　【副作用】

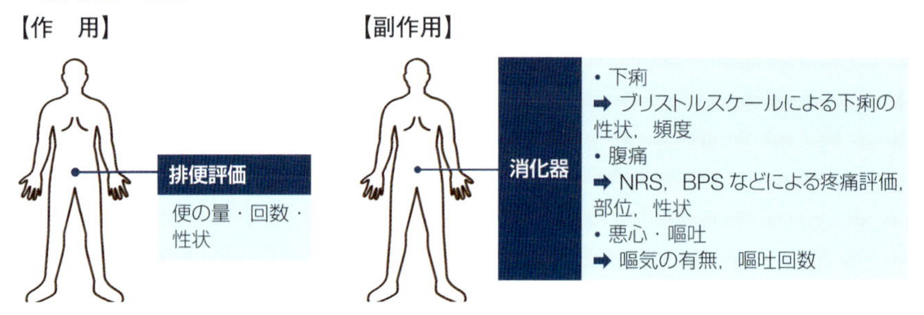

薬の使い方(用法・用量)

【添付文書】

- **腹が冷えて痛み，腹部膨満感のあるもの**
  - ・経口投与：1日15 gを2～3回に分割し投与する．

薬剤師からのアドバイス

- 経管投与では簡易懸濁法で投与するとよいでしょう．
- 経口投与が可能な場合，顆粒のまま服用するより白湯に溶くことで服用しやすくなるでしょう．
- 添付文書では，「食前または食間の投与」となっていますが，持続経腸栄養療法中の投与や服薬アドヒアランスを鑑みて，食後投与も許容されると考えます．
- 本剤は漢方薬でありわが国では広く使用されている状況ですが，その有効性はまだ十分とはいえず，積極的に使用できる臨床状況は限られています．

参考文献
- 川添和義：図解 漢方処方のトリセツ，p.228-229，じほう，2014
- Ishizuka M et al：Perioperative administration of traditional Japanese herbal medicine Daikenchuto relieves postoperative ileus in patients undergoing surgery for gastrointestinal cancer：a systematic review and meta-analysis. Anticancer Res **37**：5967-5974, 2017

メトクロプラミド

注：10 mg/2 mL，錠：5 mg，
細粒：2%，シロップ：0.1%

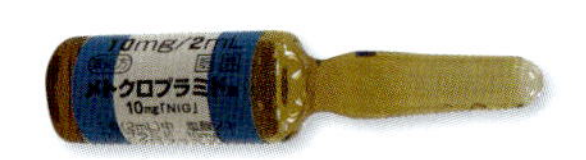

商品名：メトクロプラミド注

■どんな薬か―製剤の特徴

- ドパミン遮断作用に加えて，5-HT_4 刺激作用など複数の薬理学的作用機序により，主に上部消化管における運動促進作用がある．
- 主に制吐作用や早期経腸栄養促進作用が期待される(Crit Care **18**：502, 2014)．

■製剤の効き方

- 効果発現時間：
  - ・静注：1～3 分，経腸投与：30～60 分
- 効果持続時間：1～2 時間
- 半減期：5～6 時間

■投与後の観察・モニタリング

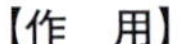
【作　用】

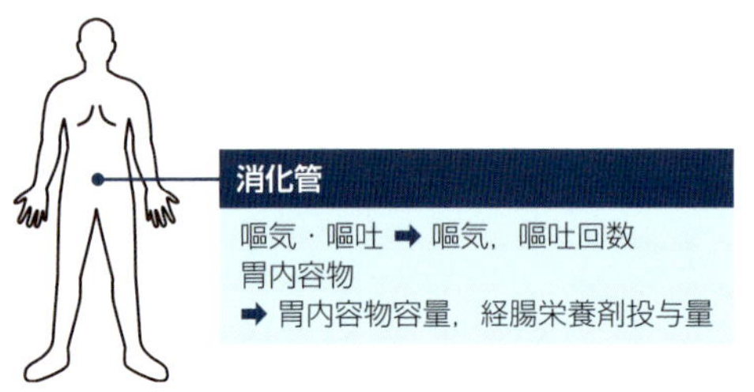

【副作用】

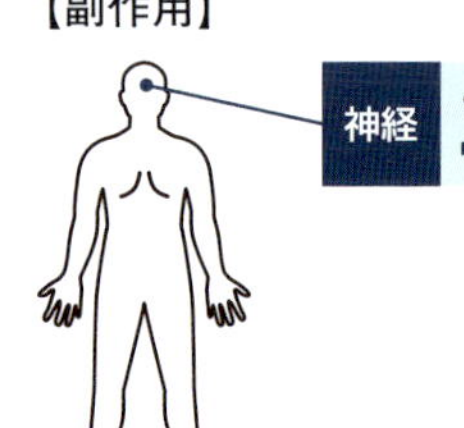

■特徴的な副作用

- 錐体外路症状
  - ・ジストニア：筋緊張の亢進(眼球上転，舌突出，痙性斜頸)．投与開始 24～48 時間以内に出現する可能性がある．
  - ・アカシジア：落ち着きなく体を動かしている状態．投与開始数時間で出現する可能性がある．
  - ・パーキンソニズム：仮面様顔貌，手指の振戦，筋固縮．数ヵ月投与後に出現リスクが高まる．
  - ・遅発性ジスキネジア：口と舌の不随意運動(口をもぐもぐとさせる動き，舌の突出や舌なめずり)．数ヵ月投与後に出現リスクが高まる．

■薬の使い方(用法・用量)

【添付文書】

- **消化器機能異常(悪心・嘔吐・食欲不振・腹部膨満感)**
  - ・経口投与：1 日 10～30 mg を 2～3 回

に分割して投与する．
・静注：10 mg を 1 日 1～2 回投与する．

■禁　忌

- 褐色細胞腫の疑い：急激な昇圧発作のリスクがある．
- 消化管出血・穿孔または器質的閉鎖のある患者：消化管運動亢進作用による悪化のリスクがある．

■主な配合変化

【側管投与不可】

- ランソプラゾール（沈殿を生じる）
- プロポフォール（エマルジョンが壊れる）

■薬剤師からのアドバイス

- 経腸栄養不耐症に対して有用とされていますが，クランプ時間延長，経腸栄養剤の持続投与，リハビリテーション促進など，非薬理学的ケアでの対応を優先しましょう．
- パーキンソン病患者への使用は避けましょう．
- 静注の場合，急性アカシジアは投与時間が短いほど出現リスクが高いと報告されている（Emerg Med J **22**：621-624, 2005）ため，少なくとも 15 分以上かけて投与しましょう．

（今関　稔）

6

参考文献

- Brunton LL et al：Goodman & Gilman's the Pharmacological Basis of Therapeutics, 13th ed, p.923, Mcgraw-Hill Education, 2018
- Acheson EE et al：Metoclopramide：Drug information：UpToDate, Post TW (Ed), UpToDate, Waltham, MA（2024 年 8 月 19 日閲覧）
- van der Meer YG et al：Should we stop prescribing metoclopramide as a prokinetic drug in critically ill patients？ Crit Care **18**：502, 2014
- Parlak I et al：Rate of metoclopramide infusion affects the severity and incidence of akathisia. Emerg Med J **22**：621-624, 2005

7

炎症・発熱をコントロールする

――ステロイド，NSAIDs

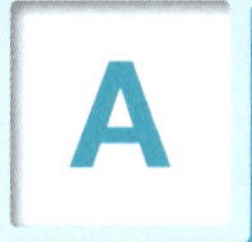

炎症反応に対応する

1 治療・ケアの全体像

図 1 のフローチャートに沿って対応します．

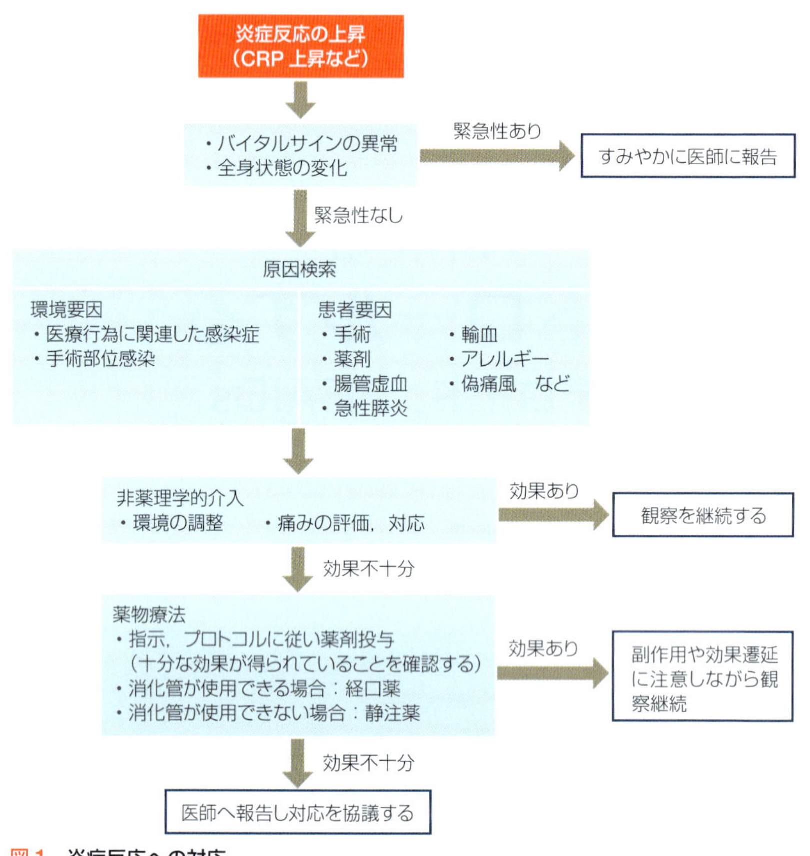

図 1　炎症反応への対応

2 薬物療法を始める前に看護師がすべきこと

● 炎症とは？

ICU/CCUの患者の臨床経過では，さまざまな原因で「炎症反応」が出現することがあります．この炎症とは物理的刺激（火傷や清拭など）や化学的な刺激（消毒剤や粘着剤など），ウイルスなどの微生物の感染に対して起こす生体の防御反応の1つとして知られ，原理的にはマクロファージをはじめとした免疫細胞から，インターロイキン（IL）-1，IL-6や腫瘍壊死因子（TNF）-αといった炎症性サイトカインという情報伝達物質を通じて，組織や全身に白血球をはじめとした炎症細胞を誘導し，さまざまな「炎症反応」を引き起こします．

● なぜ炎症が起こる？

では，なぜこの炎症反応が起こるのでしょうか？　また，炎症反応が起こることはどういう意味があるのでしょうか？　実はこの「炎症反応」というのが人体に起きたトラブルにおいて必須の反応なのです．主に炎症反応が起きる原因としては，まずは前述のような外部からの侵襲（細菌感染やウィルス感染を含みます）に対する防御反応です．またそのほかにも，人体のなかで起きたさまざまな組織の障害を修復する過程でも起きます．たとえば心筋梗塞のような病気でも，壊死した心筋を修復するために炎症が起きます．重症疾患ではさまざまな臓器・組織に侵襲が起き，さまざまな損傷が起きています．これらの修復過程でも炎症反応は起こりますし，またこの炎症反応がなければ，組織は修復されません．

さてここで問題です．今起きているICU患者の炎症反応は，①感染などの外部からの病気によるものでしょうか？　それとも，②そもそもの原疾患の修復過程で起こる炎症でしょうか？　もし，原疾患そのものによる炎症であり，あくまでも修復過程に必要な炎症であれば，そのまま経過をみてもかまいません．心筋梗塞後のC反応性タンパク（CRP）上昇は自然な経過です．しかし二次感染による炎症の上昇であれば，別に対応が必要になるでしょう．炎症反応が①によるものなのか，②によるものなのか，よく見分けることが重要です．

a 緊急対応・報告は必要か？

さまざまな病態で炎症反応が起こることを説明しましたが，そのなかで緊急対応・報告するべき病態はどんなものでしょうか？　もちろん炎症が起きていることそのものも報告すべき点にはなると思いますが，ここではあくまでも緊急対応という点に絞って考えてみましょう．いかなる原因による炎症であったとしても，基本的には「外部からの侵襲」もしくは「体のなかで起きている損傷」を防御し，修復していく過程が炎症です．その程度が軽いものであれば自然経過で改善する可能性を考えることも可能です．また，原因がどこにあり，どのような状態になっているのか，原疾患との関係も踏まえて十分にアセスメントすべき病態なので，必ずしも緊急対応が求められるわけではありません．

特に緊急対応すべきなのは，その炎症反応の程度が過度なものや，炎症反応によってさまざまな人体への障害が起きている場合です．具体的には，高度炎症によって発熱などバイタルサインが障害されるような病態やさまざまな臓器障害を呈している場合です．まずはその炎症が危険な炎症なのかどうか，全身状態やバイタルサインの把握をしたうえで判断し，異常があるようであれば速やかに医師に報告して，対応を依頼しましょう．

●特に緊急対応すべき病態：1敗血症

感染症によって起こる炎症のなかで，早急に対応が必要な病態に敗血症があります．敗血症の早期発見と早期介入は，死亡率改善に不可欠です．特に，輸液蘇生や抗菌薬投与などの早期介入は，患者の転帰を改善する可能性があります．感染症あるいは感染症が疑われる状態で，かつ敗血症を疑った場合，速やかに医師へ報告・相談することが大切です．

敗血症かどうかの判断は，「3. 敗血症患者に適切に対応する」(p.132)を参照ください．

●特に緊急対応すべき病態：2アナフィラキシー

非感染性の要素には輸血・薬剤などによるアレルギーなどが含まれますが，このアレルギーのなかで急激に症状が進行するのがアナフィラキシーです．アナフィラキシーを呈した場合，呼吸困難，呼吸数の増加，喘鳴，チアノーゼといった呼吸器症状，血圧低下や頻脈といった循環器症状がみられ，急速に生命の危機に瀕することがあります．アナフィラキシー症状が現れた場合はただちに処置が必要になってくるため，速やかに医師へ報告しましょう．特に挿管患者では症状が判別しづらいことがあり，注意が必要です．

b 炎症を評価(アセスメント)する

●「なぜ」炎症が起きているのか

炎症が起きた原因が何なのか，考えることはとても大切です．前述のように，そもそもの原疾患で起きている炎症であれば，経過観察のみでよい場合が多いですが，一方で感染合併など，二次的トラブルによる炎症であればそちらの対応が必要となります．

その際，まず知っておくべきなのはそもそもの原疾患の自然経過がどのようになるのか，という点です．本来起こるべき炎症反応が予想通りに起きているのか，それとも想定外の時期や程度で炎症が起きているのか，まずはアセスメントします．さらに，もっとも重要なのは感染の有無です．そもそもこの疾患は感染症が起こりやすい病態なのかどうか，感染症が起こりやすい時期なのか，考えてみましょう．また，プロカルシトニンなどの特殊な採血マーカーが参考になる場合もあります．

●「どこで」炎症が起きているのか

その炎症はどこで起きているのでしょうか？　古典的な炎症の評価方法では，「発赤」，「熱感」，「腫脹」，「疼痛」が炎症の4徴候として知られています．このような症状がどこかで起きていないか，全身を評価しましょう．意外なタイミングで偽痛風がみつかったり，褥瘡が発見されたり，予想外のところからみつかることがあります．

なかでも，感染症の評価は「どこで」炎症が起きているのかが非常に重要です．ICUやCCUで起こる感染，つまり院内感染ですが，一般的に院内感染をきたしやすい部位が決まっていますので，これらを評価するのが大切です．院内感染をきたしやすい部位は「一般的に感染が起きやすい場所」と「医療デバイスが留置されている場所」の2ヵ所になります．

まず，一般的に感染が起きやすい場所は「呼吸器感染症」「尿路感染症」「腸管感染症」の3つが主です．また，ICU/CCUで起こるこれらの感染症は，市中感染とは異なり耐性菌の出現頻度が高かったり，腸管であればクロストリジオイディスなどの菌の可能性があったりと少し特殊です．また，「創部」の感染にも注意が必要です．手術創や処置を行っている主臓器では，二次感染が起きる可能性があります．

もう1つは医療デバイスに関連した炎症・感染です．一般的には「人工呼吸器関連肺炎」，「尿道カテーテル関連感染症」，「中心静脈カテーテル関連感染」の3つが有名ですが，そのほかにも手術創部のドレーンなどからの逆行性感染も問題となります．基本的には静脈留置針や動脈ラインなど，患者の体に入っているすべてのデバイスは感染源となりえます．刺入部の発赤や腫脹があれば当然ですが，デバイス関連の感染を疑った場合には抜去・入れ替えが基本です．

●「どの程度の」炎症が起きているのか

前項で述べたことと重なりますが，過度な炎症は人体にとって害となる可能性があります．バイタルサイン，全身状態，の把握が重要です．

C 炎症への非薬理学的ケアを行う

炎症反応にはさまざまな病態が含まれますが，特に重要なことは，医療行為に関連した感染症を起こさないため，あるいは可能性を低くするためのケアを行うことです．そのために，感染管理・清潔操作がとても大切なのはいうまでもありません．次頁に『ICU感染防止ガイドライン改訂第2版』に記載されている管理方法の一部を抜粋して紹介します．

- 尿路感染対策
  ✓尿の回収時に排液口と回収容器に接触させない
  ✓外尿道口周囲を清潔に保つには洗浄を行い，消毒はしない
- 血管留置カテーテルに関連した血流感染対策
  ✓ガーゼ型ドレッシングの場合は 2 日ごとに，透明ドレッシングの場合は 7 日ごとに交換する
  ✓輸液ラインとカテーテルの接続時や三方活栓から側注する場合は 70% アルコールを用いて消毒する
  ✓輸液ラインの交換
    1) 血液製剤や脂肪乳剤を投与していない輸液ラインは，72 時間よりも短い間隔で定期的に交換する必要はない
    2) 血液製剤や脂肪乳剤を投与した輸液ラインは 12 時間ごとに交換する
    3) プロポフォール製剤を投与した輸液ラインは 12 時間ごとに交換する
- 人工呼吸器関連肺炎を起こさないために
  ✓回路内の結露は患者側へ流入しないように清潔操作により除去する
  ✓単回使用の吸引カテーテルは 1 回ごとに使い捨てにする
  ✓気管吸引操作は清潔操作とし，必要最小限にとどめる
  ✓気管チューブの抜管時，気管チューブを動かす前，体位変換前には，カフ上部や口腔内の分泌物を吸引・除去する
  ✓定期的に口腔内清拭を行ったほうがよい

（ICU 感染予防ガイドライン，改訂第 2 版，2013 を参考に作成）

3 炎症反応に対する薬物：①抗菌薬をどう使うか――処方意図と使い分け

a 抗菌薬投与を考えるのはどのようなときか

✓炎症の原因が細菌感染症である場合
✓炎症の原因として細菌感染症が否定できないが，重症度などを加味した場合に抗菌薬投与が望ましい場合
✓抗菌薬投与を行う際には投与前の培養検査が重要

● 抗菌薬の投与を考慮する場面とは

炎症反応の原因が感染であれば，それに対する治療として抗菌薬を用いるのは当然です．ただし，ICU/CCU の患者では，そもそもの病態がきわめて重症ですので，原因がはっきりしない場合でも抗菌薬を投与せざるを得ない状況もあります．

● 抗菌薬投与前の培養検査

感染症の診断を行ううえで，検体の採取による病原微生物の同定はきわめて重要です．病歴，身体所見，画像検査などから可及的速やかに感染巣を絞り込み，血液培養とともに推定感染部位から適切に培養検体を採取する必要があります．特に重症患者において感染巣が判明しないままに抗菌薬投与を要する場合には，網羅的に培養検査を行うことが望ましいでしょう．培養のなかでも，血液培養はもっとも重要な検査であり，菌血症を引き起こしている病原微生物を同定する臨床的意義は大きく，特に抗菌薬投与前に血液培養 2 セット以上の採取(Good Practice Statement)が重要になってきます．なお，培養提出は抗菌薬投与後では検出感度が低下し，菌を同定できない場合が多いため，抗菌薬治療の開始が遅滞することのないよう留意しつつ，抗菌薬投与前に採取することが重要です．

b 抗菌薬をどう使い分けるか

✓重症患者における抗菌薬投与は de-escalation が基本
✓感染巣や原因菌が判明している場合には，はじめからそれぞれに応じた抗菌薬投与が望ましい

重症患者では，感染巣や原因菌が判明する前に抗菌薬を投与することが多くあります．特に，感染巣や原因菌が想定できる場合にはそれぞれに応じた抗菌薬投与を行うべきでしょう．ただし，ICU/CCU における重症患者において感染巣や起因菌が想定しにくい場合も多く，これらが不明な敗血症も多く経験します．

近年の敗血症診療における考え方では，可能な限り早期に培養検査を行ったうえで，広域抗菌薬の投与が推奨されています．一方，無制限な広域抗菌薬の投与は抗菌薬耐性を助長し，医療コストを増大させます．このため，培養検査を含むさまざまな検査結果が判明次第，より個々の病態に応じた抗菌薬に変更していくのが望ましいと考えられます．特に原因菌や薬剤感受性が判明した場合には狭域抗菌薬への変更が可能となる場合があり，これを de-escalation(デ エスカレーション)といいます．

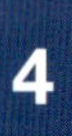

炎症反応に対する薬物：②ステロイドをどう使うか――処方意図と使い分け

a ステロイド投与を考えるのはどのようなときか

✓ルーチンでのステロイド投与は推奨されない
✓特定のステロイドが有効と考えられる病態が存在するときに考慮する

●ステロイドの投与を考慮する場面とは

過度な炎症反応が起きた場合，炎症自体が人体に有害となる場合があります．このような過剰炎症をどのように制御するのかという点も，重症患者においては重要です．このため，一部の疾患では感染症の合併が否定された場合や，ある程度制御のめどが立っている場合には，ステロイドなどの炎症自体を制御する薬剤が用いられる場合があります．ただし，ステロイドは必ずしも利益だけではなく，さまざまな有害事象をもたらす危険もあるため，ルーチンでの使用は厳に慎むべきです．ただし，一部の重症疾患においては，ステロイドなどによる炎症制御が生命予後を改善することが証明されている疾患もあり，個々に判断するのがよいでしょう．

また，過剰炎症に対する対処に加えて，膠原病など自己免疫疾患ではステロイド治療が必須となる場合があります．炎症そのものが疾患の主体である場合です．なかでもICU/CCUにおいて治療が必要な自己免疫疾患は，過剰な自己免疫・炎症が暴走しているきわめて重篤な炎症をもっている場合が多いため，高度な免疫抑制治療，なかでも高用量のステロイド治療を要する場合が多いでしょう．

b ステロイドをどう使い分けるか

✓ステロイド製剤には糖質コルチコイド作用と鉱質コルチコイド作用があり，用途に応じて使い分ける
✓個々の病態によってステロイドの有効性が証明されている疾患については，エビデンスに基づいて使用方法を考える
✓膠原病など自己免疫疾患においてはそのステロイドの使用方法が特殊なうえ，免疫抑制薬を併用することもあるため，自己免疫疾患を疑った場合には専門科と共同して治療にあたる

ステロイド製剤には糖質コルチコイド作用と鉱質コルチコイド作用の2つがあり，

主に抗炎症作用は糖質コルチコイド作用に含まれます．ステロイド製剤には，これらの2種の作用の程度が異なり，それぞれの薬剤の使い分けのポイントとなります．過度な炎症制御のみが目的であれば，糖質コルチコイド作用が主体の薬剤を用いることになりますが，一方で重症病態では相対的な副腎皮質機能の低下をきたし，副腎皮質ホルモンの相対的不足状態となることがあります．このような病態では糖質・鉱質両方の作用が必要となるため，双方の作用が含まれる薬剤の投与が望ましいでしょう．各種ステロイド製剤の作用時間，薬理作用による分類を**表1**に示します．

表1 副腎皮質ステロイドの効力比および換算量

成分	抗炎症作用	Na^+貯留作用	作用持続時間※1	換算量(mg)※2
コルチゾール	1	1	短い	20
コルチゾン	0.8	0.8	短い	25
フルドロコルチゾン	10	125	中間	※3
プレドニゾン	4	0.8	中間	5
プレドニゾロン	4	0.8	中間	5
6α-メチルプレドニゾロン	5	0.5	中間	4
トリアムシノロン	5	0	中間	4
ベタメタゾン	25	0	長い	0.75
デキサメタゾン	25	0	長い	0.75

※1 短い（生物学的半減期8～12時間）；中間（生物学的半減期12～36時間）；長い（生物学的半減期36～72時間）
※2 筋注もしくは皮下注では糖質コルチコイド作用が大きく異なる可能性がるため，この換算量は経口もしくは静注のみに適応される
※3 この成分は糖質コルチコイドとしては使用しない
(Goodman & Gilman's the Pharmacological Basis of Therapeutics. 12th Ed, Brunton LL et al (eds), McGraw-Hill, p1216, 2011を参考に作成)

これまでにさまざまな重症疾患において，過剰炎症の制御やステロイドホルモンの相対的欠乏に対するステロイド投与の有効性について検討がなされてきました．その結果，それぞれの病態に応じてステロイドの有効性が検討されています．

● 敗血症

「3. 敗血症患者に適切に介入する」(p.132)を参照.

● 急性呼吸窮迫症候群(ARDS)

急性呼吸窮迫症候群(acute respiratory disorders syndrome：ARDS)は敗血症や外傷など何らかの基礎疾患および刺激によって二次的に引き起こされる症候群で，肺間質における過剰な炎症反応の発生により血管透過性が亢進して生じる肺水腫であり，広範な肺損傷がその特徴です．ステロイド投与はその抗炎症作用により病態を改善す

る可能性が示されていますが，治療反応性は基礎疾患により異なるため，症例ごとにステロイドの適応があるのかを個々に模索する必要があります．

なお，近年世界的に問題となっている新型コロナウイルス感染症(COVID-19)では重症化によってARDSを呈することが知られますが，ステロイドの有効性が指摘されています．特に酸素投与／入院を要する中等症患者では多施設合同RCTにおいてデキサメタゾン(➡ p.330)の使用が予後を改善することが示されました．

●自己免疫疾患

一般的に間質性肺炎をきたす膠原病には関節リウマチ，全身性強皮症，皮膚筋炎／多発性筋炎などが知られますが，なかでも皮膚筋炎において起こる急性経過の間質性肺炎は重篤な呼吸不全を呈し，呼吸管理を要することもある重要な疾患です．また，血管炎や全身性エリテマトーデスでは肺胞出血をきたすことがあり，加えて急速進行性糸球体腎炎(RPGN)など腎障害もみられます．

自己免疫疾患では，高度な炎症制御のためステロイドパルス療法(メチルプレドニゾロン1 g/日)(➡ p.332)など高用量ステロイドを用いることもありますが，疾患それぞれに特有の治療レジュメがあり，多くの場合，タクロリムスやシクロスポリン，シクロホスファミドといった免疫抑制薬が併用されます．さらには最近では抗TNF-α製剤などの生物学的製剤やリツキシマブなどの特殊な薬剤を用いる場合などもあります．それぞれに高度な判断が必要となるため，膠原病などの自己免疫疾患を疑って治療を行う際には，その専門科の医師と共同して治療にあたることが重要です．

5 観察・ケアのポイント

a 抗菌薬投与患者における観察・ケアのポイント

●病期に応じた観察・ケアが重要

敗血症においては，初期の急性期には安静が必要となる可能性があります．特に血行動態が不安定な状態では循環動態の安定化がきわめて重要であり，乳酸値や血行動態のモニタリングが重要です．

一方で，過度な安静は後々にわたっての問題となりえます．近年では，集中治療後症候群(Post-Intensive Care Syndrome：PICS)という概念が注目を集めていますが，敗血症のような重症病態をきたした患者では長期にわたり筋力低下などの身体障害や認知機能・精神障害などをきたすことがあります．PICS予防については早期からのリハビリテーションが重要とされ，多職種でのかかわりが重要です．敗血症においても超急性期を脱し，状態の安定化が図れるようになってきたら，早期からリハビリテーションの介入を行いましょう．

●医療デバイス関連感染に対応する

重症患者における感染症合併にはさまざまな背景がありますが，何らかの感染をきたす素因があることも間違いありません．感染の併発を予防することは重要であり，なかでも医療デバイス感染については最大限の注意が必要です．特に中心静脈や尿道カテーテルなどは，必要性を毎日吟味し，早期に抜去を目指すのがよいでしょう．気管挿管患者では人工呼吸器関連肺炎のリスクも高くなりますので，可能であれば早期に抜管が望ましいでしょう．

b ステロイド使用患者における観察・ケアのポイント

●適切な血糖管理を行う

ステロイド使用に際し，血糖値の上昇が起きることがあります．特に背景に糖尿病がある患者ではコントロール状況が悪化し，血糖管理に難渋することもあります．高血糖の発生は免疫能に影響を与え，感染症を増悪させるなど，予後を悪化させる可能性があるため，血糖値測定を頻回に行い，血糖管理をしていくことが大切です．

●ステロイド使用に伴う易感染性に注意する

特に長期使用となる場合，さまざまな感染症の合併が懸念されます．なかでもニューモシスチス肺炎やサイトメガロウィルス感染などに注意が必要です．ステロイド使用が長期化する場合には，定期的に β-D-グルカンやサイトメガロウイルス抗原など，採血マーカーの採取を行う場合もあります．口腔・食道カンジダ症などについては比較的容易に発見が可能ですが，そのほかの真菌感染については発見が遅れて重症化することもあります．

●消化性潰瘍の予防を検討する

ステロイドは消化性潰瘍の有名なリスク因子の1つです．上部消化管出血の発生は死亡率の増加との関連が示唆されている（Intensive Care Unit **41**：833-845, 2015）ため，プロトンポンプ阻害薬（PPI）やヒスタミン H_2 受容体拮抗薬の投与を検討したうえで，上部消化管出血が起こっていないか観察することが大切です．

●早期リハビリテーションが重要

ステロイドの長期使用による有害事象の1つに筋力低下があります．以前の項でPICSについて言及しましたが，PICSの身体機能障害のなかでも，重症疾患の罹患後に左右対称性の四肢のびまん性の筋力低下を呈する症候群をICU-AW（ICU-acquired weakness）と呼び，重要なカテゴリーと考えられています．ステロイドはICU-AW発症のリスク因子として，敗血症，高血糖，長期の人工呼吸管理，安静臥床，筋弛緩薬の使用などのさまざまなリスク因子の中の1つにあげられています．そのため，医師，理学療法士などの多職種と連携のうえ，積極的なベットサイドリハビリテーションを計画・実施していくことが大切です．

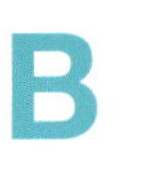

B 発熱に対応する

1 治療・ケアの全体像

図2のフローチャートに沿って対応します.

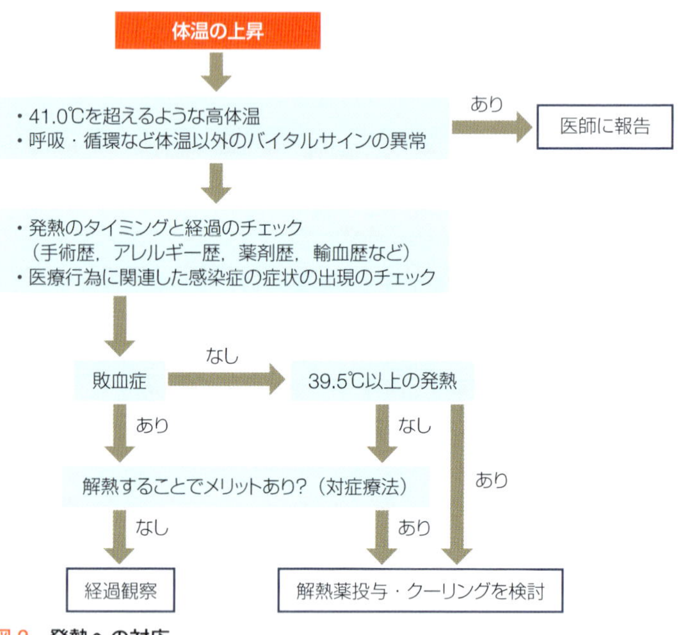

図2　発熱への対応

2 薬物療法を始める前に看護師がすべきこと

一般に体温は視床下部の制御によって37±0.5℃程度の狭い範囲にコントロールされています. 発熱は感染や生体侵襲に対する適応反応の1つですが，患者の不快感，呼吸需要および心筋酸素需要の増大，中枢神経障害などを生じることがあります. そのため，解熱療法を行うことは，脈拍や酸素消費量低下，分時換気量の減少や不快感軽減が期待される一方で，生体に有益な適応・防御反応が抑制されてしまう可能性があります.

そのため，発熱の原因は何かを考えたうえで，何を目的に解熱療法を行い，それが患者の利益になるかを考えることが大切です．

a 緊急対応・報告

● 呼吸・循環など体温以外のバイタルサインの異常がないか確認する

発熱に加え，呼吸・循環など体温以外のバイタルサインに異常がある場合，炎症の項で触れた場合と同様の敗血症のような感染症を起こしている可能性だけでなく，肺血栓塞栓症といった他の緊急性のある疾患を合併した可能性などもあるため，早急に対応が必要になります．

● 術後で 15 分間に 0.5℃以上の体温上昇速度や 38.8℃以上の高体温の場合

悪性高熱症（malignant hyperthermia：MH）といって，揮発性吸入麻酔薬・脱分極性筋弛緩薬への曝露を契機として，全身麻酔中ないし全身麻酔後に発症する緊急事態があります．説明のできない呼気終末二酸化炭素分圧（$ETCO_2$）の高値，もしくは原因不明の頻脈，15 分間に 0.5℃以上の体温上昇速度，38.8℃以上の高体温，開口障害，筋強直，コーラ色の尿といった MH を疑う所見がある場合は，ただちに医師への報告が必要です（悪性高熱症管理に関するガイドライン 2016）．

b 発熱を評価（アセスメント）する

● 発熱のタイミングと経過（手術歴，アレルギー歴，薬剤歴，輸血歴など）をチェックする

ICU でよくみられる発熱の感染症と非感染性疾患（表 2）のように，入室患者の発熱の原因はさまざまです．前項でも説明しましたが，各デバイス，ルート類（気管チューブ，中心静脈カテーテル，尿道カテーテル，経鼻胃管など）の刺入部の発赤・腫脹・熱感および刺入部位の痛みなど症状の有無，交換日時，ドレーン類では排液の性状・量について経過を把握します．

気管挿管・人工呼吸器管理中の患者では，血液ガス分析での動脈血酸素分圧（PaO_2）や動脈血酸素分圧 / 吸気酸素濃度比（PaO_2/FIO_2 ratio：PF 比）および人工呼吸器モードも確認します．

そして，直近に行われた処置や輸血・薬剤の投与歴を把握しながら，バイタルサインの変化を追っていきます．

● 手術後患者の発熱に対応する

ICU には手術後の患者も入室してきます．まず術後で大切なこととして，“発熱＝感染症”を必ずしも意味しないということです．特に術後 48 時間以内の発熱は外科的侵襲によるものが大部分であり，そのほかの原因としては，視床下部の体温中枢に対する麻酔薬の影響で発熱が起こることが知られています．感染症が術後 48 時間以内

表2 ICUでよくみられる発熱の臓器別原因疾患：感染症と非感染性疾患

臓器	感染症	非感染性疾患
中枢神経系	髄膜炎，脳炎，脳膿瘍	後頭蓋窩症候群，中枢熱，けいれん，脳梗塞，脳出血
心血管系	中心静脈ライン，ペースメーカー感染，心内膜炎，胸骨骨髄炎，ウイルス性心外膜炎，心筋・弁周囲膿瘍	心筋梗塞，心筋梗塞後症候群，大動脈バルーンパンピング症候群，心外膜切除後症候群
呼吸器系：気管・肺	院内肺炎/人工呼吸器関連肺炎，縦隔洞炎，気管気管支炎，膿胸	肺塞栓，急性呼吸窮迫症候群，無気肺，特発性器質化肺炎，気管支原性腫瘍，ループス肺臓炎，間質性肺炎
消化器系	腹腔内膿瘍，胆管炎，胆囊炎，ウイルス性肝炎，腹膜炎，偽膜性腸炎	膵炎，無石性胆囊炎，腸管虚血，消化管出血，肝硬変，虚血性腸炎
腎・尿路系	尿道カテーテル関連感染症，ウロセプシス，腎盂腎炎，膀胱炎	
皮膚・軟部組織	褥創，蜂窩織炎，創部感染	薬疹，スティーブンス・ジョンソン症候群
骨・関節	慢性骨髄炎，化膿性関節炎	痛風，偽痛風発作
その他		副腎不全，静脈炎，血栓性静脈炎，腫瘍熱，アルコール・薬物離脱，振戦せん妄，薬剤熱，脂肪塞栓，深部静脈血栓，術後発熱(<48時間)，輸血後発熱，血腫，造影剤関連(コレステロール塞栓，アレルギー，甲状腺クリーゼ)，プロポフォール注入症候群

(大野博司：集中治療領域における発熱患者へのアプローチ．ICUとCCU **37**，2013より引用)

に発症するのは必ずしも多くはありませんが，①術野の不潔操作，②誤嚥の場合などでは積極的に疑うべきでしょう．術後96時間以降持続する発熱やそれ以降に発熱する場合，感染症の可能性が高くなり，創部感染症および胸部・上腹部手術では無気肺など気道トラブルの可能性，下腹部手術では骨盤内血栓性静脈炎の可能性などを考慮していくことになります．

C 発熱への非薬理学的ケアを行う

● 体表クーリング・機械的アプローチ

冷却による解熱には，体表クーリングや氷囊を体幹部に当てる表面冷却が使用されます．鎮静は寒冷反応(シバリング・立毛筋収縮)を抑制し，冷却による解熱に併用することで効果的な体温低下をもたらすとされています．しかし，患者が鎮静下でない場合，冷却による解熱によって寒冷反応を生じた場合，特に表面冷却での解熱は困難となり，むしろ，酸素消費量や分時換気量は増加します．解熱療法の目的が患者の酸素消費量・脈拍・分時換気量の低下あるいは寒冷反応に伴う不快感の軽減である場合，非鎮静下における表面冷却は逆効果となってしまうことがありますので注意が必要です．

3 NSAIDsをどう使うか――処方意図と使い分け

a 薬物療法を考えるときはどのようなときか

✓発熱を伴う敗血症患者にはルーチンで解熱療法は行わない
✓非敗血症の患者で39.5℃以上の場合は解熱療法を行う
✓不快感，呼吸需要および心筋酸素需要の増大，中枢神経障害など，患者にメリットがあると考える場合は解熱療法を考慮する

●解熱療法を考慮する場面とは

『日本版敗血症ガイドライン2020』では，発熱を伴う敗血症患者に対して，解熱療法を行わないことが弱く推奨されています．

また，2009年にはなりますが，日韓合同の多施設共同研究のFACE study（Crit Care **16**：R33, 2012）というICU患者の発熱頻度・薬剤投与・予後について調べた研究では，敗血症患者の発熱自体は予後に影響しないものの，解熱薬（NSAIDsおよびアセトアミノフェン）の投与は28日死亡率悪化の独立因子でした．すなわち解熱薬が予後を悪化させる，という結果だったのです．一方，非敗血症患者では，39.5℃以上の発熱は薬剤投与の有無にかかわらず，死亡率の増加と関連していました．したがって，非敗血症症例においては発熱に対して介入するかどうかを考えるときは39.5℃が1つ区切りになります．

ただし，発熱自体は酸素消費量の増大により組織の低酸素症をまねくなどの側面もあり，血行動態・呼吸状態の不安定な症例などでは有用でしょう．さらに，てんかん発作や重篤な脳障害などの中枢神経障害では解熱を行うことで酸素消費量を低下させ，中枢予後を改善する可能性もあります．個々の症例でメリット・デメリットを考えて解熱を行うというのが現実的です．

b アセトアミノフェンとNSAIDsはどう使い分けるか

✓感染が疑われる重症患者に解熱目的で使うならアセトアミノフェンが第一選択
✓アセトアミノフェン注射薬投与後の血圧低下を懸念するなら経口薬も検討
✓アセトアミノフェンが使えない場合はNSAIDs

●感染が疑われる重症患者に解熱目的で使うならアセトアミノフェンは第一選択

感染を伴う発熱に対して，薬剤投与を行うならアセトアミノフェン(➡ p.106)がおすすめです．HEAT trial(N Engl J Med **373**：2215-2224, 2015)という感染が疑われる重症患者にアセトアミノフェン(もしくはプラセボ)を投与した研究では，アセトアミノフェンを早期に導入してもICU管理を必要としなかった日数・90日死亡ともに差がありませんでした．もちろん患者背景に多少違いはありますが，アセトアミノフェンでの解熱なら予後への悪影響はないのかもしれません．

●アセトアミノフェン注射薬投与後の血圧低下を懸念するなら経口薬も検討する

非経口アセトアミノフェン投与後の低血圧(収縮期血圧≦90 mmHgまたはベースラインからの≧20％低下)の発生率は経腸投与と比較して高かったことが報告されています(Anaesthesia **71**：1153-1162, 2016)．吸収が問題なく，経腸投与が可能であれば経口薬の使用も考慮すべきでしょう．

●アセトアミノフェンが使えない場合はNSAIDsを使用する

アセトアミノフェンは治療量として最大4,000 mgまで使用できますが，中毒量が近く，特に肝障害に注意が必要になります．そのほか，何らかの理由でアセトアミノフェンが使用できない場合はNSAIDsを考慮していくことになると思います．

4 観察・ケアのポイント

●解熱療法は対症療法．バイタルサインを含めて体温の変化の経過を把握する

解熱療法は対症療法です．原因を解決するわけではありません．仮に感染症が原因であれば，適切な抗菌薬を使用する必要があります．また，解熱療法は新たに発生するイベントでの発熱をマスクしてしまう可能性もあります．そのため，重要なのは投与した後も，症状や経過をしっかり把握することです．そのなかで，薬剤投与の効果を評価することが大切です．

●アセトアミノフェンによる血圧低下に注意する

重症患者においてアセトアミノフェンによる血圧の変化を調べた研究(Crit Care Med **44**：2192-2198, 2016)では，全体160人の約半分の83人(51.9％)がアセトアミノフェン誘発性低血圧を経験し，29人(34.9％)に治療的介入が必要という結果でした．

●NSAIDsは胃腸障害に注意する

「A. 炎症反応に対応する」の項にて触れています，消化管出血のリスク因子の1つに，ステロイドとは別にNSAIDsがあります．胃腸粘膜障害や消化性潰瘍には注意が必要です．

●NSAIDsは腎障害にも注意する

NSAIDsは腎障害にも注意が必要です．腎臓でのプロスタグランジンの阻害が糸球体輸入細動脈を収縮させ，腎血流を低下させます．ほかにも，アレルギー機序などによって腎障害が起こると考えられています．

（伊藤雄紀，横山俊樹）

参考文献

- 日本集中治療医学会・日本救急医学会合同日本版敗血症診療ガイドライン2020特別委員会：日本版敗血症診療ガイドライン2020．日集中医誌28(Suppl)：31-411，2021
- 国立大学病院集中治療部協議会ICU感染制御CPG改訂委員会：ICU感染防止ガイドライン，改訂第2版，じほう，2013
- 日本呼吸器学会・日本呼吸療法医学会・日本集中治療医学会　ARDS診療ガイドライン2016作成委員会：ARDSガイドライン．総合医学社，2016
- Krag M et al：Prevalence and outcome of gastrointestinal bleeding and use of acid suppressants in acutely ill adult intensive care patients. Intensive Care Med **41**：833-845, 2015
- 日本麻酔科学会 安全委員会　悪性高熱症 WG：悪性高熱症管理に関するガイドライン2016. https://anesth.or.jp/files/pdf/guideline_akuseikounetsu.pdf(2024年3月22日最終アクセス)
- Lee BH et al：Association of body temperature and antipyretic treatments with mortality of critically ill patients with and without sepsis：multi-centered prospective observational study. Crit Care **16**：R33, 2012
- Young P et al：Acetaminophen for fever in critically ill patient with suspected infection. N Engl J Med **373**：2215-2224, 2015
- Kelly SJ et al：Haemodynamic effects of parenteral vs. enteral paracetamol in critically ill patients：a randomised controlled trial. Anaesthesia **71**：1153-1162, 2016
- Cantais A et al：Acetaminophen-induced changes in systemic blood pressure in critically ill patients results of a mudticenter cohort sutdy. Crit Care Med **44**：2192-2198, 2016

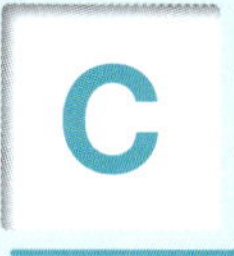

炎症・発熱をコントロールする主な薬剤

ステロイド

プレドニゾロン

注：10 mg，20 mg，50 mg
錠：1 mg，5 mg
散：1%

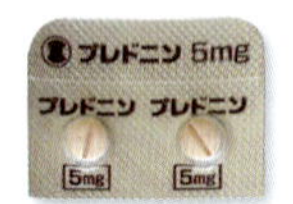

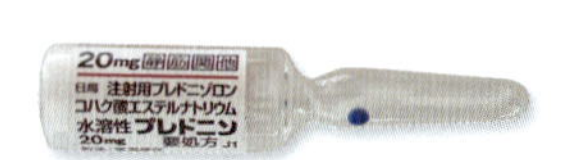

商品名：プレドニン錠，水溶性プレドニン

どんな薬か—製剤の特徴

- 糖質コルチコイド作用(抗炎症作用，免疫抑制作用，糖質・タンパク質・脂質代謝作用)と鉱質コルチコイド作用(ナトリウム貯留作用，カリウム排泄作用，循環血液量の調節作用)を有する．
- 抗炎症作用や免疫抑制作用が臨床的に期待される効果であり，それは糖質コルチコイド作用が主体である．
- 錠は簡易懸濁が可能，1% 散の製剤もある．
- CYP3A4 で代謝され，腎臓から排泄される．

製剤の効き方

- 血中半減期：2.5 時間
- 生物学的半減期：12～36 時間(中間型)

投与後の観察・モニタリング

【作　用】

- 通常，投与後すぐに期待する治療効果はみられない．

【副作用】

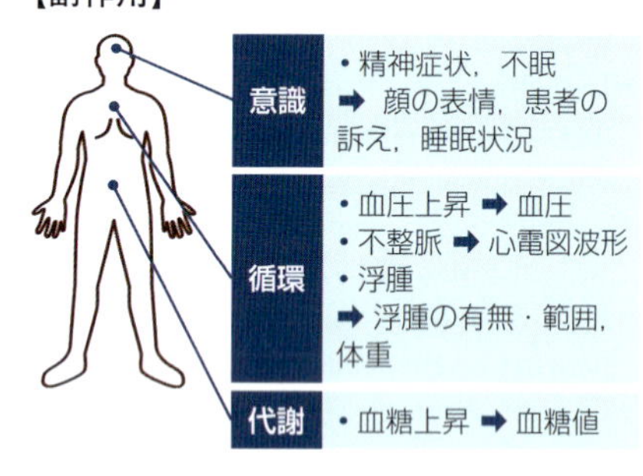

特徴的な副作用

- 糖質コルチコイド作用による副作用：誘発感染症，続発性副腎皮質機能不全，糖尿病，脂質代謝異常，ムーンフェイス，創傷治癒遅延，骨粗鬆症など．
- 鉱質コルチコイド作用による副作用：電解質異常，高血圧など．

- 機序不明な副作用：消化性潰瘍，精神変調，緑内障，白内障など．

薬の使い方（用法・用量）

【添付文書】

- 急性副腎皮質機能不全，気管支喘息，アナフィラキシー
  - ・静注：1回10〜50 mgを3〜6時間ごとに投与する．
  - ・点滴静注：1回20〜100 mgを1日1〜2回投与する．
  - ・筋注：1回10〜50 mgを3〜6時間ごとに投与する．

禁　忌

- デスモプレシン酢酸塩水和物を投与中の患者：低ナトリウム血症が発現するおそれがある．

主な配合変化

- ノルアドレナリン：直後に微濁

相互作用

- 抗凝固薬（ワルファリンなど）：ステロイドは血液凝固促進作用があるために抗凝固薬と併用する場合は抗凝固作用を減弱させることが報告されているので用量に注意する．
- カリウム排泄型利尿薬（フロセミド，トリクロルメチアジドなど）：ステロイドは尿細管でのカリウム排泄促進作用があるために低カリウム血症が現れることがある．
- CYP3A4阻害薬（マクロライド系抗菌薬，アゾール系抗真菌薬など）：ステロイドの代謝が阻害されるおそれがあり，ステロイドの作用が増強するとの報告がある．
- CYP3A4誘導薬（リファンピシン，フェニトインなど）：ステロイドの代謝が促進され，ステロイドの作用が減弱するとの報告がある．

希　釈

- 凍結乾燥品のため生理食塩水や5％ブドウ糖液に溶解が必要だが，希釈して使用する組成は施設によって異なる．
  - ・例：プレドニゾロン20 mg＋生理食塩水50 mL

薬剤師からのアドバイス

- 血管炎や静脈炎を起こすことがあるので，注射速度はできるだけ緩徐にしましょう．
- 各ステロイド間で糖質コルチコイドの効力比を表す際には，よくプレドニゾロンが基準になります．
  - ・例：ヒドロコルチゾン20 mgはプレドニゾロン換算で5 mg
- 作用時間が比較的短く，鉱質コルチコイド作用も強くないため，副作用の面から長期に使用する場合はもっとも選択されます．
- 胎盤移行性が低いために妊娠中の患者に推奨されます．

7

デキサメタゾン

注：1.65 mg/0.5 mL,
3.3 mg/1 mL，6.6 mg/2 mL
錠：0.5 mg，4 mg
エリキシル：0.01%

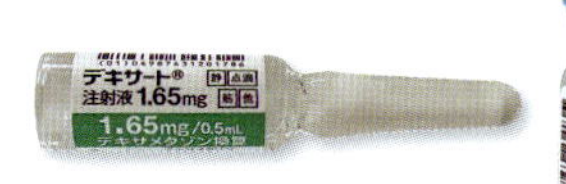

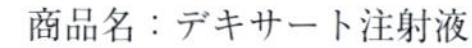

商品名：デキサート注射液

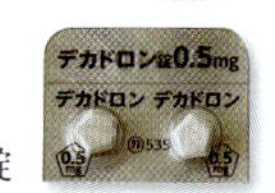

商品名：デカドロン錠

■どんな薬か―製剤の特徴

- 糖質コルチコイド作用が非常に強く，鉱質コルチコイド作用はほぼない．
- 錠は簡易懸濁が可能，0.01% エリキシル製剤もある．
- 主に肝臓で CYP3A4 により代謝され，主に腎臓から排泄される．

■製剤の効き方

- 血中半減期：3.5 時間
- 生物学的半減期：36～72 時間(長時間作用型)

■投与後の観察・モニタリング

- プレドニゾロンの項を参照．

■特徴的な副作用

- プレドニゾロンの項を参照．
- 糖質コルチコイド作用が強いため誘発感染症，高血糖，脂質代謝異常，ムーンフェイス，皮膚の菲薄化，骨粗鬆症などが現れやすい．
- 視床下部－下垂体－副腎系を抑制するリスクが高い．

■薬の使い方(用法・用量)

【添付文書】

- **急性副腎皮質機能不全，重症感染症**(化学療法と併用)，**脳脊髄炎**(脳炎，脊髄炎を含む．ただし，一次性脳炎の場合は頭蓋内圧亢進症状がみられ，かつ他剤で効果が不十分なときに短期間用いること)
  - ・静注：1 回 1.65～6.6 mg，3～6 時間ごとに投与する．
  - ・点滴静注：1 回 1.65～8.3 mg，1 日 1～2 回に投与する．

【ガイドライン・論文】

- 細菌性髄膜炎診療ガイドライン，2014
  - ・抗菌薬の初回投与の 10～20 分前に 0.15 mg/kg を投与開始し，その後，6 時間ごとに 4 日間投与する(成人で肺炎球菌髄膜炎のみ死亡率の低下が報告されている)．
- 新型コロナウイルス感染症(COVID-19)診療の手引き，第 10.0 版
  - ・6 mg を 1 日 1 回 10 日間まで(経口・経管・静注)．

■禁　忌

- デスモプレシン酢酸塩水和物を投与中の患者：低ナトリウム血症が発現するおそれがある．
- 以下の薬剤を投与中の患者：デキサメタゾンの CYP3A4 誘導作用により，以下の薬剤の代謝が促進されるおそれ

がある．
・デキサメタゾン全身投与の患者：ダクラタスビル塩酸塩，アスナプレビル
・デキサメタゾン全身投与の患者(ただし単回投与の場合を除く)：リルピビリン塩酸塩，リルピビリン塩酸塩・テノホビル，アラフェナミドフマル酸塩・エムトリシタビン，ドルテグラビルナトリウム・リルピビリン塩酸塩

■相互作用
- プレドニゾロンの項を参照．

■主な配合変化
- ペンタゾシン(ソセゴン)：直後に沈殿
- ハロペリドール(セレネース)：直後に白濁，凝固
- ブロムヘキシン(ビソルボン)：直後に白濁

■希　釈
- 希釈して使用する組成は施設によって異なる．
  ・例：デキサメタゾン 6.6 mg＋生理食塩水 50 mL

■混注時の注意点
- 原液投与も可能だが，急速静注を避けるために生理食塩水や 5% ブドウ糖液などで希釈する．

■薬剤師からのアドバイス
- 髄液や胎盤への移行性が良好なため，細菌性髄膜炎の治療に用いられますが，妊娠中は胎児への影響を考え極力避けましょう．
- 急速な減量や中断は容易に副腎不全を起こすので，下痢や嘔吐による吸収不全や処方忘れに注意しましょう．

メチルプレドニゾロン

注：40 mg，125 mg，
500 mg，1,000 mg
錠：2 mg，4 mg

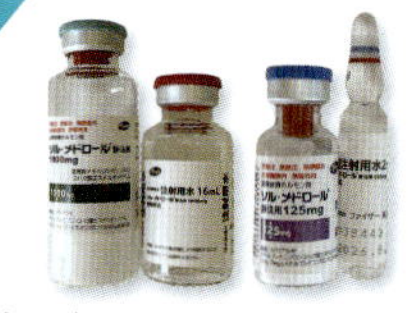
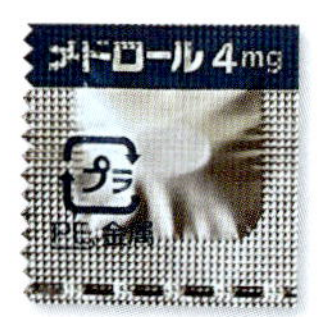

商品名：ソル・メドロール静注用，メドロール錠

■どんな薬か—製剤の特徴

- 糖質コルチコイド作用は強く，鉱質コルチコイド作用は弱い．
- 錠は簡易懸濁が可能である．
- 主に肝臓でCYP3A4より代謝される．

■製剤の効き方

- 血中半減期：2.8時間
- 生物学的半減期：12〜36時間(中間型)

■投与後の観察・モニタリング

- プレドニゾロンの項を参照．

■特徴的な副作用

- プレドニゾロンの項を参照．
- 高用量を急速静注(500 mgを超える用量を10分未満で投与)することにより，心停止，循環性虚脱，不整脈などが現れたとの報告があり，投与量が250 mgを超えるときには，少なくとも30分間以上かけて投与する．

■薬の使い方(用法・用量)

【添付文書】

- 出血性ショック
  - ・静注または点滴静注：1回125〜2,000 mgを緩徐に投与する．症状が改善しない場合には，1,000 mgを追加投与する．
- 感染性ショック
  - ・静注または点滴静注：1回1,000 mgを緩徐に投与する．症状が改善しない場合には，1,000 mgを追加投与する．
- 気管支喘息(40 mg，125 mg)
  - ・静注または点滴静注：初回量40〜125 mgを緩徐に投与する．その後，症状に応じて，40〜80 mgを4〜6時間ごとに緩徐に追加投与する．
- 受傷後8時間以内の急性脊髄損傷における神経機能障害の改善
  - ・点滴静注：30 mg/kgを15分間かけて投与し，その後45分間休薬し，5.4 mg/kg/時を23時間投与する．

【ガイドライン・論文】

- ARDS診療ガイドライン2021
  - ・1〜2 mg/kg/日相当の使用を強く推奨する．
- ヨード造影剤ならびにガドリニウム造影剤の急性副作用発症の危険性低減を目的としたステロイド前投薬に関する提言(2022年12月改訂第3版)
  - ・経口投与：1回32 mgを造影剤投与の12時間前および2時間前に投与する．

- **抜管後の喉頭浮腫予防**
  - ・点滴静注：抜管前12時間前から4時間ごとに20 mgを投与する．

■禁　忌

- デスモプレシン酢酸塩水和物を投与中の患者：低ナトリウム血症が発現するおそれがある．
- 免疫抑制が生じるような高用量ステロイドの投与を受けている患者で生ワクチンまたは弱毒生ワクチンの接種：ワクチン株の異常増殖または毒性の復帰が現れるおそれがある．

■主な配合変化

- KNMG3号，ラクテックD：24時間で析出
- アスパラギン酸カリウム（アスパラカリウム）：24時間で沈殿
- ドパミン（イノバン）：3時間で沈殿
- ファモチジン（ガスター）：3時間で沈殿
- カルペリチド（ハンプ）：3時間で懸濁
- メトクロプラミド（プリンペラン）：3時間で沈殿
- フルカリック1号：24時間で析出
- ヘパリン：直後に沈殿

■相互作用

- プレドニゾロンの項を参照．

■希　釈

- ステロイドパルス
  - ・メチルプレドニゾロン1,000 mg＋5％ブドウ糖液500 mL

■混注時の注意点

- 添付の注射用水を用いて用時溶解する．
- 溶解した液を輸液と混合して使用する場合には，生理食塩水，5％ブドウ糖液などを使用する．

■薬剤師からのアドバイス

- 40 mg製剤は添加物に乳糖水和物を含むため，乳糖や乳製品アレルギーの患者には注意が必要です．
- 重症の呼吸不全を伴う間質性肺炎の急性増悪に対しては，メチルプレドニゾロン1,000 mgの3日間投与（ステロイドパルス療法）が行われますが，用量に関する厳密な検討はありません．
- ステロイドパルス療法では，副作用の面から半減期が短く，鉱質コルチコイド作用が少ないメチルプレドニゾロンが選択されます．

ヒドロコルチゾン

注［コハク酸エステル製剤］：
100 mg，250 mg，500 mg，1,000 mg
［リン酸エステル製剤］：
100 mg/2 mL，500 mg/10 mL
錠：10 mg

商品名：コートリル錠

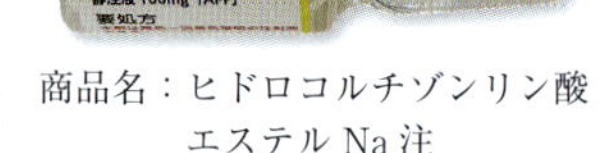

商品名：ヒドロコルチゾンリン酸エステル Na 注

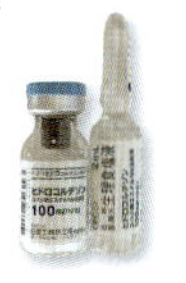
商品名：ヒドロコルチゾンコハク酸エステル Na 注

■どんな薬か―製剤の特徴

- 内因性の糖質コルチコイドである．
- 糖質コルチコイド作用だけでなく，鉱質コルチコイド作用も強く有する．
- 内因性の糖質コルチコイドであるためステロイドカバーに適しているが，抗炎症作用や免疫抑制作用を目的に使用するには不適である．
- 錠は簡易懸濁が可能だが，吸湿しやすいために防湿が必要である．
- 主として肝，一部は腎などの組織で代謝され，腎および一部胆汁で排泄される．

■製剤の効き方

- 血中半減期：1.2 時間
- 生物学的半減期：8～12 時間（短時間作用型）

■投与後の観察・モニタリング

- プレドニゾロンの項を参照．

■特徴的な副作用

- プレドニゾロンの項を参照．
- 鉱質コルチコイド作用が強いため，高ナトリウム血症，低カリウム血症，浮腫，高血圧などが現れやすい．

■薬の使い方（用法・用量）

【添付文書】

［コハク酸エステル製剤］

- **急性循環不全（出血性ショック，外傷性ショック）およびショック様状態における救急（250 mg，500 mg）**
  - ・静注または点滴静注：1 回 250～1,000 mg を緩徐に投与．なお，症状が改善しない場合には，適宜追加投与する．
- **急性副腎皮質機能不全（100 mg）**
  - ・静注または点滴静注：1 回 50～100 mg を 1 日 1～4 回を投与する．
- **気管支喘息**
  - ・静注または点滴静注：初回投与量 100～500 mg を緩徐に投与．症状が改善しない場合には，1 回 50～200 mg を 4～6 時間ごとに緩徐に追加投与する．

［リン酸エステル製剤］

- **外科的ショックおよびショック様状態における救急，または術中・術後のショック**
  - ・静注または点滴静注：1 日 1 回また

は数回，1回100～1,000 mgを投与する．

【ガイドライン・論文】

- 日本版敗血症診療ガイドライン2020
  - ・1回50 mgを6時間ごと，または1日200 mgを24時間持続静注
- 侵襲的ストレス時のステロイド補充療法
  - ・侵襲の程度によって25～100 mgを投与

■禁　忌

- デスモプレシン酢酸塩水和物を投与中の患者：低ナトリウム血症が発現するおそれあり
- 免疫抑制が生じるような高用量ステロイドの投与を受けている患者で生ワクチンまたは弱毒生ワクチンの接種：ワクチン株の異常増殖または毒性の復帰が現れるおそれあり

■主な配合変化

［コハク酸エステル製剤］

- KN2号，KNMG3号：6時間で析出
- ファモチジン(ガスター)：1時間で沈殿
- グルコン酸カルシウム(カルチコール)：直後に懸濁
- 濃グリセリン(グリセオール)：6時間で沈殿
- 強力ネオミノファーゲンシー：3時間で沈殿
- 炭酸水素ナトリウム(メイロン)：6時間で沈殿
- ラクテックD：24時間で析出
- フロセミド(ラシックス)：直後に沈殿

■相互作用

- プレドニゾロンの項を参照．

■希　釈

- 敗血症性ショック
  - ・ヒドロコルチゾン200 mg＋生理食塩水100 mL，24時間かけて投与

■混注時の注意点

- コハク酸エステル製剤のみ，添付の注射用水を用いて用時溶解する．
- 原液投与も可能だが，急速静注を避けるために生理食塩水や5％ブドウ糖液などで希釈する．
- コハク酸エステル製剤において溶解後は徐々に加水分解される傾向にあり，分離したヒドロコルチゾンは水に不溶で沈殿を生じ，静注では末梢に塞栓を起こす危険があるため，溶解後はすぐに使用する．

■薬剤師からのアドバイス

- 速効性があり，ショックの治療に適しています．
- 内因性の糖質コルチコイドであるためステロイドカバーに適しています．
- 鉱質コルチコイド作用が強いため抗炎症作用や免疫抑制作用を目的に使用する場合や連用する場合は副作用の面から不適です．
- リン酸エステル製剤は「外科的ショックおよびショック様状態における救急，または術中・術後のショック」しか適応がありません．

（林　仁美）

Q ステロイドはどのように使い分けていますか？

A 以下の3**つのポイントを考慮して選択**します．

①糖質コルチコイド作用が強いか，鉱質コルチコイド作用が強いか

②短時間作用型か長時間作用型か

③コハク酸エステル型かリン酸エステル型か

作用時間	ステロイド	等価換算量(mg)	糖質コルチコイド作用比	鉱質コルチコイド作用比	生物学的半減期(時間)
短時間作用型	ヒドロコルチゾン	20	1	1	8〜12
中間型	プレドニゾロン	5	4	0.8	12〜36
	メチルプレドニゾロン	4	5	0.5	12〜36
長時間作用型	デキサメタゾン	0.75	30	0	36〜72

ヒドロコルチゾンは内因性糖質コルチコイドで，糖質コルチコイド作用も鉱質コルチコイド作用も強く有するためにステロイドカバーに向いています．そして速効性であり，ショックのときにも選択されます．しかし，ナトリウム貯留作用があり連用には不適です．

デキサメタゾンは糖質コルチコイド作用を強く有するため，強力な抗炎症作用がありますが，長時間作用型で視床下部−下垂体−副腎系を抑制するリスクが高いため，こちらも連用は避けます．

鉱質コルチコイド作用が弱く，なるべく短時間作用のものが連用の際に副作用を出しにくいため，膠原病などで長期使用が必要な場合はプレドニゾロンやメチルプレドニゾロンが選択されます．

静注用のステロイドは，水溶性化のためにコハク酸やリン酸のエステル構造となっています．NSAIDs不耐症患者のなかには添加物のコハク酸エステルに過敏な患者が存在し，急速静注により，重度の喘息発作や致死的な増悪をきたす可能性があるので注意しましょう．一方，経口薬にはエステル構造がないため，経口投与できる場合は経口薬を用いるようにし，できない場合はリン酸エステル型のデキサメタゾンを選択します．

（林　仁美）

Q ステロイド投与は精神状態に影響しますか？

A **ステロイド投与によって，躁状態や抑うつ状態といわれる気分障害や，幻覚・妄想状態，せん妄などさまざまな精神症状を引き起こします**．

ステロイドが海馬に影響を与えて形態やその機能を障害し，記憶や気分を損なう可能性が示唆されていますが，詳細なメカニズムは不明です．ステロイド投与による精神症状は多岐にわたり，典型的な症状はありません．一般的には，短期投与で高用量使用する場合は多幸感や躁症状が現れ，長期投与では抑うつ症状がみられるといわれています．発症時期も限定されておらず，ステロイド使用中はいつでも発症する可能性があります．

ICUに入室する患者は，ショックなどで高用量のステロイドを開始することがよくあるうえに，病状や集中治療室の環境によってせん妄といった精神症状が起こりやすくなります．そのため，発症を防ぐ環境作りと，いつでも精神症状が起こりうるという意識が重要です．具体的にはまず，不眠にならないよう夜間は暗くして静かな環境を作り，そのうえで非ベンゾジアゼピン系睡眠薬の投与を考慮しましょう．そして，気管チューブによる咽頭痛や創痛による苦痛を減じるため鎮痛薬により疼痛をコントロールする必要があります．

ステロイドによる精神症状の対応としてはステロイドの減量や中止が基本ですが，ステロイドを長期に使用している患者において，急速・大幅に減量する場合にはステロイド離脱症候群に注意が必要です．

（林 仁美）

8

栄養状態を維持・改善させる

──高カロリー輸液，アミノ酸製剤（肝不全用），アミノ酸製剤（腎不全用），脂肪乳剤

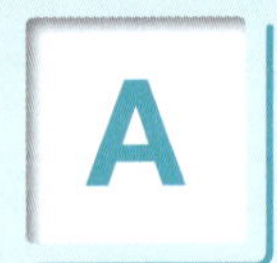

栄養状態の維持・改善への対応

1 治療・ケアの全体像

図1のフローチャートに沿って対応します．

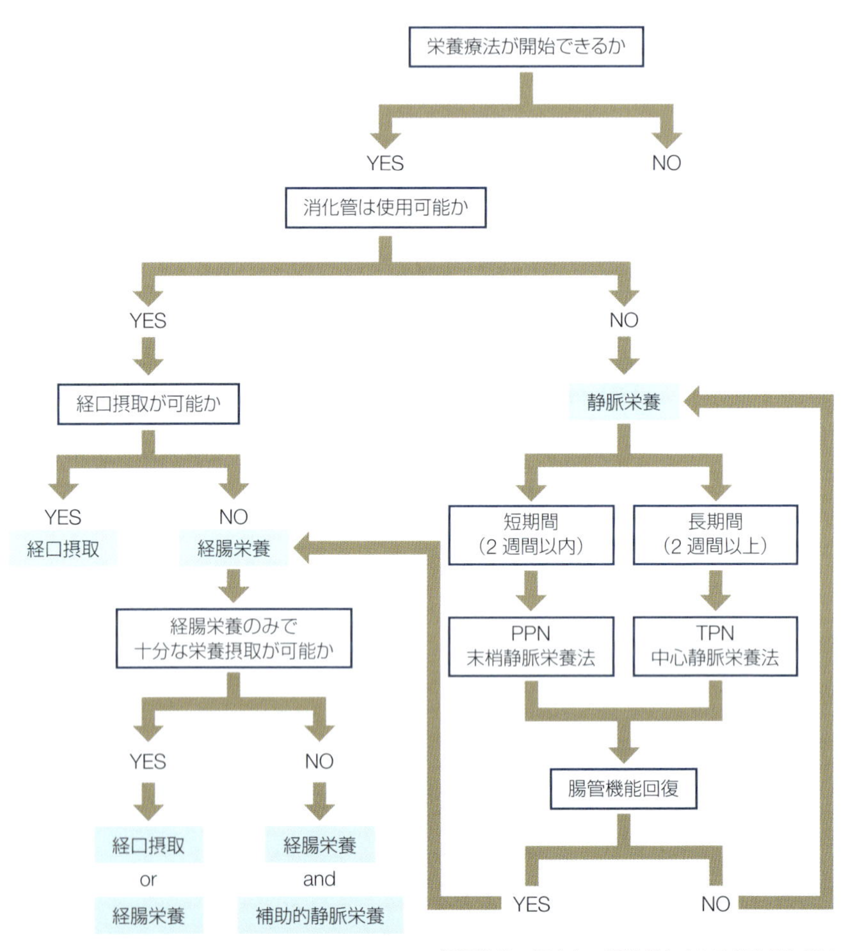

図1　栄養状態の維持・改善

2 栄養療法を始める前に看護師がすべきこと

栄養状態を維持・改善させるための薬と栄養の選択には，まず患者の栄養状態を正しく評価(アセスメント)し，栄養診断を行い，ゴールを設定して栄養介入するプロセスが必要です．

a 栄養状態を評価(アセスメント)する

患者を評価するために，健康状態や心身機能，活動状況，現在内服している薬剤などの情報が必要です．さらに，家族背景や患者の性格，価値観なども含めて，「入院前」，「入院時」，「評価時点」の栄養状態を評価します．これらは，栄養障害が存在するのか，サルコペニアの状態なのか，栄養摂取量は足りているのかどうかを総合的に評価・推論するのに役立ちます．

重症患者の栄養療法において，①静脈栄養より経腸栄養を優先する，②消化管が使えれば可及的に24時間以内に，遅くとも48時間以内の開始を目指す，ことが重要とされています(日本版重症患者の栄養療法ガイドライン，2016)．しかし，重症患者の場合，循環動態が不安定なことも多く，そのような場合には腸管血流量増加による相対的な体循環血流量の減少，もしくは腸管虚血を起こすおそれがあります．そのため，平均動脈圧が60 mmHg以下や循環作動薬の増量が必要な状況では経腸栄養の開始は控えます．つまり，重症患者の場合，「消化管が使用可能か」の判断は，器質的な問題だけでなく，循環動態が安定した状態が維持されているかを評価する必要があります．

b 栄養診断を行う

栄養診断では，栄養障害，サルコペニア(メモ1)，栄養素摂取の過不足の有無と原因の診断を行います．栄養障害では，低栄養または過栄養の有無とその原因を探ります．たとえば低栄養の場合，その原因は飢餓，侵襲，悪液質などが存在するか，過栄養の場合はエネルギー過剰摂取，エネルギー消費不足，併存疾患などが存在するのか見極める必要があります．栄養診断で入院前や重症疾患発症前に栄養障害などを認めていた場合は，リフィーディング症候群(メモ2)に注意を払います．

c 経腸栄養剤の初期投与量と投与計画を検討する

患者の重症度と栄養リスクを評価して，エネルギー消費量とタンパク量を計算し目標を設定します．エネルギー消費量は，間接熱量計*により実測されることが理想ですが，なければ基礎エネルギー消費量(25～30 kcal/kg × 体重)から求めます．経腸栄養の初期投与量は，栄養障害のない場合，最初の1週間では目標エネルギー消費量よりも低い量を投与します．栄養障害のある患者の場合，最適な投与量は明確になって

メモ1 **サルコペニア**

サルコペニアとは，進行性，全身性に認める筋肉量減少と筋力低下であり，身体機能障害，QOLの低下，死亡リスクの上昇を伴います．筋力低下もしくは身体機能低下を認めた場合に診断され，その原因が一次性である加齢，二次性である活動・栄養・疾患のいずれか，もしくは複数かを評価します．そして，①病院での不適切な安静や禁食が原因の「活動によるサルコペニア」，②病院での不適切な栄養管理が原因の「栄養によるサルコペニア」，③医原性疾患によるサルコペニアを，総じて「医原性サルコペニア」と呼びます．

メモ2 **リフィーディング症候群**

リフィーディング症候群は，長期間の低栄養状態にあった生体に対して急速な栄養投与を行った際に認められる重篤な病態です．急速なグルコース投与により，グルコースとリン，カリウム，マグネシウム，水分などが細胞内へ取り込まれることで，低リン血症，低カリウム血症，低マグネシウム血症などを呈し，心不全など多臓器不全を引き起こす致死的な反応です．

いませんが，エネルギー不足の負債を増加させないように投与量を設定します．

＊：直接熱量測定法は，専用の実験室で運動などによって人体から発生した熱を直接測定します．一方，間接熱量測定法は，エネルギーを消費する際に吸気で取り込まれた酸素を利用するため，利用後の呼気中酸素量を呼気ガス分析で測定して算出する方法です．

過剰な栄養負荷は感染性合併症や死亡率が高くなることが報告されています．さらに，重症患者は異化亢進の状態であり，筋タンパクの分解により内因性エネルギーが産生されているため，それらを意識したうえで過剰エネルギー投与(over-feeding)とならないよう，投与計画(permissive underfeeding)とゴール設定を検討する必要があります．

d 栄養療法における非薬理学的ケア

栄養療法が開始できると判断され，消化管が使用可能である場合，経口摂取または経管栄養となります．経口摂取が困難もしくは危険であると判断された場合は経管栄養を選択します．できるだけ早期に経口摂取できるようケアすることが重要です．経口摂取はもっとも生理的な栄養摂取法です．経口摂取が可能と判断するには，食欲が維持され咀嚼や嚥下などの機能が維持されている必要があります．嚥下に問題がある場合は，とろみ付きやミキサー食などの嚥下訓練に適した食形態を選択します．また，口腔内環境が自力で保持できない場合，適切な口腔ケアにより口腔内が乾燥せずに清潔な状態を保ちます．口腔内の清潔は口腔機能の維持だけでなく，誤嚥性肺炎の発症予防にもつながります．

さらに，経口摂取を可能にするためには，経口摂取時の姿勢を保持できる筋力や，目の前の食べ物を食事として認識し食べようとする認知機能も必要です．これらを保持するために，理学療法や作業療法などのリハビリテーションが重要となります．また，日々の看護ケアとして，経管栄養の時期から，昼夜のリズムをつけられるような環境調整を実施し，日常生活活動(ADL)拡大のために積極的な離床を促します．口腔ケアで口腔機能を維持するのはもちろん，患者のADLレベルに合わせた清潔ケア，口腔ケアの実施で，セルフケアレベルを上げていくことは筋力の保持や細かい動作の習得につながり，経口摂取開始時の食事摂取行動の再獲得にもつながります．

3 栄養療法をどう行うか――処方意図と使い分け

栄養療法が必要であると判断された場合，どのような方法で栄養療法を行うのか，その経路を選択する必要があります．

a 栄養状態を維持・改善させるために薬物療法を考えるのはどのようなときか

✓経口摂取が不可の患者の場合の栄養療法の第一選択は経腸栄養

✓静脈栄養は経腸栄養が不可能または不十分な場合に選択される．具体的には以下の通り

- 腸管が使用不可能な場合
- 腸管を安静状態とすべき場合
- 経腸栄養や経口摂取が不十分な場合
- 6時間で500 mL以上の胃内容物が吸引される場合

栄養療法は，その投与経路により経腸栄養法(enteral nutrition：EN)と静脈栄養法(parenteral nutrition：PN)に分けることができます．静脈栄養の実施方法には末梢静脈内に栄養素を投与する末梢静脈栄養法(peripheral parenteral nutrition：PPN)と中心静脈内に栄養素を投与する中心静脈栄養法(total parenteral nutrition：TPN)に分けられます(表1)．

● 経腸栄養法(EN)を行う

重症患者であっても静脈栄養よりも経腸栄養を優先することが国内外のガイドライ

表1　主な静脈栄養剤の種類と特徴

PPNキット製剤

製品名	液量(mL)	熱量(kcal/L)	窒素量(g/L)	NPC/N比	糖質(g/L)	その他
パレプラス	500, 1,000	420	4.7	64	75	電解質，水溶性ビタミン
ビーフリード						
パレセーフ	500					

アミノ酸製剤

製品名	液量(mL)	熱量(kcal/L)	窒素量(g/L)	E/N比(フィッシャー比)	総遊離アミノ酸(g/L)	その他
アミパレン	200, 300, 400	400	15.65	1.44	100	高濃度アミノ酸液
アミゼットB	200	400	15.60	1.33	100	
キドミン	200, 300	288	10	2.6	72.05	腎不全用アミノ酸液
ネオアミユー	200	236	8.1	3.21	59	
アミノレバン	200, 500	319	12.22	1.09(37.05)	79.86	肝不全用アミノ酸液
モリヘパミン	200, 300, 500	299	13.18	0.83(54.13)	74.7	

脂肪乳剤

製品名	液量(mL)	熱量(kcal/容器)	精製大豆油(g/容器)	精製卵黄レシチン(g/容器)	その他
イントラリポス10%	250	275	25	3.0	—
イントラリポス20%	50, 100, 250	100, 200, 500	10, 20, 50	0.6, 1.2, 3.0	—

高カロリー輸液用基本液

製品名	液量(mL)	熱量(kcal/袋)	リン(mg/袋)	カリウム(mEq/袋)	糖質(g/袋)	その他
ハイカリック(1, 2, 3号)	700	480, 700, 1,000	150, 150, 250	30	120, 175, 250	糖・電解質
ハイカリックRF	250, 500, 1,000	500, 1,000, 2,000	0	0	125, 250, 500	糖・電解質(腎不全用)

TPNキット製剤

製品名	液量(mL)	熱量(kcal/袋)	窒素量(g/袋)	NPC/N比	糖質(g/袋)	その他
ピーエヌツイン(1, 2, 3号)	1,000, 1,100, 1,200	560, 840, 1,160	3.04, 4.56, 6.08	158, 158, 164	120, 180, 250	糖・電解質・アミノ酸
ネオパレン(1, 2号)	1,000, 1,500	560～1,230	3.13～7.05	153, 149	120～262.5	糖・電解質・アミノ酸・総合ビタミン(水溶性＋脂溶性)
フルカリック(1, 2, 3号)	903, 1,003, 1,103, 1,354.5, 1,504.5	560～1,230	3.12～7.02	154, 150, 160	120～262.5	
ミキシッド(L, H)	900, 900	700, 900	4.61, 4.61	126, 169	110, 150	糖・電解質・アミノ酸・脂肪
エルネオパNF(1, 2号)	1,000, 1,500, 2,000	560～1,640	3.13～9.40	153, 149	120～350	糖・電解質・アミノ酸・総合ビタミン(脂溶性＋水溶性)・微量元素
ワンパル(1, 2号)	800, 1,200	560～1,260	3.04～6.85	158, 158	120～270	

PPNキット製剤は，汎用されているビタミンを含む製剤を掲載
NCP/N比：非タンパクカロリー／窒素比，E/N比：必須アミノ酸／非必須アミノ酸比
(猪坂善隆ほか：慢性維持透析患者に対する静脈栄養ならびに経腸栄養に関する提言．日透析会誌 **37**：373-391，2020より引用)

ンなどで強く推奨されています．経腸栄養剤の投与が腸内細菌叢の変化を防ぎ，腸管粘膜の構造を維持し，バクテリアルトランスロケーションを抑制すると考えられています．ICU 入室前に栄養障害がない患者では，15 kcal/kg 日程度から開始し，7 日ほどかけて 25〜30 kcal/kg 日まで増量する計画が推奨されます．持続投与は，誤嚥や下痢，血糖変動，腸管虚血のリスクが間欠投与よりも低いため選択されます．

経腸栄養剤の種類は病態に合わせて選択され，消化・吸収機能が正常であれば，第一選択は半消化態栄養剤が選択されます．成分栄養剤や消化態栄養剤は，消化・吸収機能が低下している場合に用いられます．また，医薬品(経腸栄養剤)と食品(濃厚流動食)の使い分けについては，患者の療養場所や医療保険制度により選択されます．入院の場合，食品の経腸栄養剤はすべて患者負担となります．しかし，医薬品の場合には保険が適用されるため患者負担が少なくなります．

● 末梢静脈栄養法(PPN)を行う

末梢静脈栄養法の適応は，消化管の使用が不可能な場合で，その期間が 2 週間以内の場合です．さらに，経腸栄養が使用可能であっても，十分な栄養摂取ができない場合も適応となります．末梢静脈から投与可能な浸透圧比は 3 以下に限られます．それ以上の浸透圧比の薬剤は化学的静脈炎の原因となります．重症患者では，中心静脈(CV)ポートが挿入されていることが多く，栄養療法は中心静脈栄養法(TPN)が選択されることが多いのが現状です．そのため，末梢静脈栄養法は，リフィーディング症候群リスクの高い患者で徐々にエネルギーを増量する際や，栄養療法開始後 7〜10 日過ぎても EN によるエネルギーが目標に達していない場合に補助的に使用されます(図 2)．

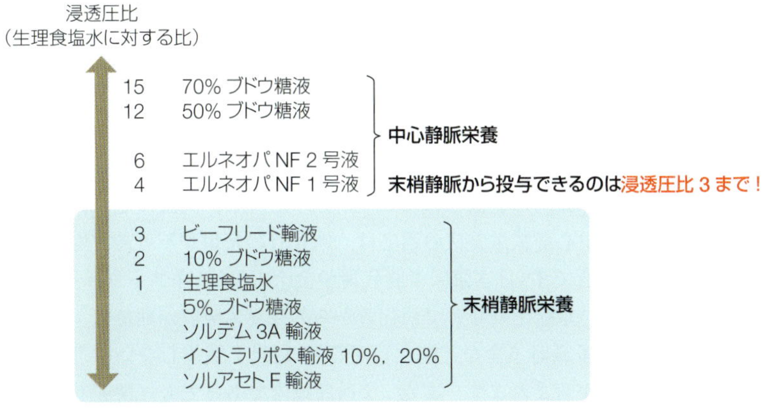

図 2　末梢静脈栄養・中心静脈栄養に用いる輸液

末梢静脈栄養法は2週間程度の静脈栄養を実施する場合に選択されます．しかし，水分制限や，長期管理が必要な患者には適切ではありません．前述のように投与できる浸透圧比が限られているため，末梢静脈栄養のみでエネルギー量を多くすると，どうしても水分投与量が増えてしまうためです．また，末梢静脈栄養の最大投与エネルギー量は1,300 kcal/日程度であるため，これ以上のエネルギー量が必要な場合は中心静脈栄養を選択します．栄養アセスメントを実施し，必要であると判断された場合は2週間待たずに中心静脈栄養法への移行を考慮することも重要です．

高濃度糖加維持液の1つであるビーフリードは，短期間の栄養補給として用いられ，末梢静脈からの投与が可能です．ブドウ糖，電解質，アミノ酸に加えてビタミンB_1を一剤化したPPN用ダブルバッグ方式・キット製剤です．リフィーディング症候群の予防のために，少量ずつエネルギー量を増加させる場合にも使用されます．

病態別アミノ酸輸液として，慢性腎不全，急性腎不全の患者に使用される腎不全用アミノ酸液(キドミン，➡ p.356)があります．腎不全や透析は，タンパク異化亢進を引き起こすため十分なタンパク質を投与する必要があります．透析ではタンパク質やアミノ酸が除去されるため，除去されることを念頭に投与量を多めに設定します．

肝硬変や肝不全では，エネルギー消費量が増加します．また，アミノ酸の代謝異常によって芳香族アミノ酸の蓄積を生じ，肝性脳症を生じることがあります．そのため，芳香族アミノ酸を含有しない分枝鎖アミノ酸製剤である肝不全用アミノ酸液(アミノレバン➡ p.354など)が投与されます．特にチャイルド・ピュー分類Cの高度肝硬変や高度の肝性脳症で使用されています．

さらに，脂肪乳剤(イントラリポス，➡ p.358など)により脂肪を投与することができます．しかし，わが国の脂肪乳剤は大豆由来であり，大豆由来脂肪製剤の代謝産物により炎症助長，感染症リスクが上昇することが指摘されています．また，重症患者で問題となる血栓症や重篤な凝固異常に対して禁忌となっています．脂肪乳剤を投与する場合には，経腸栄養が開始されて10日以上経過していることを確認する必要があります．

● 中心静脈栄養法(TPN)を行う

中心静脈栄養法は中心静脈内に留置されたカテーテルを介し，高濃度かつ高浸透圧の輸液剤を投与します．中心静脈栄養法の適応は，消化管の使用が不可能な場合でその期間が2週間以上の場合です(日本臨床栄養代謝学会JSPENテキストブック)．小腸広範囲切除や小腸疾患，重症下痢などで消化管からの栄養素吸収が期待できない場合や重症膵炎，敗血症や多臓器不全など消化管が5～7日以上機能しないと予測される高度異化期の患者などが含まれます．また，2週間以内であっても，栄養不良状態であれば中心静脈栄養法の適応となります．

中心静脈カテーテルは，中心静脈栄養法を施行するためだけでなく，中心静脈圧のモニタリング，末梢静脈ルートからの投与が危険な薬剤を投与する目的でも使用されます．

実施期間や用途によってカテーテルの留置形式や使用カテーテルが異なります．短期間の場合は病態に応じてシングルルーメン，マルチルーメン，PICC(peripherally-inserted central catheter)などが用いられます．

中心静脈栄養剤としては，高カロリー輸液用基本液(ハイカリックなど)があります．糖濃度の違いにより，導入・離脱期に使用する1号液と，維持期に使用する2号・3号液があります．また，糖質，アミノ酸，ビタミンおよび微量元素が投与できるキット製剤として高カロリー輸液用キット製剤(エルネオパ➡ p.350)などがあります．

4 観察・ケアのポイント

a 経腸栄養法の合併症がないか観察する

経腸栄養法における合併症には，経鼻カテーテルの誤挿入があります．経鼻カテーテルの位置確認には胃内容液の吸引や空気を注入して送気音を確認，pHチェッカーの使用などがありますが，原則としてX線検査でカテーテル先端の位置を確認することが必要です．さらに，経鼻カテーテルによる圧迫に伴う鼻翼や咽頭部の潰瘍などもあり，固定方法の工夫が重要です．

消化器症状の合併症として，下痢，嘔吐，腹部膨満などがあります．腸管機能に問題がないかどうか，イレウスなど器質的な問題がないかを確認し，投与速度の調整や内服薬(消化管作動薬など)の調整などを行います．

ほかにも，リフィーディング症候群や耐糖能異常，電解質異常などがあります．毎日，患者のバイタルサインや消化器症状の観察，呼吸・循環動態，血液検査データなどをモニタリングしながら少量ずつ開始し，段階的に投与速度，投与量を上げていく必要があります．

b 末梢静脈栄養法の合併症がないか観察する

末梢静脈栄養法における合併症に血管痛，静脈炎があります．末梢静脈栄養は中心静脈栄養に比べて流量が少なく，細い血管内に投与されるため，輸液の浸透圧比やpHの影響で血管痛や静脈炎が起こりやすくなります．特に血管の細い小児や高齢者では，静脈炎発生リスクが高く，輸液製剤の血管外漏出により重大な皮膚障害を発症することもあります．静脈炎に対する対策として，投与中は刺入部周囲と刺入部から中枢にかけての静脈走行に沿って観察すること，血管痛があればすぐに中止し別の場所に刺し直すことなどが必要です．また，予防としては浸透圧比を3以下にする，

pH を中性に近づけるなどがあります．酸性，アルカリ性が強い薬剤には低・等張液を併用して投与する必要があります．

c 中心静脈栄養法の合併症がないか観察する

中心静脈栄養法中のモニタリング項目の例を表 2 に示します．

表 2　TPN 中のモニタリング

モニタリング項目	頻度	
	導入期	維持期
バイタルサイン (体温，心拍数，血圧，呼吸数，SpO_2)	4〜8 時間ごと	毎日
身体診察 (脱水所見，浮腫，カテーテルの屈曲・閉塞，カテーテル刺入部の炎症所見など)	毎日	毎日
イン・アウトバランス(水分量，尿量，下痢の有無など)	毎日	毎日
体重測定	毎日	週 1〜2 回
血糖測定	1 日 4 検	採血ごと
血液検査 血算(WBC，Hb，Hct，MCV，Plt) 腎機能(BUN，Cr) 肝胆膵酵素(AST，ALT，T-Bil，GTP，AMY) 電解質(Na，K，Cl，Mg，Ca，P)	毎日	週 1〜2 回
肝合成能(Alb，ChE，PT-INR，pre-Alb) 脂質代謝(TG，T-Chol) 炎症反応(CRP)	週 1 回	
ビタミン(葉酸，ビタミン B_{12})	2〜4 週	1〜3 ヵ月
微量元素	2〜4 週	1〜3 ヵ月
TPN 中止基準 経口摂取 / 経腸栄養が開始可能かどうか	毎日	

(小坂鎮太郎ほか：レジデントノート Vol.20，p.2057，羊土社，2018 より引用)

中心静脈栄養法における合併症は，カテーテル挿入時の機械的合併症とカテーテル留置期間中の合併症としてカテーテル関連血流感染(catheter-related blood stream infection：CRBSI)や，中心静脈カテーテル位置の移動に伴う血管壁穿孔などがあります(表 3)．中心静脈カテーテルの穿刺対象となる静脈は，状況により鎖骨下静脈，内頸静脈，大腿静脈，末梢静脈(PICC)が選択されます．鎖骨下静脈穿刺ではカテーテル感染は少ないですが，カテーテルの迷入が多く気胸が起きやすいとされています．内頸静脈穿刺では気胸は少ないですが，鎖骨静脈下穿刺に比べ動脈穿刺やカテーテル感染の頻度が高いといわれています．また，大腿静脈は血栓を形成しやすいことに加え，カテーテル感染はもっとも起こりやすく注意が必要です．挿入期間やルーメン数が増えるとカテーテル関連感染症のリスクが上がるため，最小限を心がけます．

表3 挿入手技およびカテーテルに関連した代表的な合併症

• 気胸	• 乳び胸	• カテーテル断裂	• 心タンポナーデ
• 血胸	• 空気塞栓	• カテーテル塞栓	• 血管外漏出
• 動脈穿刺	• 先端位置異常・迷入	• カテーテル破損	• 胸水
• 血腫	• 静脈炎	• カテーテル閉塞	• ガイドワイヤー遺残
• 神経損傷	• 血栓	• 不整脈	

（日本臨床栄養代謝学会（編）：日本臨床栄養代謝学会JSPENテキストブック，2021を参考に作成）

（川端千壽，中薗健一）

参考文献

- 日本集中治療医学会重症患者の栄養管理ガイドライン作成委員会：日本版重症患者の栄養療法ガイドライン．日集中医会誌 **23**：185-281，2016
- 大村健二：Refeeding症候群．栄評治 **26**：412-413，2009
- 日本臨床栄養代謝学会(編)：日本臨床栄養代謝学会JSPENテキストブック，南江堂，2021
- 森みさ子：静脈炎はなぜ起こるの？ どう対処すればいいの？ Nutrition Care **12**：143-146，2019
- Compher C et al：Guidelines for the provision of nutrition support therapy in the adult critically ill patient：The American Society for Parenteral and Enteral Nutrition. J Parenter Enteral Nutr **46**：12-41, 2022
- Singer P et al：ESPEN guideline on clinical nutrition in the intensive care unit. Clin Nutr **38**：48-79, 2019
- 日本静脈経腸栄養学会(編)：静脈経腸栄養ガイドライン，第3版，照林社，2013

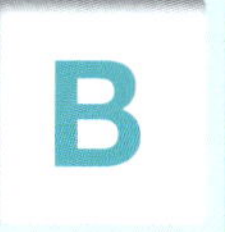

B 栄養状態を維持・改善させる薬剤――高カロリー輸液，アミノ酸製剤(肝不全用)，アミノ酸製剤(腎不全用)，脂肪乳剤

高カロリー輸液

エルネオパ

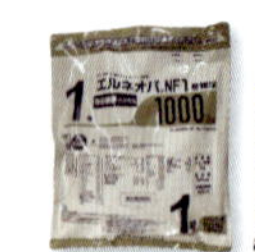
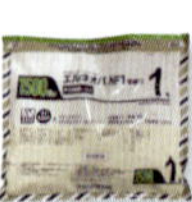
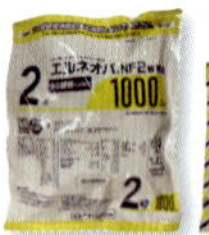
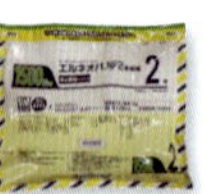

商品名：エルネオパNF 1号輸液，エルネオパNF 2号輸液

■ どんな薬か―製剤の特徴

- 高カロリー輸液は，糖と電解質からなる基本液と，基本液にアミノ酸，ビタミン，脂質，微量元素を組み合わせたものをキット製剤という．
- 高カロリー輸液2,000 mLを投与すると，ビタミンと微量元素の1日所要量を満たす設計となっている．そのため2,000 mL未満の輸液量の場合はビタミンや微量元素で不足しているものがないか注意が必要である．
- エルネオパとワンパルは基本液(糖，電解質)にアミノ酸，ビタミン，微量元素を配合したキット製剤である．エルネオパは現在，NF1号と2号，そして，それぞれの規格に対し1,000 mL，1,500 mL，2,000 mLの合計6種類が製造販売されており，各規格で組成や栄養素の含有量が異なる．

■ 製剤の効き方

- 太く，血流の早い中心静脈を投与経路とするため，高濃度の栄養輸液の投与が可能である．
- キット製剤は必要な栄養成分がセットになっているため，投与ルートを複数に分けたり，過剰に輸液量を増やしたりすることなく電解質，カロリー，アミノ酸，ビタミン，亜鉛，鉄，銅，マンガン，ヨウ素を補給することができる．

■ 投与後の観察・モニタリング

【作　用】

- 血糖値，電解質バランス，各種栄養指標をもとに効果を評価する．
- TPNとTPN以外からの摂取エネルギーの総和を把握し，次項に述べる副作用を発生させることなく投与を継続できるようモニタリングを行う．
- TPN期間中の一般的なモニタリング項目と観察頻度(導入期・維持期ごと)は表2を参照．

【副作用】

- 過剰な糖質や栄養の投与は，脂質異常，嘔吐，高二酸化炭素血症，呼吸不全の原因になる．
- 糖代謝，タンパク質代謝，脂質代謝，電解質代謝，ビタミン代謝，微量元素代謝異常，消化器合併症などの代謝性合併症に注意する．
- 電解質異常として，リフィーディング症候群では異常低値，過剰栄養では異常高値に注意する．

■ 特徴的な副作用

- 高血糖，肝障害，下痢，リフィーディング症候群，静脈炎，必須脂肪酸欠乏症

■ 薬の使い方（用法・用量）

【添付文書】

- エルネオパ NF1 号輸液は，耐糖能が不明，または耐糖能が低下している場合に TPN の開始液として用いる．
- 侵襲下で耐糖能低下時や糖制限の必要がある場合，エルネオパ NF2 号輸液は維持液として用いる．
  - ・いずれの場合も，通常，成人には 1 日 2,000 mL を 24 時間かけて投与する．

■ 禁　忌

- 各種電解質の異常高値時（Na，Cl，K，P，Mg，Ca）：本剤投与により電解質異常が増悪する可能性がある．
- 重篤な肝障害，胆道閉塞のある患者：不十分なアミノ酸代謝による病態の悪化・誘発，微量元素の体内蓄積の可能性がある．
- 乏尿，重篤な腎障害，高窒素血症の患者（血液透析や血液濾過を実施している患者を除く）：水分，電解質の過剰投与によるこれらの病態の増悪，尿素（アミノ酸代謝産物）滞留による症状増悪のおそれがある．
- アミノ酸代謝異常，血友病の患者：アミノ酸インバランスの増悪，パンテノールによる出血時間延長のおそれがある．

■ 主な配合変化

- 高濃度ブドウ糖液とアミノ酸を混合することで褐色化（メラノイジン）し，栄養価が低下する（メイラード反応）．この変化を防止する目的で，投与前までそれぞれが隔壁で分けられている．
- チアミラールナトリウム，チオペンタールナトリウム，フェニトイン，カンレノ酸カリウム，プロタミン硫酸塩，アムホテリシン B と配合直後に変色，混濁を伴う外観変化を生じる．

■ 希　釈

- 希釈せず原液のまま使用する．ただし，希釈目的ではないが，ブドウ糖液やアミノ酸製剤を本剤に混注して投与する場合がある．

■ 混注時の注意点

- 本剤は 4 区画それぞれに栄養素が収納されている．投与前にはこれらをすべて開通させ，黄色透明の均一な液とな

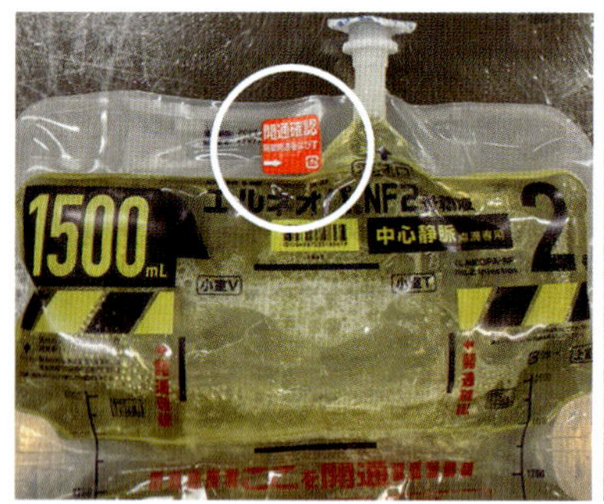

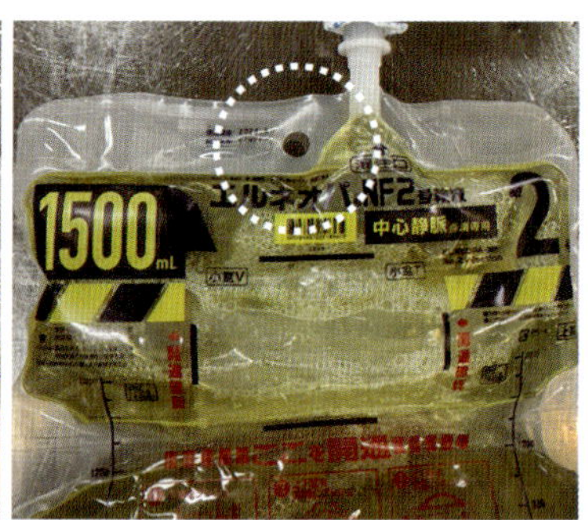

図3　エルネオパの開通確認シール

るよう十分に混合する．

- 開通確認シールは，必ず隔壁を開通し，混和した後に剥がす(図3)．

薬剤師からのアドバス

- 高カロリー輸液用キット製剤を用いずに中心静脈栄養輸液を作成する場合は，Na，K，Clなどの一般的な電解質だけでなく，Ca，Mg，Pなどの投与量にも留意する必要があります．
- 本剤は脂質を含まないため，適切な時期に週1回程度で脂肪乳剤の投与開始を検討する必要があります．
- 長期TPN施行時にはセレン欠乏症に注意し，定期的にモニタリングすることが推奨されます．
- 経口摂取をしないと口腔内の汚染が進むため，口腔ケアを徹底しましょう．

Q　**「ワルファリンを服用している場合，高カロリー輸液の投与に注意が必要」と聞いたのですが，なぜですか？**

A　高カロリー輸液や総合ビタミン製剤にはビタミンKを含有するものが複数発売されています．**ビタミンK存在下ではこれらの製剤の影響でワルファリンの作用が弱まり，血栓症のリスクが上昇します**．そのため，ビタミンK非含有製剤に変更する，または頻回にINRを測定しながらワルファリンの用量を調整する，などの対応が必要です．

(田村　亮)

Q 静脈栄養のルート内で一部，白くなっているのですが，これは薬剤の配合変化ですか？

A 以下のような可能性が考えられます．それぞれに対応が必要です．

●配合変化が原因である場合

・対処：配合変化が起こりうる薬剤の組み合わせを添付文書やインタビューフォームなどで確認します．混注した薬剤どうし，またはメインルートと側管から投与した薬剤どうしの配合変化の可能性がある場合は，ルート交換，およびそれぞれの薬剤が接触しないよう投与ルートや投与時間などの変更を行います．

●細菌汚染が原因である場合

・対処：配合変化の可能性が低く，患者の状態から細菌感染を疑う場合はカテーテル由来血流感染（CRBSI），中心静脈ライン関連血流感染（CLBSI）を想定し，カテーテルの抜去，および血液培養・カテーテルの先端培養など，しかるべき対応を検討する必要があります．

（田村　亮）

アミノ酸製剤(肝不全用)

アミノレバン

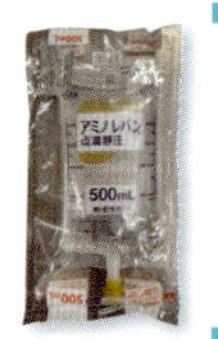

商品名：アミノレバン点滴静注

■どんな薬か—製剤の特徴

- アミノ酸製剤にはアミノ酸単体の製剤と他の栄養成分を配合するキット製剤がある．
- アミノ酸単体製剤のうち，肝不全用アミノ酸製剤としてアミノレバンとモリヘパミンがある．
- アミノレバンは15種類のアミノ酸を含む特殊組成のアミノ酸製剤で，200 mLと500 mLがある．

■製剤の効き方

- バリン，ロイシン，イソロイシンは化学構造の特徴から分岐鎖アミノ酸(BCAA)という．BCAAは体内で合成できないため，体外から補充する必要がある．
- 通常，アミノ酸は肝臓で代謝されるが，肝不全ではBCAAは肝臓ではなく筋肉で代謝され，アンモニアを分解しエネルギーを産生する．一方，フェニルアラニン，チロシン(芳香族アミノ酸，AAA)は，肝不全では肝臓での代謝を受けることができず，体内に蓄積することで，相対的に体内のBCAAが減り，AAAが増えた状態になる．
- 肝不全用アミノ酸製剤では，このアンバランスを是正するためにBCAAの割合を増やし，AAAの割合を減らすことにより，フィッシャー比(BCAA/AAA)を高く設定している．これにより，肝性脳症の改善や，発症予防を目的として使用される．

■投与後の観察・モニタリング

【作　用】

- 肝性脳症の治療では血中アンモニア値や意識レベルが効果の指標になる．
- 肝不全における低アルブミン血症の改善にはアルブミン値も効果の指標となる．
- 一般的なモニタリング項目と観察頻度(導入期・維持期ごと)は表2を参照．

【副作用】

- 投与量が多すぎる場合，肝性脳症や高アンモニア血症を発症することがあるため，意識レベルの低下や羽ばたき振戦の有無に注意する．
- 本剤を単独で投与すると低血糖発生のリスクがあるため，糖入りの静脈栄養の併用，または血糖モニタリングが望ましい．

■ 特徴的な副作用

- 過量投与時や摂取する窒素源が多量の場合，肝性脳症発症の原因になる可能性がある．必ず，食事と薬剤由来のタンパクの合計量がその患者にとっての必要量となるように設定する必要がある．

■ 薬の使い方（用法・用量）

【添付文書】

・点滴静注：通常，成人1回500～1,000 mLを投与する．投与速度は500 mLあたり180～300分を基準とする．

・TPN：本剤500～1,000 mLを糖質輸液などに混和し，24時間かけて中心静脈内に持続投与する．

■ 禁　忌

- 重篤な腎障害のある患者（透析または血液濾過を実施している患者を除く）：尿素などのアミノ酸代謝物の滞留による症状悪化のおそれがある．
- アミノ酸代謝異常症の患者：不十分なアミノ酸代謝により，摂取アミノ酸が過剰となる．

■ 主な配合変化

- チアミラールナトリウム，チオペンタールナトリウム，カンレノ酸カリウム，アムホテリシンB，含糖酸化鉄とは，変色または混濁を伴う外観変化を生じる．

■ 希　釈

- 末梢ルートからは希釈せずに原液のまま使用する．
- 中心静脈から投与する場合は500～1,000 mLをTPNに混和する．

■ 混注時の注意点

- 製剤の安定性を保持するため脱酸素剤を封入しているので，ソフトバッグの外袋は使用時まで開封しない．
- 温度変動により結晶が析出することがあるが，常温（15～25℃）付近で振とうすることにより溶解して使用できるようになる．

■ 薬剤師からのアドバイス

- アミノレバン点滴静注はNa 14 mEq/L，Cl 94 mEq/Lを含有するため，大量投与または一定期間継続投与する場合は電解質バランスに注意する必要があります．
- アミノレバンは点滴のほかに経口薬のアミノレバンENがあります．アミノレバンENには糖質，脂質，ビタミンのほか，Na・Cl以外の電解質も含有しているという違いがあります．
- 肝不全用アミノ酸製剤は肝性脳症の改善に用いる薬剤であり，特殊なアミノ酸組成であるため，栄養状態を改善する目的で作られていません．そのため，病態が改善した後は，速やかに一般用のアミノ酸製剤に切り替えることが必要です．

アミノ酸製剤(腎不全用)

キドミン

商品名：キドミン輸液

どんな薬か—製剤の特徴

- 腎不全患者は，タンパク摂取制限，タンパク異化亢進および合成低下，腎における代謝障害，内分泌機能異常，尿毒素の蓄積などによりアミノ酸代謝異常をきたす．アミノ酸代謝異常では，血中の必須アミノ酸量が低下し，ヒスチジン，チロシン以外の非必須アミノ酸が高値になる．
- その不足するアミノ酸のバランスを補うために作られた腎不全用アミノ酸製剤がキドミン，ネオアミユーである．これらは「アミノ酸量を抑え，高窒素血症を防ぐ」，「BCAAを強化して栄養状態の悪化を防ぐ」という目的で投与される．
- キドミンは現在，200 mLと300 mLの2規格が発売されている．必須アミノ酸を主体とし，グリシンを除く非必須アミノ酸を含む17種類のアミノ酸からなる．

製剤の効き方

- 必須アミノ酸，非必須アミノ酸ともに各アミノ酸の血中濃度は投与開始後から直ちに上昇し，投与終了直後は速やかに下降する．投与終了後6時間には投与前値のレベルに戻る．

投与後の観察・モニタリング

【作　用】

- 効果の指標として特異的な項目はない．

【副作用】

- 酢酸イオン(約46 mEq/L)が含まれるため，大量投与時または電解質液を併用する場合には電解質バランスに注意する．
- 意識➡BUN，NH_3の上昇により意識レベルの低下をきたす可能性がある．検査値とともに意識状態に注意する．

特徴的な副作用

- 本剤はBUNの生成を抑える目的でアルギニンの量を減らしているが，過量投与時はBUNが上昇し，逆に過小投与時はNH_3の上昇が起こる．つまり，適正な用量でなければ，意識レベルの低下をきたす可能性がある．意識レベルの評価を継続し，異常を認めた場合には投与の中止を検討する．

薬の使い方（用法・用量）

【添付文書】

- **急性腎不全**
  - ・点滴静注：成人には1日600 mLを高カロリー輸液に混和し中心静脈から持続投与する．生体のアミノ酸利用効率上，投与窒素1 g（本剤100 mL）あたり300 kcal以上の非タンパク熱量を投与する．
- **慢性腎不全**
  - ・点滴静注：末梢静脈から投与する場合は，成人には1日1回200 mLを投与する．投与速度は100 mL/時を基準とし，小児・高齢者・重症患者ではさらに緩徐に投与する．透析終了90～60分前より透析回路の静脈側に注入する．
  - ・点滴静注：高カロリー輸液に混和して投与する場合は，1日400 mLを中心静脈から持続投与する．生体のアミノ酸利用効率上，投与窒素1g（本剤100 mL）あたり300 kcal以上の非タンパク熱量を投与する．

禁　忌

- 肝性昏睡またはそのおそれのある患者
- 高アンモニア血症の患者
- 先天性アミノ酸代謝異常症の患者

主な配合変化

- アルカリ側で安定化されている製剤や，水に難溶性の製剤で配合変化が起こりやすいとされている．
- フェニトイン，インスリン（ヒューマリンR），イミペネム・シラスタチンナトリウム，アムホテリシンB：白濁，着色などの外観変化

希　釈

- 希釈せず原液のまま単独またはTPNに混和して投与する．

調製・混注時の注意点

- 製剤の安定性を保持するため脱酸素剤を封入しているので，ソフトバッグの外袋は使用時まで開封しない．
- 温度変動により結晶が析出することがあるが，常温（15～25℃）付近で振とうすることにより溶解して使用できるようになる．

薬剤師からのアドバイス

- アミノ酸は透析による除去を受けるため，血液透析を行っている患者では注意が必要です．

脂肪乳剤

ダイズ油

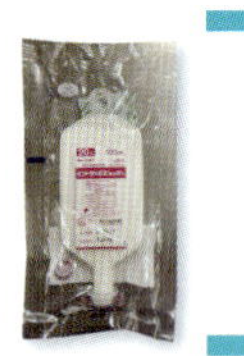

商品名：イントラリポス輸液

どんな薬か―製剤の特徴

- ミキシッドを除くTPNキット製剤には脂質が含まれていないため，脂質投与が必要な場合は脂肪乳剤を使用する．
- イントラリポスはダイズ油の長鎖脂肪酸トリグリセライドを主成分とし，卵黄レシチンを乳化剤として用いた製剤である．
- 静脈栄養施行時に糖質のみで必要なエネルギーを摂ると，糖質が過剰投与となり，脂肪肝やTPN関連肝障害の原因となる．少量で高いエネルギー補給が可能であるため，水分制限中の患者でも使い勝手がよい(10%製剤は1.1 kcal/mL，20%製剤は2.0 kcal/mLのエネルギーを有する．
- 脂肪乳剤を投与しない場合，成人は約4週間(小児は約2週間)で必須脂肪酸欠乏症を発生する可能性がある(Ann Surg **185**：535-542, 1977)．
- 以上より，脂肪乳剤は「効率のよいエネルギー補給」，「肝障害・脂肪肝の予防」，「必須脂肪酸欠乏症の予防」を目的として投与される．
- イントラリポスは現在，10%250 mL，20%(50 mL，100 mL，250 mL)の4規格が発売されている．

製剤の効き方

- 本剤は血管内に入ったのち，高密度リポタンパク(HDL)が運搬してきたアポタンパク(C-Ⅱ，C-Ⅲ，E)と結合し，脂肪酸とグリセロールに分解される(図4)．それぞれ，代謝を受けて最終的にエネルギー源となる．脂肪酸に分解されなければエネルギー源にならないため，この分解の過程がポイントとなる．

投与後の観察・モニタリング

【作　用】

- 血清トリグリセライド(TG)値➡脂肪乳剤が有効に利用される目安となる300 mg/dL未満を確認しながら投与
- そのほかの一般的なモニタリング項目と観察頻度(導入期・維持期ごと)は表2を参照

【副作用】

- 血清TG値：本剤投与中のTG値は300～400 mg/dLまでが許容範囲とされてる．TG値が400 mg/dLを超える膵炎患者では投与を控える．

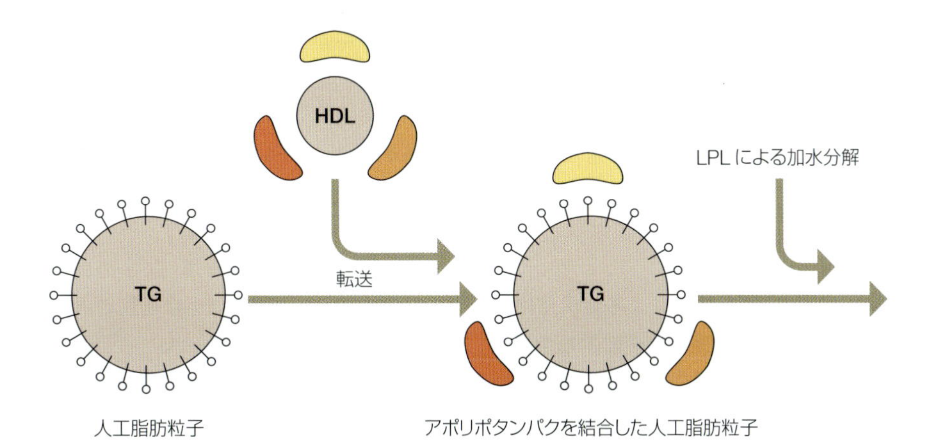

TG：トリアシルグリセロール，HDL：高比重リポタンパク，LPL：リポタンパクリパーゼ
：アポリポタンパク C-Ⅱ，：アポリポタンパク C-Ⅲ，：アポリポタンパク E

図4　人工脂肪粒子のリポタンパク化
（イントラリポス輸液10%・20%インタビューフォームから引用）

- 熱感，発熱，頻脈，頻呼吸，胸部圧迫感，悪心・嘔吐，顔面紅潮など（急速投与で発現しやすい）.

■特徴的な副作用

- 急性膵炎：遊離脂肪酸やカイロミクロンによる微小塞栓や膵臓の毛細血管の虚血など，複数の機序で発生する.
- 静脈塞栓症脂質異常症：脂肪乳剤を急速投与すると，血管収縮による血栓症や脂肪乳剤の分解が遅延することによる血栓症のリスクが増加する．投与速度を遵守することでリスクを抑えることができる.

■薬の使い方（用法・用量）

【添付文書】

- イントラリポス輸液10%
  - 点滴静注：通常，1日500 mL（ダイズ油として10%液）を3時間以上かけて投与．体重1 kgあたり1日脂肪として2 g（本剤20 mL）以内とする.
- イントラリポス輸液20%
  - 点滴静注：通常，1日250 mL（ダイズ油として20%液）を3時間以上かけて投与．体重1 kgあたり1日脂肪として2 g（本剤10 mL）以内とする.

【ガイドライン・論文】

- 静脈経腸栄養ガイドライン第3版
  - 添付文書では上記の投与速度であるが，日本人における脂肪乳剤の投与速度の上限は0.1 g/kg/時とされている（Nutrition **12**：79-82, 1996）.
  - 血中のアポリポタンパクの運搬能には上限があり，これを上回る投与速度では血中TG値が上昇し，脂肪粒子が分解されないまま(＝エネルギー源にならないまま)血中に停滞する．より安全・効果的に投与するため 0.1 g/kg/時の投与速度を遵守すべきである．

■禁　忌

- 血栓症：凝固能亢進による症状悪化
- 重篤な肝障害・重篤な凝固障害：肝機能低下・血小板減少症の報告がある．
- 脂質異常症，ケトーシスを伴う糖尿病：ケトン体産生により病態を悪化させる．

■主な配合変化

- 脂肪乳剤は他剤との配合によって粒子の増大や凝集を惹起するおそれがあるため，他の薬剤や静脈栄養輸液との配合は原則として避ける．
- どうしてもルートが確保できない場合は，ビタミン，ミネラル以外が添加されていない高カロリー輸液に限って側管から投与することは可能である．

■希　釈

- 希釈せず原液のまま投与する．

■混注・投与時の注意点

- 脂肪粒子(粒子径：0.75～1 μm)がフィルターに捕捉されるため，フィルターよりも患者側の側管から投与する．

■薬剤師からのアドバイス

- 脱酸素剤が入っているため，ソフトバッグを包んでいる外袋は使用時まで開封せず，外袋を開封する前にインジケーターがピンク色であることを確認します．紫～青色に変色した製品は使用しません．
- 24 時間ごとのルートの交換や脂肪乳剤投与後のフラッシュを実施することが望ましいとされています．
- 脂肪乳剤に関する運用(投与速度やルートの交換頻度など)は病院ごとに異なる場合がありますので，ご自身の所属施設内の運用を十分に確認してください．
- 急性期初期，10 日程度は脂肪乳剤の投与は控えるべきであるとされています(日集中医誌 **23**：185-281，2016)．
- 集中治療においては，鎮静剤のプロポフォールを使用することが多いですが，プロポフォールは約 1.1 kcal/mL であり，脂質および摂取エネルギーの計算にはプロポフォール由来のエネルギーも加味する必要があります．

（田村　亮）

参考文献

- O'Neill J et al：Essential fatty acid deficiency in surgical patients. Ann Surg **185**：535-542, 1977
- 日本静脈経腸栄養学会：静脈経腸栄養ガイドライン，第 3 版，照林社，2014
- Iriyama K et al：Elimination rate of fat emulsion particles from plasma in Japanese subjects as determined by a triglyceride clamp technique. Nutrition **12**：79-82, 1996
- 日本集中治療医学会重症患者の栄養管理ガイドライン作成委員会：日本版重症患者の栄養療法ガイドライン．日集中医誌 **23**：185-281，2016

Q イントラリポス輸液は卵や大豆にアレルギーがある患者には使用してはいけないのですか？

A 禁忌ではありませんが，**イントラリポスは大豆油，卵黄レシチンで構成されている**ため，やむを得ず投与する際は皮膚症状，呼吸器症状，粘膜症状，消化器症状，ショックなどのアレルギー症状に注意しながら観察する必要があります．

（田村　亮）

Q イントラリポス輸液を投与する際は通常の点滴ラインで問題ないですか？

A 可塑剤のDEHP［フタル酸ジ-(2-エチルヘキシル)］を含むポリ塩化ビニル製の輸液セットなどを使用した場合，DEHPが製剤中に溶出するため，**DEHPを含まない輸液セットを使用することが望ましい**とされています．

（田村　亮）

9

不眠，けいれんに対応する

――睡眠薬，抗けいれん薬

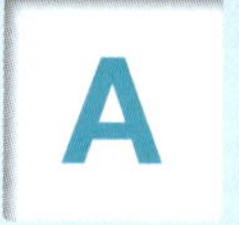

「不眠」に対応する

1 治療・ケアの全体像

図1のフローチャートに沿って対応します.

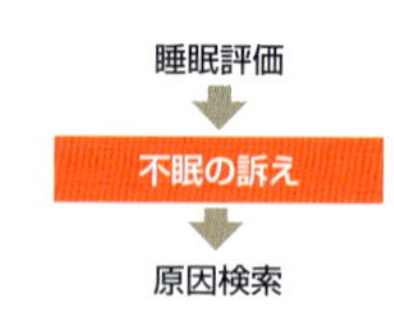

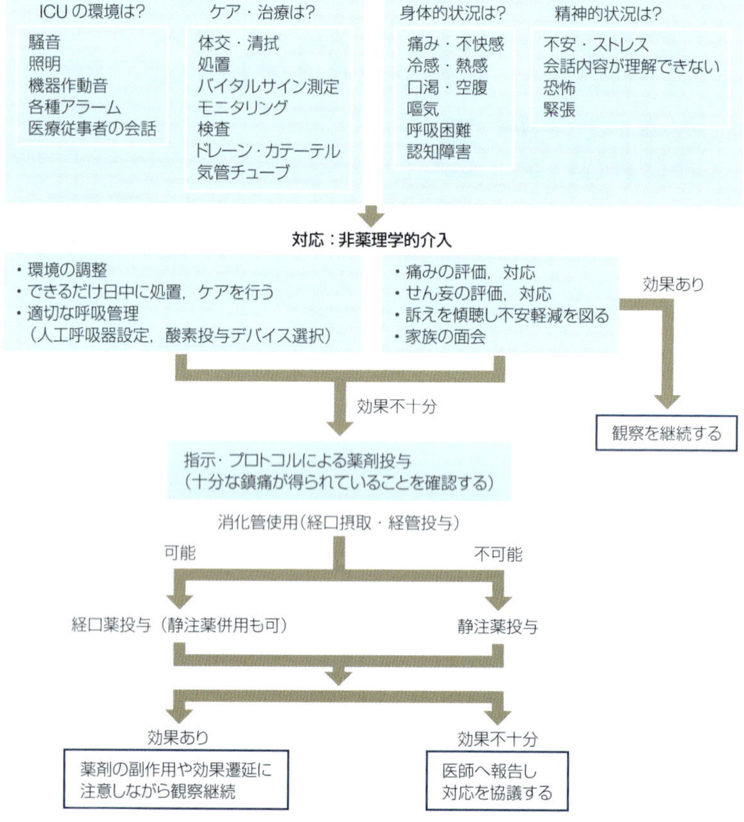

図1 不眠への対応

2 薬物療法を始める前に看護師がすべきこと

ICU/CCU 入室中の患者は，日常生活とはまったく異なる環境におかれており，さまざまな原因で容易に睡眠障害になってしまいます．睡眠障害は人工呼吸期間の延長やせん妄の発生に寄与するなど，患者の予後や QOL に悪影響を与えることがわかっています．

睡眠障害には入眠困難，中途覚醒，早朝覚醒，熟眠障害に大別されるいわゆる不眠症と，昼夜のサイクルと体内時計のサイクルが合わない概日リズム障害などがあります．眠れないと訴える患者に対してすぐに睡眠薬の投与を考えるのではなく，まずは睡眠の状態をきちんと評価したうえで睡眠障害の原因を探しましょう．睡眠障害に対しては，まず薬を使わない方法，いわゆる非薬理学的介入を行うことが推奨されています．

a 睡眠を評価(アセスメント)する

夜間の観察では眠っているように見えた患者が翌朝「眠れなかった」と訴えることがありますし，逆に体動が多く熟睡していないような患者が「よく眠れた」ということもあります．睡眠を改善させるには患者の睡眠を評価することが大事ですが，『PADIS ガイドライン』では睡眠状況について患者に尋ねて評価する，いわゆる主観的な睡眠評価を推奨しています．患者と意思の疎通が困難である場合は看護師が客観的な評価を行うことになりますが，この場合，患者の睡眠を過大評価する(眠っていると判断する)傾向があるという報告がありますので注意が必要です．どちらにしても，適切なスコアを用いて評価を標準化することが望ましいです．

●睡眠を評価するためのツール

(1) The Richards-Campbell Sleep Questionnaire (RCSQ)

RCSQ は，睡眠の深さ・寝付くまでの時間・夜間の覚醒状態・再入眠状況・睡眠の満足感を評価するスコアです(図 2)．5 項目の合計平均スコアが患者の主観的な睡眠

メモ　PADIS ガイドラインと鎮痛の重要性

2018 年に発表された，痛み・不穏 / 鎮静・せん妄・不動・睡眠障害の予防および管理のための臨床ガイドラインであり，世界中の ICU がこれに則って管理を行っています．日本語訳もありますからぜひ興味のある部分だけでも読んでみてください．ガイドラインでは鎮痛の重要性が強調されていることから，現在の ICU の鎮静 / 鎮痛管理は「鎮痛を十分に，鎮静は浅め」が基本となっており，日中は鎮静薬を中止している施設も多いと思います．鎮痛の詳細は他項に譲りますが，ICU の患者は常に何らかの痛みを感じていると考えましょう．よい睡眠のためには十分な鎮痛は不可欠です．

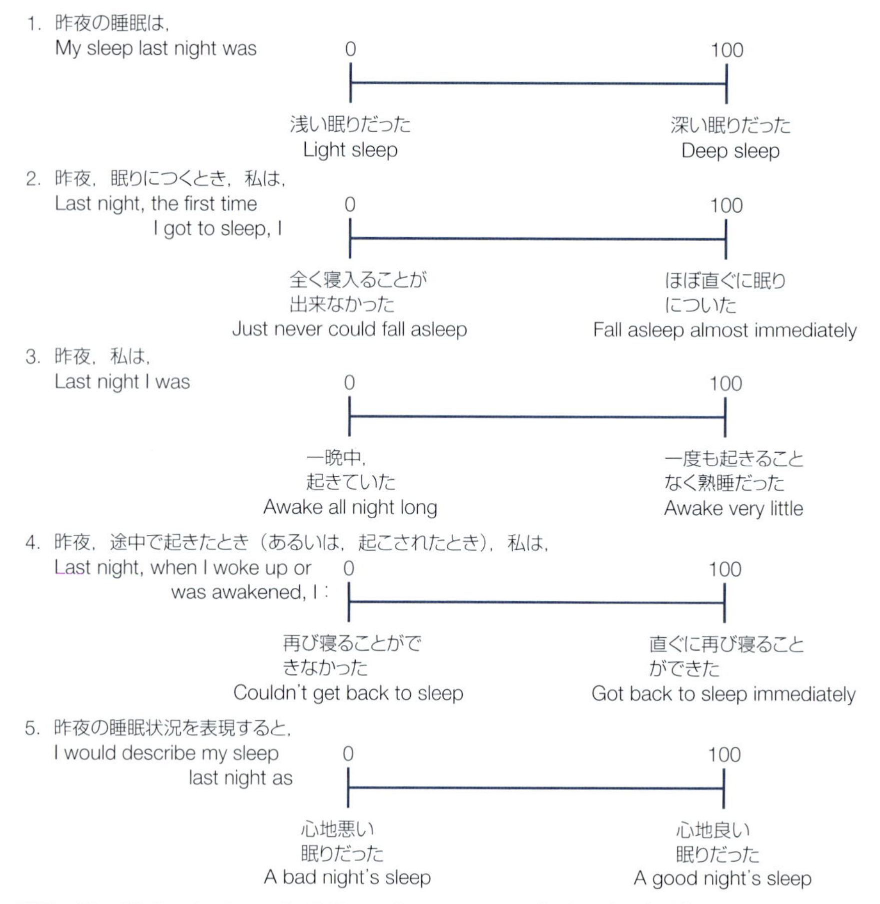

図 2　The Richards-Campbell Sleep Questionnaire（RCSQ）日本語版

（Murata H et al：The Japanese version of the Richards-Campbell Sleep Questionnaire：reliability and validity assessment. Nursing Open **6**：808-814, 2019 より許諾を得て転載）

の質を表しており，意識が清明な患者では信頼できると考えられています．

(2) ICU sleep evaluation scale（ISES）

ISES は，2 つの睡眠評価シート（睡眠観察シート，睡眠自己評価シート）から構成されており，ICU 患者の睡眠を客観的，主観的両方の視点から測定することができます（図 3）．睡眠観察シートは看護師が患者の夜間の睡眠を評価するものであり，睡眠自己評価シートは患者が起床時に自身の夜間の睡眠を評価するものです．総合点が高いほど，睡眠時間が長く，深い睡眠であったことを示します．

a：睡眠観察シート（客観的評価）

睡眠中の観察

No1
観察期間内の光（照明）、音、看護処置などの刺激があった時の反応として、**もっともあてはまる番号**を記入してください。
（目安として、**(すぐに)はおよそ3秒未満**と考えてください）

1)開眼反応
1. しばらくの間開眼していた
2. 開眼したがすぐに閉眼した
3. 閉眼していた

1回目	2回目	3回目

2)身体反応
1. しばらくの間身体の動きが続いた
2. 身体の動きがあったがすぐに消失した
3. 身体の動きはなかった

1回目	2回目	3回目

No2
観察期間内の睡眠時の姿勢として、**もっともあてはまる番号**を記入してください。
（目安として、**(たまに)はおよそ5回未満/3時間**と考えてください）

1)睡眠時の姿勢
1. 頻回に姿勢が変化していた
2. たまに姿勢が変化していた
3. 同じ姿勢だった

1回目	2回目	3回目

No3
観察期間内の生理的状態として、**もっともあてはまる番号**を記入してください。
（生理的変化であって、異常な変化について評価するものではありません）

1)呼吸回数
1. 不規則だった
2. 規則的になったり、不規則になったりした
3. 規則的だった

1回目	2回目	3回目

2)心拍数
1. 変動していた
2. 安定していたり、変動していたりした
3. 安定していた

1回目	2回目	3回目

起床時の観察

No4
起床時に声掛けをした際の患者の様子として、**もっともあてはまる番号**を記入してください。

1)眠気の程度
1. 眠気がある様子である
2. 眠気がないかどうかどちらとも言えない
3. 眠気がない様子である

4回目（起床時）

2)身体的疲労の様子
1. 疲れが取れていない様子である
2. 疲れが取れたかどうかどちらとも言えない
3. 疲れが取れた様子である

4回目（起床時）

評価スケジュール

	評価時間	観察期間
①1回目の評価	1時	22時～1時
②2回目の評価	4時	1時～4時
③3回目の評価	7時	4時～7時
④4回目（起床時）の評価	起床時	起床時

計算表

	1回目	2回目	3回目	4回目（起床時）
1. 各時間帯の合計点（睡眠中の観察+起床時の観察）	（　）点	（　）点	（　）点	（　）点

2. 総合点	（　）点

b：睡眠自己評価シート（主観的評価）

夜間のあなたの**睡眠**についてお尋ねします。
下記の各質問に対して、選択肢の中から**もっともあてはまるものを1つだけ選んで、番号を〇で囲んで**ください。

No1 夜間、光（照明）、音、看護処置などにどのくらい気づきましたか？
1. 頻繁に気づいた
2. たまに気づいた
3. 気づかなかった

No2 夜間、どのくらい寝返りをしましたか？
1. 頻繁に寝返りをした
2. たまに寝返りをした
3. 寝返りはしなかった

No3 夜間、どのくらい寝苦しさはありましたか？
1. とても寝苦しかった
2. 少し寝苦しかった
3. 寝苦しくなかった

No4 今、どのくらい眠気はありますか？
1. とても眠気がある
2. あまり眠気はない
3. 眠気はない

No5 夜間の眠りによって、どのくらい体の疲れはとれましたか？
1. まったく疲れはとれていない
2. あまり疲れはとれていない
3. 疲れはとれた

No6 夜間の眠りによって、どのくらい頭はすっきりしましたか？
1. まったく頭はすっきりしていない
2. あまり頭はすっきりしていない
3. 頭はすっきりした

総合点：　　　点

図3　ICU sleep evaluation scale(ISES)
（山口大学大学院医学系研究科　臨床看護学講座　急性期看護学領域HP（http://ds.cc.yamaguchi-u.ac.jp/~yamase/ises.html）より許諾を得て転載）

メモ　モニタリングによる睡眠評価は？

標準的な睡眠の評価法としてポリソムノグラフィがあります．しかし，この機械は脳波や筋電図，心電図など多くのセンサーを体に装着する必要があり，ICUの患者で使用するのは現実的ではありません．では，全身麻酔の深度を表すモニタとして主に手術室で使われているBispectral Index（BIS）やPatient State Index（PSI）はどうでしょうか．『PADISガイドライン』では，成人重症患者ではこれらを臨床的にルーチンで用いることを推奨していません．まだ信頼できるほどのデータがないためですが，研究が進めば将来的にICUで睡眠モニタとして活用できる可能性はあります．

b 睡眠障害への非薬理学的ケアを行う

睡眠障害の原因には大きく分けてICU環境や医療・ケアによる環境要因と，患者本人の要因とがあります．

● 環境要因に対応する

ICUは一般病棟と比べても睡眠に適しているとはいえない場所です．モニタや医療機器が常に作動しており，アラームは大音量で鳴り響きます．消灯しても完全に暗くすることはできません．患者の状態に応じて，夜間でも日中と同じような医療行為やケアが行われることもあります．まずはこのような環境要因を改善できるかどうか考えましょう．夜間照明を暗くする，医療従事者が小声で話すことを心がけるなどの対応はすぐに可能です．また，耳栓やアイマスクなどで音や光を遮断するのも1つの方法です．

アラームがうるさいからといって音量を低くする，設定を変更して鳴らないようにするなどの対応は，安全管理上安易にすべきではありません．アラームが鳴る＝異常ですから，まず原因を突き止め，それを改善する方法を探しましょう．

● 患者要因に対応する

十分な鎮痛は必須ですが，ICUの患者はそのほかにもさまざまな苦痛や不安を感じているかもしれません．意思の疎通がとれる場合は訴えを傾聴して対応しましょう．人工呼吸器設定が患者の呼吸とうまく合わずに苦痛を感じるケースもあります．何かおかしいな，と感じたら医師に相談しましょう．状況が許せば家族の面会時間を確保し，穏やかにすごすことで不安を軽減できる可能性もあります．

3 睡眠薬をどう使うか――処方意図と使い分け

非薬理学的介入で睡眠障害が改善しない場合には睡眠薬などを使用する，いわゆる薬物療法を検討します．『PADISガイドライン』では，ICU患者の睡眠障害に使用する薬の種類を具体的に推奨していません．そのため，臨床の現場では患者の状態に合わせて投薬指示やプロトコルに沿って薬が使われています．

a 静注薬はどう使い分けるか

✓静注薬は経口薬に比べて調節性がよい．主に鎮静用の薬剤が使用されている

現在，重症患者でも腸管を使用した栄養管理や投薬が積極的に行われていますが，何らかの理由でそれができない場合は静注薬を使います．しかし睡眠改善が適応となる静注薬は存在しませんので，鎮静に用いるプロポフォールやデクスメデトミジンが使用されているのが現状で，経口薬に比べて調節性がよいのが特徴です．

(1) プロポフォール

プロポフォールを睡眠障害の改善目的に使用することは推奨されません．投与して意識レベルが低下し，客観的には眠っているようにみえても実際にはREM睡眠を抑制するなどのデメリットがあり，「睡眠」を促しているわけではないことがわかっています．循環抑制効果による血圧低下が起きやすく，また呼吸抑制のリスクもありますから，特に気管挿管・人工呼吸を行っていない患者では使うべきではありません．

(2) デクスメデトミジン

デクスメデトミジン(➡ p.118)は自然な睡眠を促すとされており，呼吸抑制も少ないため気管挿管・非挿管にかかわらず広く使用されています．特に禁忌はありませんが，副作用として徐脈と低血圧がありますので慎重な観察が必要です．

(3) そのほか

そのほかにミダゾラムやケタミンが使用されることもありますが，これらも厳密にいえば睡眠を促す薬ではありません．それぞれの薬の特性や副作用を考慮したうえで，単独あるいは複数の組合せで投与されます．

b 経口薬はどう使い分けるか

✓経口薬は，医師の判断で単独または複数の組み合わせで使用する

一般的に処方される睡眠薬はベンゾジアゼピン系が多いのですが，ICU患者では睡眠の質を改善しないとされています．他の睡眠薬については，有効か無効かという判断ができるほどの研究が十分でないため，ガイドラインには記載されていません．そのため医師の判断で薬剤を単独あるいは複数の組み合わせで使用することになります．

メラトニン受容体を刺激して睡眠中枢を不活化するラメルテオン(➡ p.378)，超短

メモ　ベンゾジアゼピン系薬による鎮静

ベンゾジアゼピン系の薬剤は，ICU 患者の鎮静で第一選択として使われることはほぼありません．『PADIS ガイドライン』でもせん妄や人工呼吸期間などで不利になるため推奨されていません．ただし，日本版の『J-PAD ガイドライン』では，条件付で必要時は使用可能とされています．それは，不穏の管理，強い不安，けいれん，アルコール・ベンゾジアゼピン系薬離脱の治療ならびに深鎮静，健忘，他の鎮静薬の減量が必要なときです．

ICU で睡眠薬を選ぶときもベンゾジアゼピン系薬は敬遠されがちですが，症例を選んで使用することはありますので「絶対ダメ」ではないことを覚えておきましょう．

時間作用型のゾルピデム(➡ p.376)，睡眠を促すのではなく覚醒状態を抑制するスボレキサント(➡ p.380)，レンボレキサント(➡ p.382)などが使用されます．

それでも睡眠障害が改善しない場合は，三環系抗うつ薬，非定型抗精神病薬，ベンゾジアゼピンやベンゾジアゼピン受容体作動薬などを使用することがあります．

4 観察・ケアのポイント

a 睡眠の評価とパターンの観察を継続する

睡眠薬の投与を開始した場合は，その効果を評価することが必要です．1 回の投与で判断することはむずかしいかもしれませんので，投与開始後評価を継続することで睡眠薬の投与が有効であったかどうかを判断します．なかなか寝付けない，入眠はできるが夜間何度も覚醒する，睡眠時間が短いなどさまざまな睡眠障害のパターンがありますが，必要であれば薬剤の変更や追加，投与時間の変更などを検討します．

b 睡眠薬の副作用に注意する

新しい薬剤を開始もしくは追加した場合は，作用が強く出る場合がありますので注意が必要です．一般的な副作用としては傾眠や倦怠感があります．ICU でみられるのは，効果が遷延して日中も傾眠傾向が出てしまうケースです．睡眠薬が原因と考えられる場合は薬剤の種類や組合せ，投与タイミングの変更を検討する必要があります．

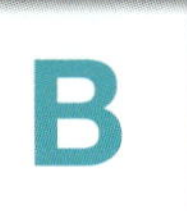

けいれんに対応する

1 治療・ケアの全体像

図4のフローチャートに沿って対応します.

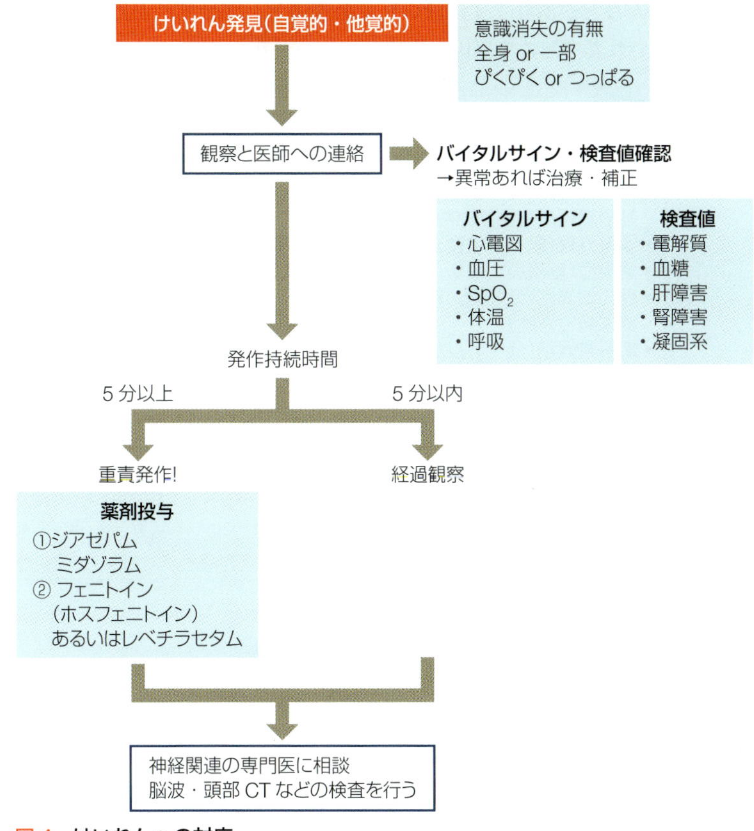

図4 けいれんへの対応

2 薬物療法を始める前に看護師がすべきこと

a けいれんかな？ と思ったら

けいれん(痙攣)とは，急激に起こる全身または一部の筋肉(骨格筋)の収縮のことです．筋肉が収縮と弛緩を繰り返すぴくぴくした動きである間代性(かんたいせい)けいれんと，筋肉が収縮したまま突っ張っている状態が続く強直性(きょうちょくせい)けいれん，それらが同時に起きる強直間代性けいれんなどがあります．けいれんの原因としてはてんかんが有名ですが，それ以外にもけいれんを起こす原因疾患は多岐にわたります(表1)．

表1 緊急度の違いによるけいれんの鑑別疾患

緊急処置を要する疾患	• けいれん重積(いずれの原因による場合でも) • 脳血管障害(くも膜下出血，脳出血，脳梗塞，血管炎，脳静脈血栓症，脳動静脈奇形，脳動脈解離) • 頭部外傷(急性外傷後，慢性外傷後，硬膜外血腫，硬膜下血腫) • 感染症(髄膜炎，脳炎，脳膿瘍，硬膜下膿瘍，全身感染症に伴う場合) • 糖代謝異常(低血糖，糖尿病性ケトアシドーシス，非ケトン性高浸透圧性糖尿病性昏睡) • 電解質異常(低ナトリウム血症，高ナトリウム血症，低カルシウム血症) • 脳腫瘍 • 低酸素血症 • 中毒(一酸化炭素，鉛，ヒ素，リチウム，アトロピン) • 細菌毒素(破傷風，ボツリヌス) • 肝性脳症 • 尿毒症性脳症 • 急性間欠性ポルフィリン症 • アルコール離脱
準緊急処置を要する疾患	• 本態性てんかん • 脱髄性疾患(多発性硬化症) • 変性疾患(アルツハイマー病，老人性認知症) • 周産期脳損傷 • 副甲状腺機能低下症 • アジソン病 • 全身性エリテマトーデス • 特発性血小板減少性紫斑病 • 薬物の中止(バルビタール系薬剤) • 熱性けいれん
そのほかの疾患	• ヒステリー性けいれん • 過換気症候群 • 局所筋けいれん(こむら返り)

(卜部貴夫：シリーズ：内科医に必要な救急医療 けいれん (痙攣)．日内会誌 **99**：3091-3096，2010 より引用)

ICU 患者の入室理由が中枢神経系と関係がないものであったとしても，新しく発生した疾患や全身性の異常によってもけいれんが起こりうることを覚えておきましょう．てんかんによるけいれんが持続すると，脳に長期的な後遺障害を残す可能性があるとされ，迅速な対応が必要になるケースもあります．

b けいれんの評価・対応

●緊急性なしの場合

けいれんはさまざまな原因で起こります．体の一部が短時間(5 分以内)ぴくつく程度で，1 回でおさまるようであれば緊急性はありません．てんかん発作は通常 1～2 分で消失することが多いので，バイタルサインに大きな変動がなければ 2 分間は様子を観察し，後述する重責発作かどうかを判断しましょう．

ただし ICU 患者では，軽度のけいれんであってもそれが何らかの異常のサインである場合があります．血液検査に異常がないかをチェックし，症状が改善しても必ず医師に報告し，神経系の専門医に相談するのが望ましいでしょう．移動・撮影が可能な状態であれば頭部 CT 検査を行い，頭蓋内病変の有無を確認することも検討する必要があります．

●緊急性ありの場合

意識消失やバイタルサインの大きな変動を認める，けいれんが 5 分以上持続する，あるいは繰り返すなどの場合はすぐに医師に連絡しましょう．ICU 患者は常時モニタリングされており，検査を比較的容易に行えることから迅速な初期対応が可能で

メモ　てんかん？　けいれん？

「てんかん」は脳細胞の異常な興奮により脳波の異常をきたしてけいれん発作を起こす疾患であり，すべてのけいれんがてんかん発作ではありません(表 1)．非てんかん性のけいれんとしては，低血糖に伴うものや，低カリウム血症など電解質異常によるものがあります．また，てんかんでも非けいれん性てんかん重積状態(nonconvulsive status epilepticus：NCSE)という，脳波異常は認めてもけいれん発作を伴わないものもあります．けいれんは発生する原因がさまざまですので，てんかんであることを診断するには脳波検査が必要になります．

英語では

- けいれん(症候)：convulsion
- てんかん発作(症候)：seizure
- てんかん(診断名)：epilepsy

となります．

9

す．また気管挿管・人工呼吸をされていない場合は気道が確保できているか，呼吸が正常に行えているかどうかを確認します．バイタルサインのチェックと血液検査を行い，治療や補正が必要な状態であるかどうかを確かめましょう．脳波検査が行える状況であれば記録をするのが望ましいです．

けいれんがてんかん性である場合，発作が持続すると重積状態と呼ばれます．「発作がある程度の長さ以上に続くか，または，短い発作でも反復し，その間の意識の回復がないもの」と定義されます．けいれん発作が5分以上持続する場合は治療を開始すべきで，30分以上持続すると後遺障害の危険性があるとされています．

3 薬剤をどう使うか――けいれんの治療

非てんかん性の治療は，まず血糖値を確認し，低血糖(60 mg/dL以下)であれば50%ブドウ糖を投与して補正します．

てんかん重責発作の第一選択薬はベンゾジアゼピン系の薬剤で，主にジアゼパム(➡ p.385)とミダゾラム(➡ p.114)が使われることが多いようです．けいれんが消失しなければ第二選択の薬を選択します．エビデンスはありませんが，ホスフェニトイン(➡ p.388)，レベチラセタム(➡ p396)，フェノバルビタール(➡ p.392)などが使われます．それでもけいれんが消失しない場合はプロポフォール(➡ p.116)やミダゾラムの静注や持続静注を行います．

これら抗けいれん・抗てんかん薬の使用量によっては呼吸や循環が強く抑制されるため，その場合は人工呼吸を含めた全身管理が必要になります．

4 観察・ケアのポイント

初期治療でけいれんが消失しても，原因検索が必要です．撮影が可能な状態であれば頭部CT検査やMRI検査を行うのが望ましいですし，てんかんの確定診断に必要な脳波検査も必須です．けいれんが起きていないと脳波の異常が捉えられないこともあるため，持続脳波モニタリングを行う場合もあります．

（齋藤浩二）

メモ 不随意運動

けいれんは筋肉の不随意収縮ですが，不随意運動と呼ばれる症状でけいれんと鑑別が必要なものがあります．振戦(ふるえ)，ミオクローヌス，ジストニアなどが有名です．これらは神経疾患以外の疾患によって起こることもあるため，神経領域の専門医に診察を依頼するのがよいでしょう．

参考文献

- Devlin JW et al：Clinical practice guidelines for the prevention and management of pain, agitation/sedation, delirium, immobility, and sleep disruption in adult patients in the ICU. Crit Care Med **46**：e825-873, 2018
- Murata H et al：The Japanese version of the Richards-Campbell Sleep Questionnaire：reliability and validity assessment. Nursing Open **6**：808-814, 2019
- 卜部貴夫：シリーズ：内科医に必要な救急医療 けいれん(痙攣)．日内会誌 **99**：3091-3096, 2010
- 日本神経学会(監)，「てんかん診療ガイドライン」作成委員会(編)：てんかん診療ガイドライン 2018 追補版，医学書院，2018

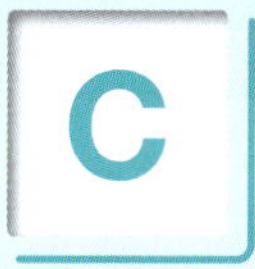

不眠，けいれんに対応する主な薬剤

睡眠薬

ゾルピデム

錠：5 mg，10 mg

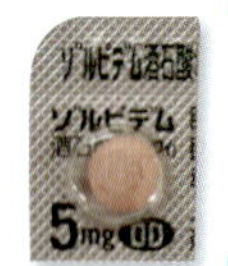

商品名：ゾルピデム酒石酸塩錠

どんな薬か―製剤の特徴

- 脳内の $GABA_A$ 受容体サブユニット α_1 に選択的に結合し，$GABA_A$ 系の抑制機構を増強することで入眠を促す．
- ベンゾジアゼピン系睡眠薬と比較して筋弛緩作用が弱い．
- 主に肝臓で代謝され，尿中または糞便中に排泄される．
- 簡易懸濁で経管投与が可能である．

製剤の効き方

- 効果発現時間：30 分以内［最高血中濃度到達時間（T_{max}）：0.7～0.9 時間］
- 効果持続時間：6～7 時間
- 半減期：1.78～2.30 時間

投与後の観察・モニタリング

【作　用】

睡眠評価
入眠（睡眠潜時），中途覚醒など

【副作用】

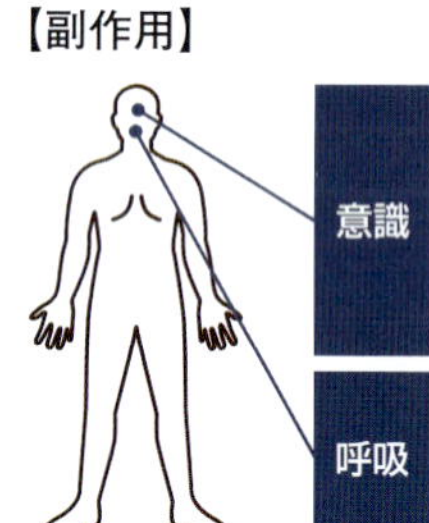

意識	・もうろう状態，睡眠随伴症状 ➡ GCS（Glasgow Coma Scale），夢遊症状など ・傾眠 ➡ 日中（特に午前中）の睡眠
呼吸	・呼吸抑制 ➡ 呼吸数，動脈血二酸化炭素分圧（$PaCO_2$）

特徴的な副作用

- 呼吸抑制による炭酸ガスナルコーシス
- もうろう状態，睡眠随伴症状（夢遊症状など），依存性，離脱症状，一過性前向性健忘（服薬後入眠までの出来事や中途覚醒時の出来事を覚えていない）

■ 薬の使い方(用法・用量)

【添付文書】

- 不眠症(統合失調症および躁うつ病に伴う不眠症は除く)
  - ・経口投与：1 回 5〜10 mg を就寝直前に投与する．高齢者には 1 回 5 mg から投与開始．1 日 10 mg を超えないこと．

■ 禁　忌

- 重篤な肝障害：代謝機能の低下により血中濃度が上昇し，作用が強く現れるおそれがある．
- 重症筋無力症：筋弛緩作用により症状を悪化させるおそれがある．
- 急性閉塞隅角緑内障：抗コリン作用により眼圧が上昇し，症状を悪化させるおそれがある．
- 本剤により睡眠随伴症状(夢遊症状など)として異常行動を発現したことがある患者：重篤な自傷・他傷行為，事故などに至る睡眠随伴症状を発現するおそれがある．

■ 薬剤師からのアドバイス

- ベンゾジアゼピン系睡眠薬と同様にせん妄のリスク薬である可能性があります．
- 弱いながらも筋弛緩作用を有し，夢遊症状などの睡眠随伴症状が出現する場合があることから，転倒・骨折リスクの上昇が報告されており，ベンゾジアゼピン系睡眠薬と同様に注意が必要です．
- 高齢者，肝硬変患者(チャイルド・ピュー分類 A，B)に使用する際に作用が強くなる可能性があり，投与量に注意が必要です．
- 連用により薬物依存を生じることがあるので，漫然とした継続投与による長期使用は避けましょう．

参考文献

- Nagamine T：Long-term preoperative use of zolpidem is associated with postoperative delirium in elderly patients undergoing hip surgery. Psychogeriatrics **21**：689-690, 2021
- Nir T et al：Z-drugs and risk for falls and fractures in older adults-a systematic review and meta-analysis. Age Ageing **47**：201-208, 2018
- Assimon MM et al：Zolpidem versus trazodone initiation and the risk of fall-related fractures among individuals receiving maintenance hemodialysis. Clin J Am Soc Nephrol **16**：88-97, 2020

ラメルテオン

錠：8 mg

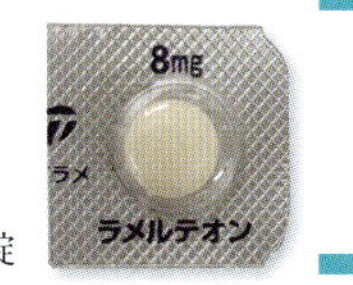

商品名：ラメルテオン錠

どんな薬か―製剤の特徴

- メラトニン受容体に作用し，睡眠リズムを改善する．
- ベンゾジアゼピン系睡眠薬，非ベンゾジアゼピン系睡眠薬のゾルピデム，ゾピクロン，エスゾピクロンと比較して効果発現が緩徐で依存性が少ない．
- 主に肝臓で代謝され，尿中に排泄される．
- 簡易懸濁(10 分間の懸濁が必要)で経管投与が可能である．

製剤の効き方

［ラメルテオン(未変化体)］
- T_{max}：0.75 時間
- 半減期：約 1 時間

［M-Ⅱ(活性代謝物)］
- T_{max}：0.75 時間
- 半減期：約 2 時間

※ 1～2 週間かけて緩徐に効果発現(睡眠潜時：約 30 分)

投与後の観察・モニタリング

【作　用】

睡眠評価

1～2 週間を目途に入眠までの時間（睡眠潜時）と睡眠時間を評価

【副作用】

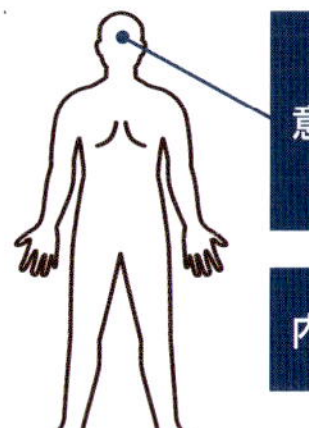

意識
- 傾眠 ➡ 日中（特に午前中）の睡眠
- めまい ➡ リハビリテーション中の動作
- 倦怠感 ➡ 活動量の低下

内分泌
- プロラクチン血症 ➡ 月経周期（無月経，月経不順），乳汁分泌

特徴的な副作用

- 傾眠，めまい，倦怠感や高プロラクチン血症

薬の使い方(用法・用量)

【添付文書】

- **不眠症における入眠困難の改善**
  - 経口投与：1 回 8 mg を就寝前に投与する．

禁　忌

- 高度な肝障害：代謝機能の低下により血中濃度が上昇し，作用が強く現れるおそれがある．
- フルボキサミンマレイン酸塩を投与中：ラメルテオンの代謝酵素を強く阻害することで血中濃度が上昇し，作用が強く現れるおそれがある．

■薬剤師からのアドバイス

- CYP1A2を中心にCYP3A4やCYP2Cサブファミリーにより代謝されるため，これらを阻害する薬剤(キノロン系抗菌薬，マクロライド系抗菌薬，アゾール系抗真菌薬)との相互作用に注意が必要です．
- 食後投与の場合，空腹時投与と比較して最大血中濃度が低下するため，食事(特に高脂肪食)や経腸栄養と2時間以上間隔を空ける必要があります．
- せん妄を予防する可能性があります．

参考文献

- Wu YC et al：Association of delirium response and safety of pharmacological interventions for the management and prevention of delirium：a network meta-analysis. JAMA Psychiatry **76**：526-535, 2019
- Khaing K et al：Melatonin for delirium prevention in hospitalized patients：A systematic review and meta-analysis. J Psychiatr Res **133**：181-190, 2021

9

スボレキサント

錠：10 mg，15 mg，20 mg

商品名：ベルソムラ錠

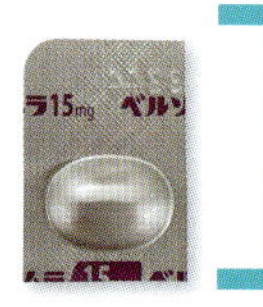

■ どんな薬か—製剤の特徴

- オレキシン受容体を阻害することで，脳を睡眠状態へ移行させて睡眠を誘発する．
- ベンゾジアゼピン系睡眠薬，非ベンゾジアゼピン系睡眠薬のゾルピデム，ゾピクロン，エスゾピクロンと比較してREM睡眠を増やすため，悪夢が多い．
- ベンゾジアゼピン系睡眠薬，非ベンゾジアゼピン系睡眠薬のゾルピデム，ゾピクロン，エスゾピクロンと比較して，依存性や反跳性不眠(睡眠薬を急に中断したときに，睡眠薬服用前よりも強い不眠症状が惹起される現象)が少ない．
- 主に肝臓で代謝され，糞便中(一部尿中)に排泄される．
- 錠剤に亀裂を入れて簡易懸濁(10分間の懸濁が必要)で経管投与が可能である．

■ 製剤の効き方

- 効果発現時間：30〜60分(T_{max}：90分)

※効果発現の程度に個人差が大きい

- 効果持続時間：6〜8時間(覚醒の7時間以上前に服用する)
- 半減期：10〜12時間

■ 投与後の観察・モニタリング

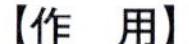

睡眠評価

入眠（睡眠潜時），中途覚醒・睡眠持続時間

【副作用】

意識
- 頭痛 ➡ 覚醒後の頭痛
- 悪夢 ➡ 夢の性質
- 傾眠 ➡ 日中（特に午前中）の睡眠
- 倦怠感 ➡ 活動量の低下

口腔
- 口渇 ➡ 口腔内環境

■ 特徴的な副作用

- 悪夢，傾眠，頭痛，口渇，倦怠感

■ 薬の使い方(用法・用量)

【添付文書】

・経口投与：1日1回20 mgを就寝直前に投与する．高齢者には1回15 mg．

・CYP3A阻害薬(ジルチアゼム，ベ

ラパミル，フルコナゾールなど）との併用時には10 mgへの減量を考慮する．

■禁　忌

- CYP3Aを強く阻害する薬剤（イトラコナゾール，ポサコナゾール，ボリコナゾール，クラリスロマイシン，リトナビル，ネルフィナビル）を投与中

■薬剤師からのアドバイス

- CYP3Aにより代謝されるため，CYP3Aを阻害する薬剤（ジルチアゼム，ベラパミル，フルコナゾールなど）を併用すると濃度上昇による作用増強が，誘導する薬剤（フェニトインなど）を併用すると濃度低下による作用減弱がそれぞれ起こるため注意が必要です．
- 食後投与の場合，空腹時投与と比較して最大血中濃度への到達時間が延長して効果が遅延する可能性があるため，食事や経腸栄養と2時間以上間隔を空ける必要があります．
- スボレキサントで効果が不十分な場合には，入眠障害，中途覚醒に対する効果がより高いと報告されているレンボレキサントの使用を検討しましょう．
- ベンゾジアゼピン系睡眠薬，非ベンゾジアゼピン系睡眠薬のゾルピデム，ゾピクロン，エスゾピクロンと異なり，せん妄を予防する可能性があります．
- せん妄リスクの高い患者の入眠障害，中途覚醒に使用しましょう．

参考文献

- Kuriyama A et al：Suvorexant for the treatment of primary insomnia：A systematic review and meta-analysis. Sleep Med Rev **35**：1-7, 2017
- Izuhara M et al：Real-world preventive effects of suvorexant in intensive care delirium：A retrospective cohort study. J Clin Psychiatry **81**：20m13362, 2020
- Hatta K et al：Preventive effects of suvorexant on delirium：a randomized placebo-controlled trial. J Clin Psychiatry **78**：e970-979, 2017
- Kishi T et al：Lemborexant vs suvorexant for insomnia：A systematic review and network meta-analysis. J Psychiatr Res **128**：68-74, 2020

レンボレキサント

錠：2.5 mg，5 mg，10 mg

商品名：デエビゴ錠

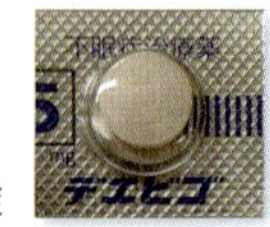

■どんな薬か―製剤の特徴

- オレキシン受容体を阻害することで，脳を睡眠状態へ移行させ睡眠を誘発する．
- ベンゾジアゼピン系睡眠薬，非ベンゾジアゼピン系睡眠薬のゾルピデム，ゾピクロン，エスゾピクロンと比較して依存性や反跳性不眠が少ない．
- スボレキサントと比較して，入眠障害への効果がより期待できる．
- スボレキサントと異なり，CYP3A を強く阻害する薬剤との併用が可能である（ただし，2.5 mg への減量が必要）．
- 主に肝臓で代謝され，糞便中（一部尿中）に排泄される．
- 簡易懸濁で経管投与が可能である．

■製剤の効き方

- 効果発現時間：30～45 分（T_{max}：1.0～1.5 時間）
- 効果持続時間：6～7 時間（覚醒の 7 時間以上前に服用する）
- 半減期：47～50 時間

■投与後の観察・モニタリング

【作　用】

睡眠評価

入眠（睡眠潜時），中途覚醒・睡眠持続時間

【副作用】

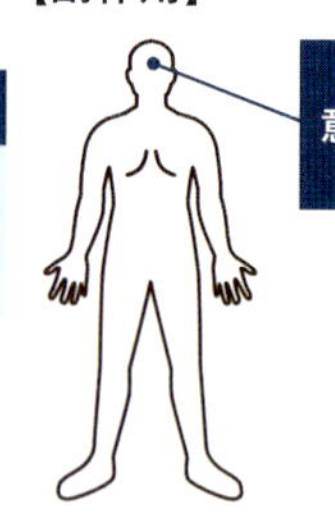

意識

- 頭痛 ➡ 覚醒後の頭痛
- 悪夢 ➡ 夢の性質
- 傾眠 ➡ 日中（特に午前中）の睡眠

■特徴的な副作用

- 傾眠，睡眠時麻痺（金縛り），頭痛，異常な夢・悪夢

■薬の使い方（用法・用量）

【添付文書】

・経口投与：1 日 1 回 5 mg を就寝直前に投与する．1 回 10 mg まで増量可．

・CYP3A 阻害薬（フルコナゾール，エリスロマイシン，ベラパミル，イトラコナゾール，クラリスロマイシンなど）との併用時には 2.5 mg に減量する．

■禁　忌

- 重度の肝機能障害：血漿中濃度を上昇させるおそれがある．

■薬剤師からのアドバイス

- CYP3Aにより代謝されるため，CYP3Aを阻害する薬剤（フルコナゾール，エリスロマイシン，ベラパミル，イトラコナゾール，クラリスロマイシンなど）を併用すると濃度上昇による作用増強が，誘導する薬剤（リファンピシン，フェニトインなど）を併用すると濃度低下による作用減弱がそれぞれ起こるため注意が必要です．
- 食後投与の場合，空腹時投与と比較して最大血中濃度への到達時間が延長して効果発現が遅延する可能性があるため，入眠障害に効果を期待する場合には食事や経腸栄養と3時間以上間隔を空ける必要があります．
- ベンゾジアゼピン系睡眠薬，非ベンゾジアゼピン系睡眠薬のゾルピデム，ゾピクロン，エスゾピクロンと異なり，せん妄を予防する可能性があります．
- せん妄リスクの高い患者の入眠障害，中途覚醒に使用しましょう．

（西田祥啓）

参考文献

- Kishi T et al：Lemborexant vs suvorexant for insomnia：A systematic review and network meta-analysis. J Psychiatr Res **128**：68-74, 2020
- Khazaie H et al：Dual orexin receptor antagonists for treatment of insomnia：A systematic review and meta-analysis on randomized, double-blind, placebo-controlled trials of suvorexant and Lemborexant. Front Psychiatry **13**：1070522, 2022
- Matsuoka A et al：Evaluation of suvorexant and lemborexant for the prevention of delirium in adult critically ill patients at an advanced critical care center：A single-center, retrospective, observational study. J Clin Psychiatry **84**：22m14471, 2022
- Matsuoka A et al：Evaluation of the delirium preventive effect of dual orexin receptor antagonist（DORA）in critically ill adult patients requiring ventilation with tracheal intubation at an advanced emergency center：A single-center, retrospective, observational study. Gen Hosp Psychiatry **83**：123-129, 2023

Q 朝寝てしまう人は睡眠薬を中止したほうがよいですか？

A

●夜間に睡眠しておらず明け方から入眠する場合

睡眠リズム障害が考えられるため，ラメルテオンのような**睡眠リズムの改善が期待できる薬剤を使用すべき**です．一方で，ラメルテオンの効果発現には時間がかかるため，同時に非薬理学的な介入やせん妄リスクに対応した睡眠導入剤の追加を検討しましょう．

●夜間は入眠しており朝の覚醒が遅延する場合

睡眠薬の効果の遷延が疑われますので，**睡眠薬の減量や効果がより短時間の睡眠薬への変更を検討**しましょう．入眠のタイミングが遅い場合には，睡眠薬の服用時間を早めにすることも必要です．また，多くの睡眠薬は肝臓で代謝されます．治療経過中に代謝酵素を阻害する薬剤(ジルチアゼム，ベラパミル，マクロライド系抗菌薬，アゾール系抗真菌薬など)が追加となり，睡眠薬の血中濃度が予想以上に上昇している場合がありますので，併用薬にも注意が必要です．スボレキサントやレンボレキサントは食事や経腸栄養の影響を受け，T_{max}(最高血中濃度到達時間)が遅延することが知られていますので，これらの薬剤を服用中の場合には投与のタイミングを確認することが必要です．

重症患者では睡眠が断片化することが報告されています．また，夜間のケアや処置，モニタリング，行動制限などによる不快感や不安感により睡眠薬の効果が十分に発揮されない場合があります．よって，薬物療法と非薬理学的介入を組み合わせたトータルケアが重要です．

(西田祥啓)

抗けいれん薬

ジアゼパム

注：5 mg/1 mL，10 mg/2 mL

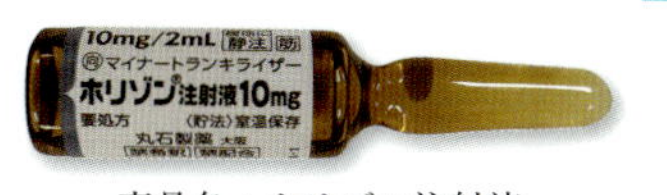

商品名：ホリゾン注射液

■ どんな薬か―製剤の特徴

- ベンゾジアゼピン受容体と結合して間接的に $GABA_A$ 受容体を活性化することで神経細胞の興奮を抑制する．
- 注射薬は即効性が期待できるためてんかん重積状態の第一選択薬として使用される．
- 主に肝臓で代謝され，尿中または糞便中に排泄される．

■ 製剤の効き方

- 効果発現時間：5～10 分以内
- 効果持続時間：20 分
- 半減期：20.4～60 分（分布相），9～96 時間（消失相）

■ 投与後の観察・モニタリング

【作　用】

けいれん発作の消失

- 無効の場合は 5～10 分後に追加投与可能
- 20 分程度で効果が消失するため，けいれん発作を繰り返す場合にはジアゼパム投与直後に他剤を併用する

【副作用】

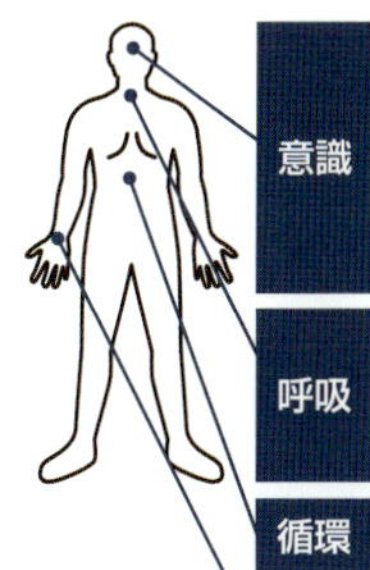

意識	・傾眠 ➡ GCS（Glasgow Coma Scale）など ・舌根沈下 ➡ 酸素飽和度，動脈血酸素分圧（PaO_2），$PaCO_2$，呼吸様式
呼吸	・呼吸抑制 ➡ 呼吸回数，酸素飽和度，PaO_2，$PaCO_2$
循環	・血圧低下，ショック ➡ 血圧，脈拍など
投与部位	・血管炎，静脈炎 ➡ 投与部位周辺の変化

■ 特徴的な副作用

- 呼吸抑制や血圧低下，循環性ショック

■ 薬の使い方（用法・用量）

【添付文書】

- **てんかん様重積状態，有機リン中毒，カーバメート中毒におけるけいれんの抑制**

・筋注，静注：初回 10 mg をできるだけ緩徐に投与．以後，必要に応じて 3～4 時間ごとに投与する．静注は，なるべく太い静脈に，緩徐に(2 分以上かけて)投与する．

【ガイドライン・論文】

- てんかん診療ガイドライン 2018
  - ・てんかん重積状態(第 1 段階)：5～10 mg を 5 mg/分で静注．無効時には 5～10 分後に追加投与する．
  - ・静脈確保が困難な場合には，注射液を注腸(10～30 mg)．坐薬は即効性がないため目前のけいれん抑制には無効のことが多い．筋注は効果発現が遅く，ばらつきが大きいため推奨されない．
- EFNS ガイドライン 2010
  - ・けいれん性てんかん重積状態に対する初期治療：10 mg を静注，引き続いてフェニトイン 18 mg/kg または同等力価のホスフェニトインを静注．
- AES ガイドライン 2016
  - ・てんかん重積状態に対する初期治療：0.15～0.2 mg/kg を静注(最大 10 mg/dose)，1 回反復投与可能．静注が使用できない場合，0.2～0.5 mg/kg を注腸(最大 20 mg/dose)，単回投与する．
- NCS ガイドライン 2012
  - ・てんかん重積状態に対する初期治療：0.15 mg/kg を静注(最大 10 mg/dose)，5 分後に反復投与可能．

■禁　忌

- 急性閉塞隅角緑内障：抗コリン作用により眼圧が上昇し，症状を悪化させることがある．
- 重症筋無力症：筋弛緩作用により症状が悪化するおそれがある．
- ショック，昏睡，バイタルサインの悪い急性アルコール中毒：頻脈，徐脈，血圧低下，循環性ショックが現れることがある．
- リトナビル投与中：代謝酵素の競合的阻害により過度の鎮静や呼吸抑制を起こすおそれがある．

■主な配合変化

- I.V.Push 法※(側管法)を用いて，輸液速度 20 mL/分の主管の側管からジアゼパム注(5 mg/mL)を 3 分かけて投与した場合，混濁および含量低下はみられなかったとの報告がある(医薬ジャーナル **27**：2730-2745，1991)

※ I.V.Push 法：輸液セットのゴム管部分や混注口，三方活栓からシリンジを用いて薬液を投与する方法．

■希　釈

- 希釈により溶解性が低下し，結晶が析出するため原則希釈は不可である．
- やむを得ず輸液中に混合して投与する場合は，少なくとも 40 倍以上に希釈し，6 時間以内に使用する(注射薬調剤監査マニュアル，第 4 版)．

■薬剤師からのアドバイス

- ロラゼパムと比較して，てんかん重積

状態に対する効果が劣るとする報告がありますが，国内における使用経験は豊富です．

- 効果持続時間が 20 分程度と短いため，けいれん発作を繰り返す場合には医師に指示を確認しましょう．
- 呼吸抑制や血圧低下が起こる場合があるため，呼吸と循環を中心にモニタリングしましょう．

参考文献

- 日本神経学会：てんかん診療ガイドライン 2018 追補版 2022．第 8 章てんかん重積状態．https://www.neurology-jp.org/guidelinem/epgl/tenkan_2018_08.pdf（2024 年 8 月 19 日閲覧）
- 幸保文治：ジアゼパム注射液の I.V.Push 投与法．医薬ジャーナル **27**：2730-2745, 1991
- 山口県病院薬剤師会 注射調剤特別委員会：注射薬調剤監査マニュアル第 4 版，p.679，エルゼビア・ジャパン，2012
- Kobata H et al：Comparison of diazepam and lorazepam for the emergency treatment of adult status epilepticus：a systemic review and meta-analysis. Acute Med Surg **7**：e582, 2020

9

フェニトイン

注：250 mg/5 mL

商品名：アレビアチン注

ホスフェニトイン

注：750 mg/10 mL

商品名：ホストイン静注

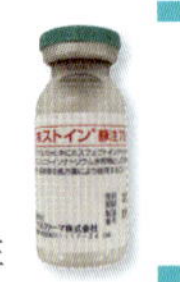

■どんな薬か―製剤の特徴

- 神経細胞膜の電位依存性 Na チャネルを阻害し，神経細胞膜を安定化させることでてんかん発作の広がりを抑える．
- てんかん重積状態の第二選択薬としてフェノバルビタール，レベチラセタムと同等の有用性が期待される．
- ホスフェニトインはフェニトインと比較して注射部位の細胞障害性(purple glove syndrome)が低いと予想される．

※ purple glove syndrome：フェニトイン注射部位より遠位側に出現する浮腫，疼痛，紫色から黒色の変色を伴う四肢の組織壊死．原因は解明されていないが，血液中のフェニトインの結晶化と周囲の間質への血管外漏出によると考えられている．

- フェニトインは主に肝臓で水酸化体およびそのグルクロン酸抱合体に代謝され，尿中に排泄される．

■製剤の効き方

- 効果発現時間：約 20 分
- 効果持続時間：約 1.5 時間
- 半減期：7～42 時間(フェニトイン)，約 15 分(ホスフェニトイン)

■投与後の観察・モニタリング

【作　用】

けいれん発作の消失

- 効果発現まで約 20 分を要するため，即効性のジアゼパムの直後に静注する

【副作用】

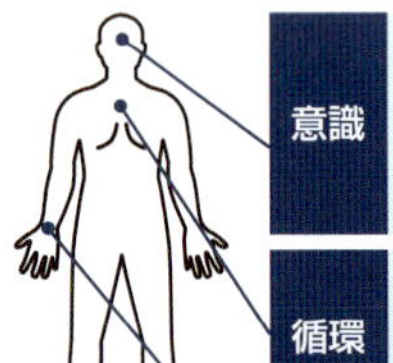

意識

- 眼振 ➡ 血中濃度，眼球の動き
- 運動失調 ➡ 血中濃度，ふらつき，失調性歩行
- 傾眠 ➡ 血中濃度，GCS

循環

- 心停止，不整脈（主に急速静注時） ➡ 心電図，脈拍
- 低血圧（主に急速静注時） ➡ 血圧

投与部位

- purple glove syndrome（特にフェニトイン注射液） ➡ 投与部位周辺の皮膚所見

■特徴的な副作用

【濃度依存的】

- 眼振(20 μg/mL 以上)，運動失調(30 μg/mL 以上)，傾眠(40 μg/mL 以上)など．

【濃度非依存的】

- 歯肉肥厚，発疹など．

【投与量・速度依存的】

- 心・循環系障害(心停止，徐脈，刺激伝導障害，不整脈，低血圧)など．

■薬の使い方(用法・用量)

【添付文書】

［フェニトイン］

- **てんかん発作重積症，意識障害・術中・術後のけいれん発作予防，てんかん様けいれん発作の抑制**
  - ・静注：125 mg/2.5 mL〜250 mg/5 mL を 1 mL/分を超えない速度で徐々に投与する．発作が抑制できないときには，30 分後にさらに 100 mg/2 mL〜150 mg/3 mL を追加投与する．

［ホスフェニトイン］

- **初回投与：てんかん重積状態**
  - ・静注：22.5 mg/kg を投与．投与速度は 3 mg/kg/分または 150 mg/分のいずれか低いほうを超えない．
- **脳外科手術または意識障害(頭部外傷など)時のてんかん発作の発現抑制**
  - ・静注：15〜18 mg/kg を投与．投与速度は 1 mg/kg/分または 75 mg/分のいずれか低いほうを超えない．
- 維持投与：上記共通
  - ・静注：5〜7.5 mg/kg/日を 1 回または分割にて投与．投与速度は 1 mg/kg/分または 75 mg/分のいずれか低いほうを超えない．

※フェニトインからホスフェニトインに切り替える場合は 1 日量を 1.5 倍，ホスフェニトインからフェニトインに切り替える場合には 1 日量を 2/3 倍にする．

【ガイドライン・論文】

- てんかん診療ガイドライン 2018
  - ・てんかん重積状態(第 2 段階)：ジアゼパムの直後にホスフェニトイン 22.5 mg/kg を静注．投与速度は 150 mg/分以下．
- EFNS ガイドライン 2010
  - ・けいれん性てんかん重積状態に対する初期治療：ジアゼパム静注 10 mg，引き続いてフェニトイン 18 mg/kg または同等力価のホスフェニトイン．
- AES ガイドライン 2016
  - ・てんかん重積状態に対する第 2 段階の治療：ホスフェニトイン［フェニトイン換算量 20 mg/kg，最大 1,500 mg］静注．ホスフェニトインをフェニトインに優先して使用．
- NCS ガイドライン 2012
  - ・てんかん重積状態に対する初期治療，二次治療，難治性治療：ホスフェニトイン［フェニトイン換算量 20 mg/kg，5 mg/kg 追加投与可能］静注．フェニトイン 20 mg/kg 静注，5〜10 mg/kg 追加投与可能である．

■禁　忌

- 本剤成分またはヒダントイン系化合物

に対して過敏症の既往歴
- 洞性徐脈，高度の刺激伝導障害の既往（心停止を起こすことがある）
- 本剤の肝代謝酵素およびP-糖タンパク，UGT1A1の誘導作用による影響を大きく受ける薬剤を服用中：タダラフィル，マシテンタン，ブリリンタなどの代謝が促進され，血中濃度が低下することがある．

■ 主な配合変化

［フェニトイン］
- pH約12と強アルカリ性であり，pH 10.71以下になると結晶が析出するため，原則他剤との配合は不可

［ホスフェニトイン］
- グルコン酸カルシウムと配合変化が生じる（配合直後に白濁・濁り）が，pH 8.5～9.1と中性に近く，他の薬剤とはほとんどの場合に安定

■ 混注時の注意点

［フェニトイン］
- 5%ブドウ糖液での溶解や250 mg/100 mL以上の生理食塩水での溶解により，pH低下に伴う溶解性の低下が生じて結晶が析出する．

［ホスフェニトイン］
- 生理食塩水に対する浸透圧比：約1.9であり末梢からの原液投与は可能であるが，一般的には投与速度を遵守するために生理食塩水，5%ブドウ糖液，各種リンゲル液で希釈投与される．

■ 薬剤師からのアドバイス

- 初回投与量（負荷投与）と2回目以降の投与量（維持投与）が異なりますので注意しましょう．
- 投与量に対して非線形に血中濃度が上昇するため治療薬物モニタリング（TDM）による用量調整を行いますが，血中濃度の評価にはアルブミン値が必要です．また，基本的には投与直前の血中濃度を測定します．投与後採血にならないよう注意しましょう．
- 心・循環系の副作用（心停止，徐脈，刺激伝導障害，不整脈，低血圧）は投与速度が関連します．投与前に投与速度を確認しましょう．
- フェニトインはCYP2C9および一部CYP2C19で代謝され，CYP3A，CYP2B6およびP-糖タンパクを強力に誘導します．タクロリムスやシクロスポリンといった免疫抑制薬やカスポファンギンなどの血中濃度が低下，また，アミオダロンやオメプラゾールなどによりフェニトインの血中濃度が上昇する場合があり，注意が必要です．

参考文献

- 日本神経学会：てんかん診療ガイドライン2018追補版2022．第8章 てんかん重積状態．https://www.neurology-jp.org/guidelinem/epgl/tenkan_2018_08.pdf（2024年8月19日参照）
- 日本TDM学会：抗てんかん薬TDM標準化ガイドライン2018，p.34，金原出版，2018

Q 内服後に入眠できない場合，どれくらい空ければ次の指示薬を内服してよいですか？

A 明確な基準はありませんが，超短時間作用型睡眠薬の場合，血中濃度が最大となる T_{max} が1時間程度であることを考慮すると，**1時間経過後も効果が得られない場合には追加投与を検討してよい**と思われます．追加投与を行う場合には，睡眠を阻害する他の因子（疼痛，瘙痒，不安，騒音，光など）を可能な限り取り除き，転倒，傾眠，睡眠時随伴症，前向性健忘などの副作用発現のリスクを認識したうえで使用する必要があります．追加投与は起床予定時間の6～7時間前を目安に最終投与とすることが望ましく，それ以降は作用の持ち越しのリスクが高まることに配慮して使用しなければなりません．

また，同一の睡眠薬を複数回投与する場合は，最大投与量を超えないように1回投与量と投与回数を設定する必要があります．

（西田祥啓）

フェノバルビタール

注：250 mg

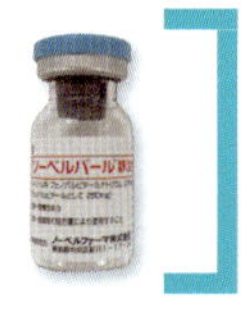

商品名：ノーベルバール静注用

■どんな薬か―製剤の特徴

- GABA$_A$ 受容体の活性化とクロライドチャネルへの直接的な作用により細胞膜を過分極させ，神経細胞の興奮を抑制する．
- てんかん重積状態の第二選択薬としてフェニトイン，レベチラセタムと同等の有用性が期待される．
- ジアゼパムとの併用により呼吸抑制の頻度が高くなる．
- 主に肝臓で代謝され，糞便中に排泄される．約30％は未変化体として尿中に排泄される．

■製剤の効き方

- 効果発現時間：5.5 分
- 効果持続時間：定常状態到達後は15～20 日程度で体内から消失すると予想されるが，個人差が大きい．
- 半減期：53～118 時間

■投与後の観察・モニタリング

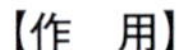

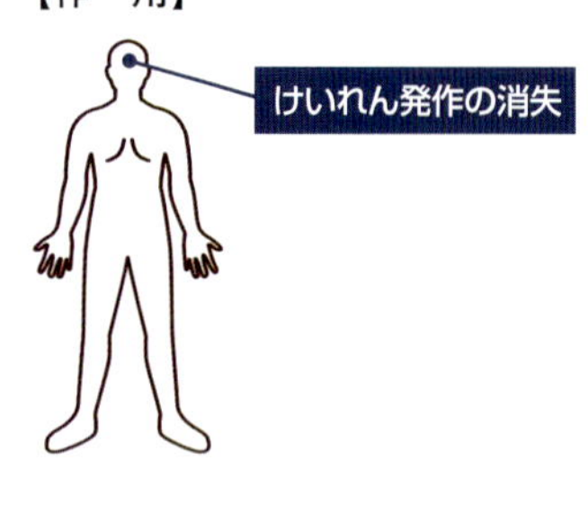

【副作用】

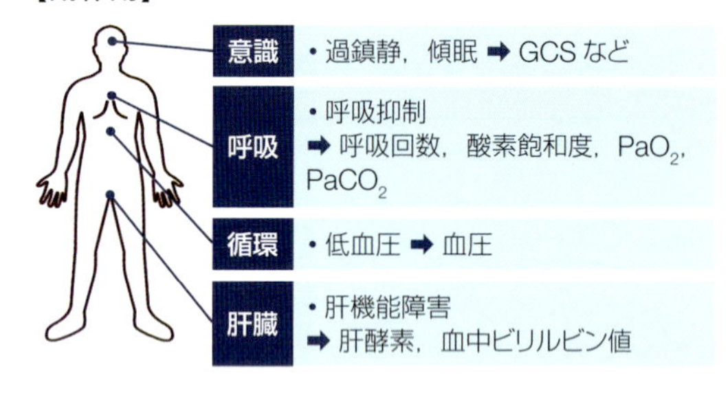

■特徴的な副作用

【濃度依存的】

- 鎮静（30～50 μg/mL 以上），昏睡（70 μg/mL 以上）

【濃度非依存的】

- 傾眠

■薬の使い方（用法・用量）

【添付文書】

- **てんかん重積状態**
  - ・15～20 mg/kg を 1 日 1 回投与する．100 mg/分の投与速度を超えないように 10 分以上かけて緩徐に投与する．

【ガイドライン・論文】

- てんかん診療ガイドライン 2018
  - ・てんかん重積状態（第 2 段階）：ジア

ゼパムの投与後にフェノバルビタール 15〜20 mg/kg を静注．投与速度は 100 mg/分以下．

- EFNS ガイドライン 2010
  - ・難治性複雑部分発作重積症：初回 20 mg/kg を 50 mg/分の投与速度で静注．集中治療管理下では追加投与可能である．
- AES ガイドライン 2016
  - ・てんかん重積状態に対する初期治療（ベンゾジアゼピン系薬剤の代替），二次治療（ホスフェニトイン，バルプロ酸，レベチラセタムの代替）：15 mg/kg を静注．
- NCS ガイドライン 2012
  - ・てんかん重積状態に対する初期治療，二次治療，難治性治療：20 mg/kg を 50〜100 mg/分の投与速度で静注．負荷投与 10 分後に 5〜10 mg/kg の追加投与可能である．

■禁　忌

- 本剤成分またはバルビツール系化合物に対して過敏症の既往歴
- 急性間欠性ポルフィリン症：ポルフィリン合成が増加し，症状が悪化するおそれがある．
- CYP3A および P-糖タンパク，UGT1A1 の誘導作用による影響を大きく受ける薬剤を服用中：ボリコナゾール，タダラフィル，マシテンタン，ブリリンタなどの代謝が促進され，血中濃度が低下することがある．

■主な配合変化

【側管投与不可】

- ドパミン塩酸塩，L-アスパラギン酸カリウム，メナテトレノン（ビタミン K），ベクロニウム臭化物，アミカシン硫酸塩，ゲンタマイシン硫酸塩，注射用エリスロマイシン

※ pH 9.2〜10.2 と強アルカリ性のため，酸性薬剤との配合により分解や結晶化が生じるため同一ラインからの投与は避ける．

■希　釈

- 1 バイアル（250 mg）を 5 mL の注射用水または生理食塩水に溶解する［溶解後の濃度：50 mg/mL，溶解後は速やか（6 時間以内）に使用する（類縁物質が増加するため）］．

■薬剤師からのアドバイス

- 急速な血中濃度上昇により意識障害，血圧低下，呼吸抑制のおそれがあります．投与前に投与速度を確認しましょう．
- 高齢者では作用が強く出現する場合があるため，傾眠が起こりやすく注意が必要です．
- TDM による用量調整を行います．基本的には投与直前の血中濃度を測定します．投与後採血にならないよう注意しましょう．
- ジアゼパム投与後に使用する場合には呼吸抑制のリスクが上昇するため注意しましょう．

参考文献

- 日本神経学会：てんかん診療ガイドライン2018追補版2022．第8章 てんかん重積状態．https://www.neurology-jp.org/guidelinem/epgl/tenkan_2018_08.pdf（2024年8月19日閲覧）
- 日本TDM学会：抗てんかん薬TDM標準化ガイドライン2018，p.40，金原出版，2018

Q 抗けいれん薬は何を指標に投与量を調整すればよいですか？

A てんかん重積状態の場合，第一選択薬，第二選択薬で使用する薬剤は，『てんかん診療ガイドライン2018』などを参考に，体重を指標に用量を決定します．また，第一選択薬，第二選択薬の薬物治療を行っても60～120分以上重積状態が持続する場合には，ミダゾラム，プロポフォール，チオペンタール，チアミラールの持続投与が行われますが，これらの薬剤はけいれん発作の出現や脳波をモニタリングしながら投与量を調整します．昏睡療法を実施する場合にも，持続脳波モニタリングを実施しながら調整します．

てんかん重積状態に対する初期治療後に抗てんかん薬治療を継続する場合や，てんかん患者に対して新規に抗てんかん薬を使用する場合には，フェニトインやフェノバルビタール，バルプロ酸ナトリウムなどの一部の薬剤は『抗てんかん薬TDM標準化ガイドライン』などに記載された有効血中濃度域を参考に，TDMに基づいた用量調整を行います．

すでに抗てんかん薬を服用している患者にてんかん発作が生じた場合には，用量不足や服薬不履行を疑い血中濃度を測定し，用量不足を疑った場合には増量します．

（西田祥啓）

Q 抗けいれん薬の経口薬と注射薬はどのように使い分けていますか？

A 緊急性が高いてんかん重積状態などの場合には，確実な効果発現を期待して注射薬を使用します．また，けいれんに伴い胃内容物が逆流する可能性がある場合にも注射薬を使用します．

一方，抗てんかん薬は経口薬に比べて注射薬が非常に高価なため，緊急性がなく経口または経管投与が可能な場合には，原則経口薬を使用します．また，注射薬で治療を開始した場合も，てんかん発作の消失や改善に伴い経口または経管投与が可能と判断され，消化管からの吸収が期待できる場合には早期に経口薬への切替を行います．ただし，消化管からの吸収に不安が残る場合には血中濃度測定を行い，濃度推移を確認する必要があります．また，フェニトイン錠は簡易懸濁での経管投与が可能ですが，経管栄養投与患者において吸収動態の変化に伴う血中濃度の変動が生じる場合がありますので注意が必要です．

（西田祥啓）

レベチラセタム

注：500 mg/5 mL

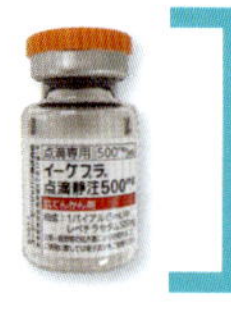

商品名：イーケプラ点滴静注

■どんな薬か―製剤の特徴

- 主に神経終末のシナプス小胞タンパク質2Aとの結合によりニューロン内貯蔵カルシウム放出を阻害し，過剰なニューロン活動を抑制することで抗けいれん作用を発揮する．
- 約60％が未変化体として尿中に排泄されるため，腎機能に応じた投与量の調整が必要．一部が加水分解された代謝産物（薬理学的活性はない）として尿中に排泄される．
- てんかん重積状態の第二選択薬としてフェノバルビタール，フェニトインと同等の有用性が期待される．
- フェノバルビタール，フェニトインと比較して呼吸抑制や循環抑制，相互作用が少ない．

■製剤の効き方

- 効果発現時間：約15分以内（T_{max}：15分）
- 効果持続時間：定常状態到達後は2～3日程度での体内からの消失が予想されるが，腎不全で遷延する．
- 半減期：6～8時間

■投与後の観察・モニタリング

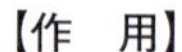

【作　用】

けいれん発作の消失

【副作用】

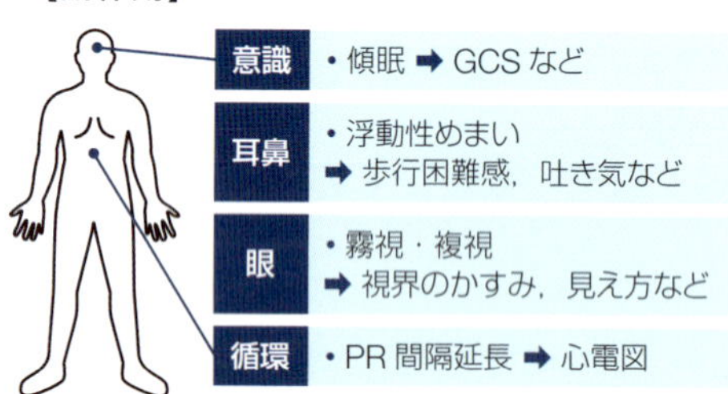

■特徴的な副作用

- 鼻咽頭炎，めまい（浮動性），精神行動異常，傾眠，不眠

■薬の使い方（用法・用量）

【添付文書】

- てんかん患者の部分発作，他の抗てんかん薬で十分な効果が認められていないてんかん患者の強直間代発作に対する抗てんかん薬との併用療法

・点滴静注：1日1,000 mgを1日2回に分けて，1回量を15分かけて投与する．1日最高投与量は3,000 mgを超えないこととし，増量は2週間以上の間隔をあけて1日用量として1,000 mg以下ずつ行う．

- てんかん重積状態
  ・静注：1回1,000～3,000 mgを2～5 mg/kg/分の速度で投与する．1日最大投与量は3,000 mgとする．

【ガイドライン・論文】

- てんかん診療ガイドライン2018
  ・てんかん重積状態：1,000～3,000 mgを2～5 mg/kg/分で静注．
- EFNSガイドライン2010
  ・難治性複雑部分発作重積症：1,000～3,000 mgを15分で静注．
- AESガイドライン2016
  ・てんかん重積状態に対する第2段階の治療：60 mg/kg，最大4,500 mgを単回静注．
- NCSガイドライン2012
  ・てんかん重積状態に対する初期治療，二次治療，難治性治療：1,000～3,000 mgを2～5 mg/kg/分で静注．

■禁　忌

- 本剤成分またはピロリドン誘導体に対して過敏症の既往歴

■主な配合変化

- 配合変化はほとんどない．

■希　釈

- 1回投与量(500～1,500 mg)を100 mLの生理食塩水，乳酸リンゲル液または5%ブドウ糖液で希釈する．

■薬剤師からのアドバイス

- TDMは効果不十分または副作用出現時，重度肝機能低下患者や腎障害・透析患者などの一部の患者で実施が推奨されます．また，基本的には投与直前の血中濃度を測定します．投与後採血にならないよう注意しましょう．

参考文献

- 日本神経学会：てんかん診療ガイドライン2018追補版2022．第8章 てんかん重積状態．https://www.neurology-jp.org/guidelinem/epgl/tenkan_2018_08.pdf (2024年8月19日閲覧)
- 日本TDM学会：抗てんかん薬TDM標準化ガイドライン2018，p.95-101，金原出版，2018

9

ラコサミド

注：100 mg/10 mL，200 mg/20 mL

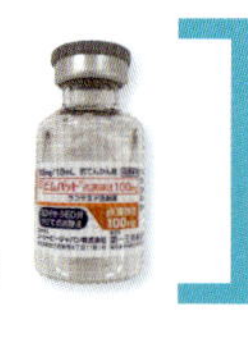

商品名：ビムパット点滴静注

■どんな薬か―製剤の特徴

- 電位依存性ナトリウムチャネルの緩徐な不活性化を選択的に促進し，過興奮状態にある神経細胞膜を安定化させることによって抗けいれん作用を示す．
- 約 30～40%が未変化体，約 20%が極性画分として尿中に排泄される．約 30%が肝臓における代謝産物の *O*-脱メチル体(薬理学的活性はない)として尿中に排泄される．
- 脳卒中後のてんかん発作などでよくみられる焦点発作に対して有効性が期待される．
- フェノバルビタール，フェニトインと比較して呼吸抑制や相互作用が少ない．

■製剤の効き方

- 効果発現時間：不明
- 効果持続時間：不明
- 半減期：約 12 時間

■投与後の観察・モニタリング

【作　用】

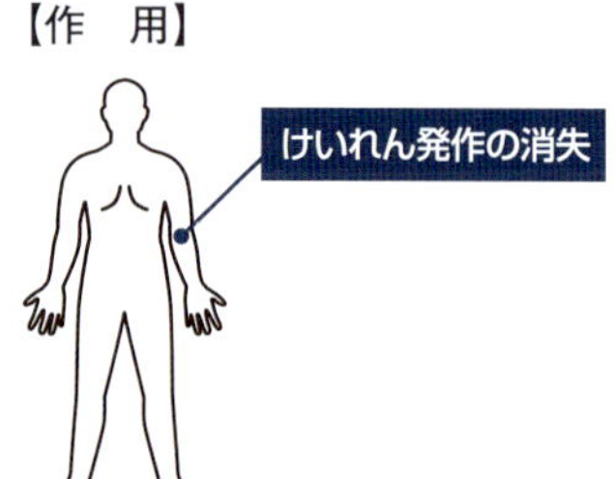

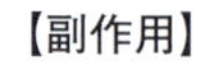

【副作用】

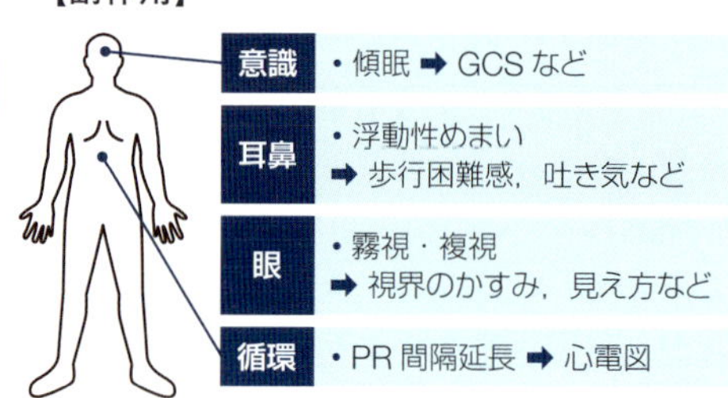

■特徴的な副作用

- めまい(浮動性)，傾眠，霧視・複視，PR 間隔延長

■薬の使い方(用法・用量)

【添付文書】

- ラコサミドの経口投与から本剤に切り替える場合：
  - ・点滴静注：経口投与と同じ 1 日用量および投与回数にて，1 回量を 30～60 分かけて投与する．
- ラコサミドの経口投与に先立ち本剤を投与する場合：
  - ・点滴静注：1 日 100 mg より投与を開始し，その後 1 週間以上の間隔を空けて増量し，維持用量を 1 日 200 mg とする．いずれも 1 日 2 回に分け，1 回量を 30～60 分かけて投与する．
- 1 日最高投与量は 400 mg を超えないこととし，増量は 1 週間以上の間隔を空けて1日用量として100 mg以下ずつ行う．

- 腎機能・肝機能による調整：
  - ・クレアチニンクリアランスが30 mL/分以下の重度および末期腎機能障害のある患者には，1日最高用量を300 mgとするなど慎重に投与する．血液透析を受けている患者では，1日用量に加えて血液透析後に最大で1回用量の半量の追加投与を考慮する．
  - ・軽度または中等度の肝機能障害のある患者(チャイルド・ピュー分類A，B)には，1日最高用量を300 mgとするなど慎重に投与する．

【ガイドライン・論文】

- てんかん診療ガイドライン2018
  - ・新規発症の部分てんかん：第二選択薬としてラコサミドが推奨される．
- NCSガイドライン2012
  - ・てんかん重積状態に対する難治性治療：200〜400 mgを200 mgあたり15分かけて静注．
- NICEガイドライン2022
  - ・全身性強直間代発作の第一選択の併用療法無効時における第二選択としての追加治療
  - ・焦点発作の第三選択としての単剤治療，または第一選択への追加治療

■禁　忌

- 本剤成分に対して過敏症の既往歴
- 重度の肝機能障害：血中濃度が上昇するおそれがある．

■主な配合変化

- 配合変化はほとんどない(配合条件によってはアレビアチン注と配合変化あり)．

■希　釈

- 希釈なしで投与できる．
- 希釈する場合は生理食塩水，5%ブドウ糖液または乳酸リンゲル液で希釈して，速やかに使用する．

■薬剤師からのアドバイス

- 薬物相互作用が少ないため，合併症を有する患者にも使いやすい薬剤です．
- PR間隔の延長が現れる場合があるため，心伝導障害や重度の心疾患の既往がある患者，ナトリウムチャネル異常がある患者，PR間隔延長を起こすおそれのある薬剤を併用している患者などでは，投与開始時および投与中は心電図検査を行うことが推奨されます．
- 経口投与時のバイオアベイラビリティはほぼ100%であり，経口投与と点滴静注を切り替える場合には，同じ用法・用量での切り替えが可能です．
- てんかん重積状態(特に焦点発作による)に対しても効果が期待されています．

(西田祥啓)

参考文献

- Rossetti AO et al：Status epilepticus in the ICU. Intensive Care Med **50**：1-16, 2024
- Strzelczyk A et al：Lacosamide in status epilepticus：Systematic review of current evidence. Epilepsia **58**：933-950, 2017
- Chen YS et al：Effectiveness and safety of lacosamide, a third-generation anti-seizure medication, for poststroke seizure and epilepsy：A literature review. Curr Neuropharmacol **21**：2126-2133, 2023

コラム　添付文書を読むための用語解説

医療用医薬品の添付文書は，「医薬品，医療機器等の品質，有効性及び安全性の確保等に関する法律(医薬品医療機器等法)」に基づき，医薬品の適用を受ける患者の安全を確保し適正使用を図るために，医師，歯科医師，薬剤師などの医薬関係者に対して必要な情報を提供する目的で製造販売業者が作成するもので，いわば医薬品の「取扱説明書」です．ここでは，添付文書でよくみかける用語について解説します．

- 警告：致死的またはきわめて重篤かつ非可逆的な副作用が発現する場合や，副作用が発現する結果きわめて重大な事故につながる可能性があって，特に注意を要する場合に記載される．
- 禁忌：患者の症状，原疾患，合併症，既往歴，家族歴，体質，併用薬剤などからみて，投与すべきでない患者のこと．
- pH：主に注射液で記載され，当該注射液の性質(酸性，アルカリ性)を示す．pHが大きく異なる医薬品同士を混合すると配合変化(沈殿，混濁，結晶析出など)が生じ，有効成分の力価が低下する．また，注射液のpHが生理的pHと離れるほど静脈炎の発生頻度が高まる．
- 浸透圧比：主に注射液で記載され，生理食塩液の浸透圧に対する比で表される．末梢静脈から投与できる浸透圧比の限界は約3とされており，それを超える注射液は中心静脈から投与する．
- 腸溶錠：有効成分を胃内で放出せず，主に小腸内で放出するよう設計された錠剤．通常，粉砕や簡易懸濁法は不可．
- 徐放錠：製剤からの有効成分の放出速度，放出時間，放出部位を調節した錠剤．通常，粉砕や簡易懸濁法は不可．
- 口腔内崩壊錠(orally disintegrating tablets/orodispersible tablets：OD錠)：口腔内で速やかに溶解または崩壊させて服用できる錠剤．唾液で崩壊するため水なしで服用可能(水で服用することも可)．簡易懸濁法で投与可能．
- 適宜増減：明確な定義はないが，「適宜増減」と記載がある場合は，添付文書に記載されている投与量の2倍を上限とすることが多い．なお，上限量が示されている場合はそれに従う．
- 腎機能障害患者に対する注意喚起：患者の腎機能の程度により，推奨される投与量が示されている．薬剤ごとに使用される腎機能の指標が異なるため注意が必要である．
  - 糸球体濾過量(glomerular filtration rate：GFR)：腎機能の程度を示す指標．正常値はGFR ≧ 60 mL/分/1.73 m^2．体表面積1.73 m^2(170 cm，63 kg)の標準的な体型に補正されている．
  - 推定糸球体濾過量(estimated glomerular filtration rate：eGFR)：血清クレアチニン値に基づき日本人のGFR推算式を用いて算出した値．GFR測定の理想的基準はイヌリンクリアランスだが，煩雑で高額な検査であるため日常診療ではeGFRとして評価する．

- クレアチニンクリアランス（creatinine clearance：CCr）：腎機能障害の程度を示す指標．24 時間畜尿によって得られた血清および尿のクレアチニン濃度から算出される．基準値は男性 90〜120 mL/分，女性 80〜110 mL/分．

●チャイルド・ピュー（Child-Pugh）分類：肝硬変の重症度および予後を予測する指標．肝予備能の評価に用いることもある．肝性脳症や腹水の程度，血清ビリルビン値，血清アルブミン値，凝固能で評価し，クラス A，B，C（順に予後不良）に分類される．

●相互作用：他の医薬品との併用により，当該医薬品または併用薬の薬理作用の増強または減弱，副作用の増強，新しい副作用の出現または原疾患の増悪などが生じる場合で，臨床上注意を要する組合せ．「併用禁忌」は併用禁止の意．

●薬物動態：薬物およびその代謝物の生体内での動き．医薬品は投与されると「吸収」「分布」「代謝」「排泄」の過程を経て消失する．

- バイオアベイラビリティ（bioavailability：F）：生物学的利用率．薬物動態の吸収に関連する尺度で，投与した薬剤が腸粘膜を通過し，肝臓で代謝されずに，全身循環へ到達した割合を指す（図 A）．

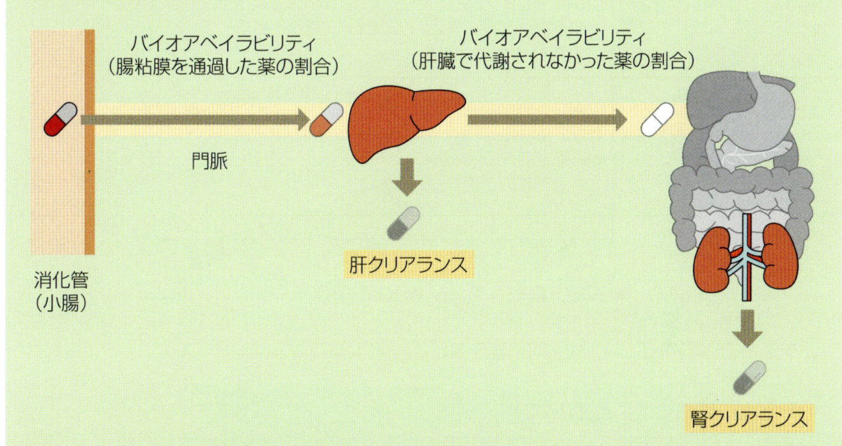

図 A　バイオアベイラビリティ，クリアランス

- 分布容積（volume of distribution：V/Vd）：薬物動態の分布に関連する尺度．体内の全薬物が，血漿で得られた濃度と同じ濃度で全体に均一に分布していると考えたときの見かけの容積を指す（図 B）．Vss は定常状態（steady state）における分布容積の意．
- クリアランス（clearance：CL）：薬物動態の代謝と排泄に関連する尺度．身体あるいは消失臓器（通常，腎臓や肝臓）が，血液から薬物を除去する固有の能力を指す．
- 半減期（$t_{1/2}$）：薬物動態の排泄に関連する尺度．血漿中濃度が半分に減少するまでに要する時間を指す（図 C）．半減期の 3〜5 倍の時間で，投与された薬物は体内か

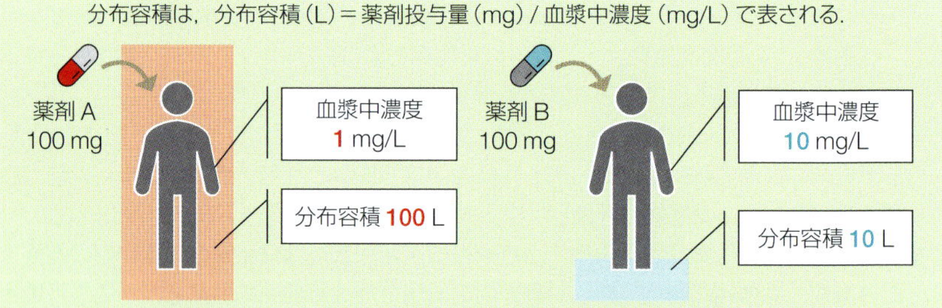

図 B　分布容積

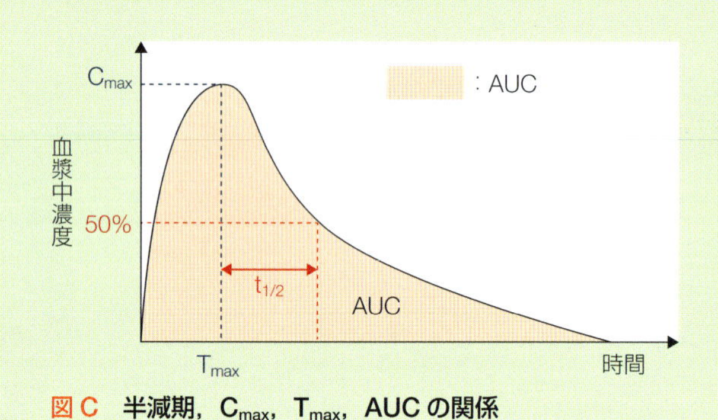

図 C　半減期，C_{max}，T_{max}，AUC の関係

ら消失する．

- C_{max}：最高血漿中濃度（図 C）．
- T_{max}：C_{max} に到達するまでの時間（図 C）．
- 濃度－時間曲線下面積（area under the curve：AUC）：薬物曝露の計測値で，効果の指標になることがある（図 C）．単位は濃度×時間．添え字は時間を示し，AUC_{0-24} は投与後 0 時間から 24 時間までの AUC の意．
- 定常状態：薬物の投与速度と消失速度が等しくなったときに得られる状態（図 D）．血漿中濃度の安定期．
- 定常状態の最高血漿中濃度（ピーク値）：一定投与量を一定間隔で投与したときの最大濃度（図 D）．効果や副作用の指標になる．
- 定常状態の最低血漿中濃度（トラフ値）：一定投与量を一定間隔で投与したときの最低濃度（図 D）．効果や副作用の指標になる．

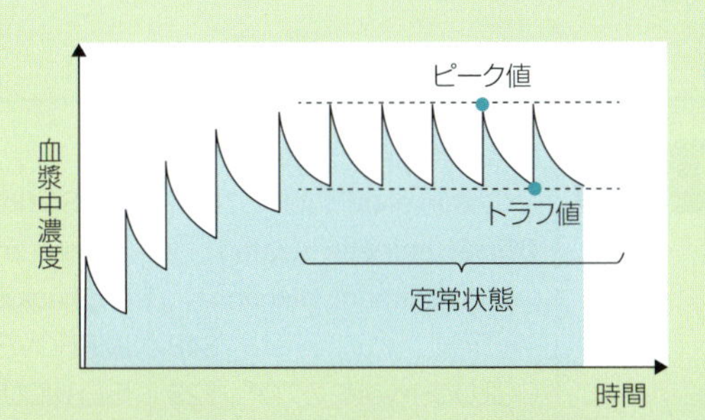

図D　定常状態，ピーク値，トラフ値の関係

最新の添付文書は，医薬品医療機器総合機構ホームページ(https://www.pmda.go.jp)で閲覧することができます．一度，目にしてみてはいかがでしょうか．

（大久保綾香，中薗健一）

参考文献

- 厚生労働省医薬・生活衛生局長：医療用医薬品の電子化された添付文書の記載要領について(薬生発0611第1号)，令和3年6月11日
- 日本静脈経腸栄養学会(編)：PART I 栄養管理の重要性および栄養投与経路選択・管理の基準：静脈栄養製剤の種類と選択．静脈経腸栄養ガイドライン，第3版，照林社，p33-34，2013
- 第十八改正日本薬局方(令和3年6月7日厚生労働省告示第220号)
- 社保・国保審査委員合同協議会，山口県医師会報，第1790号，957，平成21年
- Winter ME：付録5　用語・略語集．新訂ウィンターの臨床薬物動態学の基礎．樋口駿(監訳)，篠崎 公一ほか(編)，じほう，p485-492，2013

索引

欧文索引

和文索引

ケア場面で考えるICU/CCUのくすり
――なるほど！ 処方意図，使い分け，与薬方法がよくわかる

2024年10月31日　発行

編集者 茂呂悦子，長谷川隆一，前田幹広
発行者 小立健太
発行所 株式会社 南 江 堂
〒113-8410 東京都文京区本郷三丁目42番6号
☎(出版)03-3811-7236　(営業)03-3811-7239
ホームページ https://www.nankodo.co.jp/

印刷・製本 シナノ書籍印刷
組版 ビーコム

© Nankodo Co., Ltd., 2024

定価はカバーに表示してあります.
落丁・乱丁の場合はお取り替えいたします.
ご意見・お問い合わせはホームページまでお寄せください.

Printed and Bound in Japan
ISBN978-4-524-23479-0

本書の無断複製を禁じます.

JCOPY 〈出版者著作権管理機構 委託出版物〉

本書の無断複製は，著作権法上での例外を除き禁じられています．複製される場合は，そのつど事前に，出版者著作権管理機構（TEL 03-5244-5088，FAX 03-5244-5089，e-mail: info@jcopy.or.jp）の許諾を得てください.

本書の複製（複写，スキャン，デジタルデータ化等）を無許諾で行う行為は，著作権法上での限られた例外（「私的使用のための複製」等）を除き禁じられています．大学，病院，企業等の内部において，業務上使用する目的で上記の行為を行うことは私的使用には該当せず違法です．また私的使用であっても，代行業者等の第三者に依頼して上記の行為を行うことは違法です.